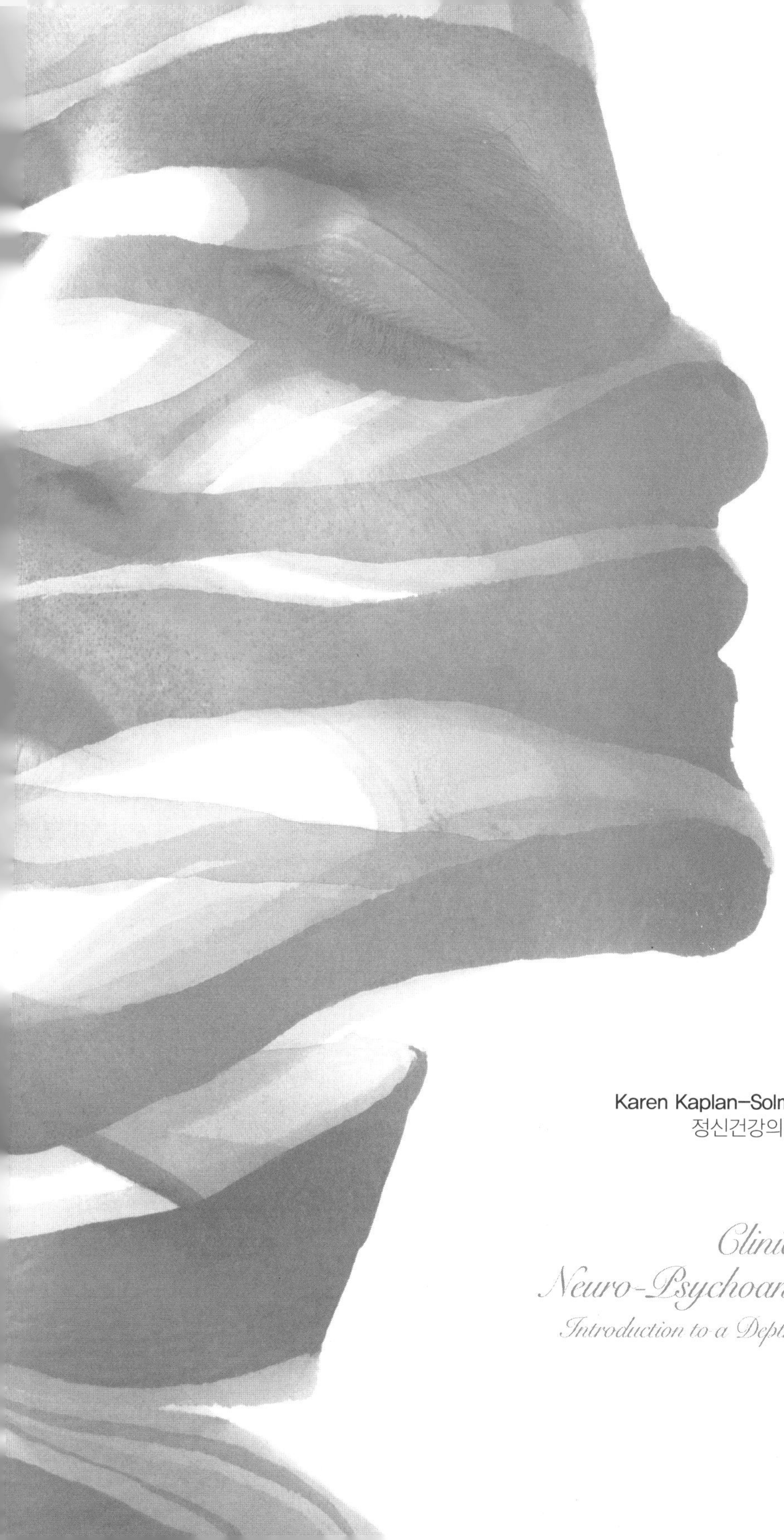

신경정신분석으로의 초대

Karen Kaplan-Solms · Mark Solms 공저
정신건강의학과 전문의 **려원기** 역

Clinical Studies in Neuro-Psychoanalysis (2nd ed.)
Introduction to a Depth Neuropsychology

학지사

Clinical Studies in Neuro-Psychoanalysis:
Introduction to a Depth Neuropsychology, 2nd edition
by Karen Kaplan-Solms and Mark Solms

역자 서문

저자 부부 중 한 사람인 마크 솜즈Mark Solms 박사의 글을 처음 접하게 된 것은 전공의 시절, 저널 클럽 발표를 통해서였다. 그때 발표한 저널은 꿈에 대한 논쟁을 다룬 것이었는데, 솜즈는 '꿈은 단순한 무작위적 잡음이다.'라고 주장하는 앨런 홉슨Allan Hobson을 솜씨 좋게 논박하고 있었다.

지그문트 프로이트Sigmund Freud(그리고 정신분석)를 바라보는 현 신경과학계의 시각에는 여러 가지 입장이 뒤섞여 있는 듯 보인다. 이를테면 저자들과 공통 분모를 공유하는 많은 학자(자크 판크세프Jaak Panksepp, 올리버 색스Oliver Sacks, 에릭 캔들Eric Kandel, 칼 프리스턴Karl Friston 등)와 적당히 중도적 입장을 취하는 이들(빌라야누르 라마찬드란Vilaryanur Ramachandran, 안토니오 다마지오Antonio Damasio 등) 그리고 부분적인 오류를 들며 전체를 기각하려 드는 인물들(앨런 홉슨 등)이 혼재하며, 이들 사이에는 격렬한 논쟁이 오가곤 한다. 당연한 이야기이겠지만, 애초에 프로이트가 없었더라면 이러한 논쟁 자체가 시작되지 않았을 것이다. 그가 없었다면 의식이나 무의식, 정신적 에너지와 장애에 관련된 수많은 개념이나 정의, 심지어 명칭조차도 존재하지 않았을지 모르며, 따라서 정신을 논하는 과학은 공허한 상태에서 새로 쌓아 올려야 했을지도 모른다. 그런 맥락에서 저자인 마크 솜즈는 다음과 같은 취지의 이야기를 한 바 있다. "(훗날 위대한 신경과학자가 되는) 프랜시스 크릭Francis Crick과 제임스 왓슨James Watson이 DNA 구조를 밝히는 데에는 찰스 다윈Charles Darwin이 만들어 놓은 진화론이 큰 틀이 되었듯, 의식과 무의식, 심신 문제나 정신의 장애에 관한 수수께끼를 푸는 과업에 있어 프로이트의 밑그림은 분명 좋은 출발점이 될 것이다."

신경학과 심리학의 로제타 스톤이라 회자된 프로이트의 『과학적 심리학을 위한 프로젝트Project for a Scientific Psychology』를 보면 그가 얼마나 시대를 앞서간 신경과학자였는지가 잘 드러난다. '뇌가 망상체이냐 또는 독립된 세포들의 집합이냐' 하는 논쟁이 한창 벌어질 무렵, 프로이트는 이미 시냅스가 존재할 수밖에 없음을 예견하였고, 50여 년 뒤 도널드 헤브Donald Hebb가 주장한 학습 이론(혹은 70여 년이 흐른 후 밝혀진 장기 강화 현상)과 거의 유사한 견해를 피력하였다.

한편, 프로이트의 생각에 신경과학적 오류가 전혀 없는 것은 아닐 터이다. 어쩌면 솜즈 박사는 '신경학자 프로이트와 정신분석가 프로이트' 둘 다에 정통한 인물이기 때문에 역설적으로 오류의 가능성을 가장 엄밀히 검증할 수 있으리라 본다. 그런 까닭에 그는 이드 역시 의식적일 수 있다고 자신 있게 말하였고, 꿈의 기괴함에 위장과 검열이 작용하는 것은 아닐지 모른다고 추측하기도 했다. 내 생각에 일차 감각 피질들을 지각-의식Pcpt.-Cs.계에 결부시킨다면(다시 말해, 프로이트의 '과학적 심리학을 위한 프로젝트'에서의 ω 뉴런 시스템 속에 분류한다면), 이 역시 검증이 필요한 이야기가 아닐까 싶다. 일차 시각 피질의 경우, 의식의 직접적인 신경상관물이 아닐지도 모른다는 가설을 프랜시스 크릭과 크리스토프 코흐Christof Koch와 같은 이들이 이미 제기한 바 있기 때문이다. 그러나 다시 말하지만 이 모든 것에 의구심을 품고 검증을 하는 데 프로이트의 유산은 유용한 출발점이 될 수 있을 것이다.

녹록지 않은 내용에도 불구하고 앞서 언급한 학자 대부분의 수많은 저작은 이미 한국어로 번역되어 있다. 그런데 유독 이 책의 저자인 마크 솜즈(그리고 자크 판크세프)는 국내에서 합당한 대우를 받지 못하였던 것으로 보인다. 저자의 책은 단지 한 권만이 우리나라에 소개되었을 뿐이다. 어쩌면 책의 내용을 적절히 번역하기 위해서는 신경과학뿐만 아니라 정신분석에도 나름의 배경지식이 있어야 한다는 이중고에서 그 이유를 찾을 수 있을지도 모르겠다.

아울러 번역을 하는 도중에 종종 한국어로 번역된 프로이트의 저작물들을 살펴보곤 했는데, 뉘앙스에 있어서 스트레이치Strachey의 영역본과는 괴리가 크거나 의미가 모호해져 버린 경우가 드물지 않게 있었다. 프로이트의 사상이 오해받는 것에는 이러한 까닭도 작용하지 않았나 생각해 본다. 돌이켜 보면 나는 운 좋게도 전공의 시절의 몇 년 동안 굉장히 정통한 수퍼바이저 선생님(들)께 정신치료를 지도받을 수 있었다. 치료 상황에서 존재하는 현상들, 이를테면 전이와 같이 지극히 당연한 현상들조차도 몸소 체험해 보지 않는다면 그리고 그 상황에서 무슨 일이 벌어지고 있는지 미처 깨닫지 못한다면 그것들은 공허한 용어일 뿐 제대로 이해할 수 없는 개념으로 남는다. 그런 의미에서 다소나마 정신치료에 대해 깨닫게 해 주신 선생님(들)과 환자분들께 감사를 표하고 싶다.

이 책은 신경정신분석이라는 새로운 용어를 본격적으로 수면 위로 끌어올린 기념비적인 작품이다. 비단 정신분석가, 정신치료자, 정신건강의학과 의사, 심리학자, 임상심리사뿐만 아니라 신경과 의사, 재활의학과 의사, 신경과학자들도 흥미를 보일 만한 이야기들이 듬뿍 담겨 있다. 충분히 마음을 열어 놓기만 한다면 정신분석과 신경과학 양측에 몸담은 많은 이가 새로운 시각을 가지는 데 보탬이 될 것이라 믿는다. 노벨생리의학상 수상자인 에릭 캔들은 이드, 자아, 초자아라는 심리학적 구조를 실제 두뇌의 해부학에서 찾기 위해 신경과학에 입문하였다고 회고한 바 있다. 마지막 장의 내용은 에릭 캔들이 품었던 원대한 포부가 실현되는 첫 번째 발걸음일 것이다.

추천사

이 책은 1993~1994, 1994~1995, 1997~1998, 1998~1999년에 뉴욕 정신분석 연구소New York Psychoanalytic Institute에서 매월 열렸던 4회째 연속된 강의 및 임상 증례 발표에서 소개된 논문들 가운데 선별한 것을 바탕으로 하고 있다. 이론적인 강의는 마크 솜즈 박사가 발표했으며, 임상 사례는 캐런 캐플런-솜즈Karen Kaplan-Solms 박사가 발표했다. (당시 두 사람은 성 바르톨로뮤 및 왕립 런던 병원 의과대학 신경외과의 명예 교수였다.) 이 발표는 1990년 9월에 시작되어 현재까지도 진행 중인 뉴욕 정신분석 연구소의 과학 프로그램 가운데 일부로서 이루어졌는데, 1990~1991년과 1991~1992년 무렵은 제임스 슈워츠James Schwartz 박사(컬럼비아 의과대학의 신경과학 교수)가 선별된 정신분석가 그룹을 대상으로 신경과학 연구에 관한 강의 및 토의를 하기 위해 연도별로 각각 10명의 저명한 신경과학자를 초청하던 때였다. 이 연구 그룹은 1992년에도 계속해서 만남을 가졌다. 1992~1993년, 제이슨 브라운Jason Brown 박사(뉴욕 대학 메디컬 센터의 신경과 임상 교수)는 저명한 신경과학자들을 강연자로 초빙하여 3회째에 열 가지 강좌를 개설하였다. 이제 신경정신분석 그룹에는 컬럼비아 대학교, 뉴욕 대학교 그리고 뉴욕 정신분석 연구소 소속의 회원을 포함한 50명의 회원이 가입해 있다. 이 그룹의 회원들이야말로 다양한 센터 소속의 수많은 정신분석가와 신경과학자로 이루어진 솜즈 박사의 수강생들 가운데 핵심 인원이라 하겠다. 저자들이 발표한 자료들 그리고 이 책에 담긴 내용물은 마음과 뇌의 상관관계라는 한 가지 측면에 대한 산물인 셈이다.

1895년, 프로이트는『과학적 심리학을 위한 프로젝트』에서 정신분석이라는 막 태동하던 학문을 그 시대의 신경과학과 접목시키려 했다. 하지만 그것은 뉴런이 겨우 막 회자되던 100여 년 전의 일이었으며—적절한 지식이 없는 상태였기에—프로이트는 그의 프로젝트를 포기할 수밖에 없었다. 프로이트에게 필요했던 부류의 자료들을 쓸 수 있게 되기까지 우리는 수십 년을 기다릴 수밖에 없었다. 이제 많은 세월이 흘렀고 임상 기법과 과학 기술이 발전함에 따라 현시대의 신경과학은 그 두 가지 학문이 발견해 낸 결과물들의 상관관계에 관한 연구를 재개할 수 있게 만들어 주고 있다.

캐런 캐플런-솜즈와 마크 솜즈가 이용한 방법론은 알렉산드르 로마노비치 루리아Aleksandr Romanovich Luria의 임상적 전통 안에 있다. 즉, 심층 심리학적 변화를 파악하기 위해 '종양이나 뇌졸중 및 수술적 절제로 인한 국소 뇌 병변'과 '광범위한 정신분석적 탐구를 통한 발견물'의 상관관계를 확립하는 것이다. 이러한 방식을 통해 정신분석가들이 관심을 두는 다양한 정신 기능의 신경학적 구조가 밝혀질 수 있을지도 모른다.

두 명의 솜즈 박사는 정신분석과 신경과학 두 분야 모두에서 수련을 받았기에 특히나 이러한 과제에 적임자들이며, 이 책에 소개된 연구들은 우리 분야에서 새로운 장을 열고 있다.

아널드 Z. 페퍼Arnold Z. Pfeffer 의학박사(M.D.)
뉴욕 정신분석 연구소 신경정신분석 센터장

저자 서문

이 책에서 소개하려는 연구는 1985년에 시작하여 오랫동안 수행되었던 것이다. 이 연구를 통해 하나로 합치고자 하는 두 가지 분야에 있어서 우리가 배워야 할 과제들은 그 시작 단계부터 산재해 있었다. 이 같은 이른 발걸음에 대해, 특히나 우리가 정신분석적 테크닉을 다루는 것에 대하여 독자들이 너무 가혹한 판단을 내리지는 않을 것이라 믿는다. 또한 같은 이유로 우리는 이 책에서 소개한 환자들에게 감사를 표하고 싶다. 그들의 불행은 우리가 배울 수 있는 바탕이 되었다. 우리의 노력이 그들에게 개인적으로 무엇인가 도움이 되었기를 바란다. 아울러 이 책을 통해 그들이 겪은 고통에서 지식의 발전을 이끌어 내고, 다른 이들을 돕는 데 힘이 될 수 있기를 바란다. 마지막으로, 이 연구가 가능하게끔 다방면에서 핵심적인 도움을 주셨던 모든 분 그리고 세실 캐플런Cecil Kaplan, 로테 쾰러Lotte Köhler, 발지트 메흐라Baljeet Mehra, 퍼시 밀러Percy Miller, 아널드 페퍼Arnold Pfeffer, 故 시드니 프레스Sydney Press, 도로시 토비안스키Dorothy Tobiansky, 올리버 턴불Oliver Turnbull, 클리퍼드 요크Clifford Yorke에게 대단히 진심 어린 감사를 전하고 싶다.

이 연구는 뮌헨 쾰러 재단Köhler-Stiftung의 풍부한 지원이 뒷받침되었다.

2000년 5월

차례

제1부 토대

제1부

토대

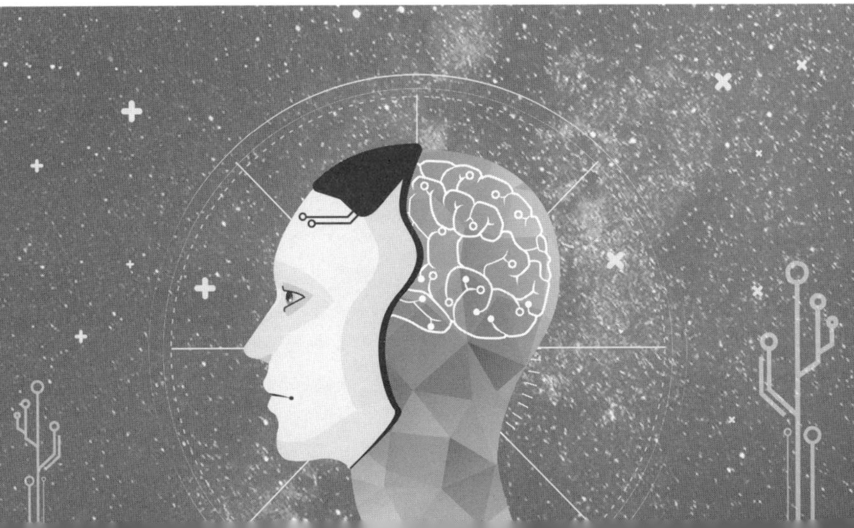

제1장

신경과학 속 정신분석의 역사적 기원*

개관

이 책에서 목표하는 바는 평범한 동시에 원대하다. 이미 존재하던 두 가지 과학적 탐구 방법을 그저 혼합한 것에 불과한 생소한 방법론 하나를 소개하려(그리고 설명하려) 한다는 측면에서 보자면 평범할 따름이다. 그러나 이 새로운 방법을 통해 얼마나 많은 기회가 만들어질지를 전망해 본다면, 책에서 품은 목표의 원대함이 드러날 것이다. 이 방법이야말로 정신생활을 연구하는 데 있어 20세기를 특징짓는 양대 접근법이었던 정신분석과 신경과학을—탄탄한 실증적 근거 위에서—통합하는 길을 열어 줄 것이라 확신하기 때문이다.

사람들은 정신분석이 젊은 과학이라는 사실을 쉽게 간과한다. 그 개척자에 따르면, 정신분석은 '1895년이나 1900년 혹은 그 사이의 어느 시점'에 만

---

* 이 장과 제2장, 제4장의 일부는 1993년 10월 2일 마크 솜즈가 '신경과학 속 정신분석의 기원'이라는 제목으로 뉴욕 정신분석 연구소의 신경정신분석 센터에서 강연했던 내용을 바탕으로 하고 있다. 이 장들에 실린 버전은 솜즈의 논문(1998a)에서 살펴볼 수 있다.

들어졌다. 이 시점은 지그문트 프로이트가 정신의 과학이라는 완전히 새로운 접근법을 위해 스승들로부터 전수받았던 신경과학이라는 상대적으로 안전한 방법을 버린 때에 해당한다. 이 새로운 접근법—즉, 정신분석—은 마음/몸 문제라는 수수께끼로부터 직접적으로 솟아 나왔다. 그 수수께끼의 핵심은 이것이었다(지금까지도 쭉 마찬가지이다). 주관적인 인식—즉, 의식—이 어떻게 뇌 속 해부학적 구조물이나 생리학적 기능에 의해 만들어질 수 있을까? 프로이트가 이 문제에 직면했던 시기에 그는 마음/몸 등식에서 몸 쪽(즉, 신경계의 구조와 기능)을 20년 가까이 연구하고 있었다. 1877년 프로이트는 하등동물 척수 신경절 세포의 정밀 구조를 다룬 것으로 시작하여, 점차 갑각류나 물고기로부터 인간에 이르기까지 다양한 동물군으로 관심사를 옮겼고, 신경계에 있어서 척수와 뇌간에서부터 대뇌피질을 향해 시선을 위로 돌렸으며, 개개의 신경세포가 지닌 구조에서부터 전체 한 덩어리로서의 뇌 기능으로 주제를 바꾸었다. 마침내 그가 인간 신경심리학 문제의 초기 형태, '대뇌 속 언어 기능의 위치특정cerebral localization of language'(즉, 여러 가지 실어증의 해석interpretation of the aphasias)에 도달하기까지 말이다.

조직학으로부터 신경심리학으로 점차 넘어가는 동안, 프로이트는 또한 실험실 의학이라는 가지런히 정돈된 분야로부터 임상 의학이라는 혼돈 속으로 옮겨 가게 되었다. 그곳에서 일상의 진료를 해 나가면서, 그는 동시대의 다른 신경과학자들과 마찬가지로 임상 의학에서 가장 풀기 어려웠던 문제 가운데 하나와 씨름할 수밖에 없었다. 즉, 히스테리 및 그 외의 신경증들이라고 하는, 생리학적으로는 설명할 수 없는 증상군들이 그것이었다. 이를 목도함으로써 프로이트는 정신-신체 등식의 신체 항에서 정신 항으로, 즉 주관적 경험이라는 측면으로 완전히 옮겨 가게 되었다.

1885년 겨울 무렵부터 프로이트를 과학적 흥미 속에 푹 빠지게 만들었던 두 가지 문제는 실어증과 신경증이었다. 이 문제들은 그로 하여금 마음/몸 문제라고 하는 수수께끼와 대면하게 만들었고, 궁극적으로는 1895년이나 1900년 혹은 그 사이의 어느 시점에 정신분석을 위해 신경과학적 방법들을 단념하도록 이끌었다.

우선 이 문제들이 어째서 프로이트로 하여금 한 가지 접근법을 위해 다른 접근법을 버리도록 부추겼는지 정확히 짚고 넘어갈 필요가 있겠다. 우리가 정한 과제가 이른바 정신분석과 신경과학을 통합하려는 것임을 감안하자면 말이다. 외견상 현저히 대비되는 이 접근법들을 지속 가능한 방식으로 재결합시키려 한다면, 다시 말해 지난 100여 년 동안 정신분석과 신경과학을 갈라놓았던 상당한 차이점들을 감안하는 동시에 이 둘을 통합하려 한다면, 우리는 극복해야만 할 중대한 장애물을 만나게 된다.

임상-해부학적 방법

프로이트가 동물비교 신경해부학에서 인간의 신경심리학 문제로 과학적 관심사를 바꾼 시점과 맞물려 신경과학에서 정신분석으로 옮겨 간 것은 우연이 아니다. 아울러 실험실 내에서 행해지던 방법을 임상적 방식으로 바꾼 시점 역시 그 무렵이었다. 정신분석이 젊은 과학임을 간과하기 쉬운 것만큼이나 '신경과학'이라는 용어가 광범위한 활동 및 방법론들을 포괄한다는 사실 역시 간과하기가 쉽다. 정신분석에 의해 밝혀졌던 심리적 기능이나 기전들에 상응할지도 모르는 물리적 상관물에 대한 연구는 최근 몇 년 사이 축적되기 시작했는데, 그러한 문헌들을 살펴본다면 얼마나 많은 저자가 신경생리학 내지 기능적 해부학 또는 심지어 분자 생물학의 발견물이나 기초 개념에서 직접적으로 물리적 상관물을 찾으려 했는지 놀라울 따름이다.[1] 다만 이 저자들이 지나친 것은 정신분석이야말로 애초에 그 무엇보다도 더 임상적인 과학이자 더 나아가 하나의 심리학이었다는 사실이다.

1) 이 문헌에 대한 거의 완벽한 목록을 확인하려면 www.neruo-psa.com에 전자적으로 기록된 참고서적들을 참조하라. (역주: 현재 이 사이트는 운영되지 않는 것으로 확인된다. 현재 신경정신분석협회의 공식 사이트는 https://npsa-association.org/이다.)

언젠가 프로이트가 비슷한 맥락에서 '상상, 치환과 추측들'(Freud, 1950a [1887-1902])이라고 표현한 방법에 의지하지 않은 채, '임상에서 유래한 정신분석의 심리학적 개념들'과 '실험적으로 알게 된 생리/해부학적 개념들' 사이에 존재하는 간극을 연결시키려면 어떻게 해야 할까? 정신분석과 신경과학을 해부학이나 생리학과 같은 기초과학으로 통합하려는 시도는 신경과학이라는 광범위한 영역 안에 어떠한 학문이 이미 존재한다는 사실을 무시하는 것이기도 한데 말이다. 이 학문은 정신분석과 마찬가지로 임상적이고 심리학적인 학문이며, 뇌의 구조 및 기능과 정신생활이라는 현상을 짝지어 보려는 과업에 정확히 맞아떨어지는 학문이기도 하다. 이는 신경심리학이라는 과학으로서, 지난 50여 년간 행동 신경학이라는 임상 학문으로부터 서서히 발전해 나온 것이다. 이 학문, 즉 신경심리학이 정신분석 및 다른 신경과학들 사이에서 가장 쓸 만한 접점 역할을 하리라는 것은, 바로 이 학문—혹은 최소한 그 선조 격인 행동 신경학—에서 최초의 정신분석이 탄생했다는 사실로 미루어 알 수 있다.

유래는 다음과 같다. 프로이트가 신경학을 전공하기로 결심할 당시, 신경학은 여전히 상대적으로 역사가 짧은 학문이었고 거의 전적으로 단 한 가지 과학적 탐구 방법에 의존하고 있었다. 그것은 임상-해부학적 짝짓기법clinico-anatomical correlation이었는데, 이는 가장 유능한 내과술의 선구자 몇몇에 의해 신경학이라는 새로운 과목으로 전수된 것이었다. 그 이름이 말해 주듯 내과학은 신체 내부의 질환을 진단하고 치료하는 데 관심을 두는 학문인데, 그런 까닭에 살아 있는 사람으로부터 직접 병인을 확인할 수는 없었고, 임상 양상—즉, 밖으로 드러나는 증상 및 징후들—을 통해 간접적으로 추론해야만 했다. 내과 의사는 자신의 임상 진단이 옳았는지 여부를 확실히 결론 내리기 위해 환자가 사망하고 병리학자가 보고서를 낼 때까지 기다리는 수밖에 없었다. 그러나 생전의 어떤 임상 양상이 사후 부검에서 어떤 병리-해부학적 발견물과 상응하는 경우가 많다는 식의 경험이 몇 세대에 걸쳐 축적됨에 따라 증상과 징후들의 집합이 나타내는 질병특징적 양상을 인지하여 기저에 놓인 질환의 특성과 위치를 합리적으로 정밀히 예측하고서 그에 맞게 치료하는 일이 가능해졌다. 이것이 임상 증후군이라는 개념이 유래하게 된 배경인데, 이에 대해서는 이어지는 부분에서 소상히 다루겠다.

뇌 역시—다른 장기들과 마찬가지로—그 속의 독특한 조직에 고유한 특징적 병리 소견을 보일 수 있을 뿐 아니라 뇌의 다양한 부위에 손상을 입을 경우 전혀 다른 임상 증후군이 나타난다는 사실이 점차로 더 명확해지자 신경학은 내과학 안에서 하나의 독립적인 분야가 된다. 이를 바탕으로 내과 의사들 가운데 특화된 세부 전공자들은 '겉으로 보이는 증상과 징후들의 특징'을 통해 '겉으로 드러나지는 않는 신경계 질환의 특성과 위치'를 알아내는 술기를 숙달하게 되었다. 1880년대 초에 임상 신경학을 수련받을 당시, 프로이트는 이런 식의 술기를 배웠다. 임상-해부학적 짝짓기법을 통해 얻어진 의학적 지식에 근거한 방법, 즉 증후군으로 미루어 신경 질환을 합리적으로 진단하고 치료하는 방법이 그것이었다. 실제로 프로이트는 이러한 술기에 있어서 특출난 재능을 보인 임상가였다고 한다. 『자서전적 연구Autobiographical Study』에서 그는 다음과 같이 썼다.

> 병리 해부학자가 더 이상 첨언할 것이 없을 정도로…… 나는 병변의 위치를 정확히 특정할 수 있었다.…… 그들이 사후에 확인한 바와 내 진단이 일치한다는 소문이 퍼지자, 내가 속한 부서의 환자들에 관한 강의를 듣고자 하는 미국인 의사들이 내게 몰려들었다(Freud, 1925d, p. 12).

또한 그 당시 프로이트는 임상 문헌 연작을 출간하였는데 이를 통해 그의 술기 능력을 짐작할 수 있으며, 훗날 젤리프Jelliffe(또 한 사람의 신경학자/정신분석가)는 이에 대해 "훌륭한 신경학적 추론을 보여 주는 귀감"이라고 칭했다(1937, p. 702).

위치특정주의(국재주의)

(역주: 문맥에 따라 localization이라는 용어를 '위치특정' 또는 '국재'로 번역하였다.)

이런 측면에서 볼 때 신경학에서 임상-해부학적 방법을 적용하는 일은 다른 내과학 분야에서 적용하는 경우와 다를 바가 없었다. 그 목표는 신경계의 특정 부위에 이환된 어떤 질병의 진단적 특징이 되는 전형적인 임상 양상(증후군)을 기술하는 것이었다. 결과적으로 이러한 지식은 목표가 되는 질환의 병태생리학적 기전이나 그 치료법을 밝히기 위해 실험적으로 연구하는 데 밑바탕이 되었다. 또 이 같은 지식은 신경계의 정상 기능 모델을 만드는 데도 쓰일 수가 있었다. 하지만 한 가지 측면에서 신경학에서의 임상-해부학적 짝짓기는 다른 내과학 분야의 그것과 상당한 차이를 보였다. 뇌의 질환은 신체적 증상과 징후를 만들어 낼 뿐만 아니라—다른 장기들과는 달리—환자의 마음에도 즉각적이고 직접적인 영향을 끼쳤던 것이다. 1848년 할로Harlow가 처음 보고한 이래 20년간 추적하였던, 피니어스 게이지Phineas Gage의 대뇌 병변 증례야말로 이런 맥락에서 인용되는 전형적인 증례라 하겠다. 다짐봉이 뇌의 좌측 전두엽([그림 1-1]의 음영 부분)을 관통하자 그에게는 다음과 같은 일이 벌어졌다.

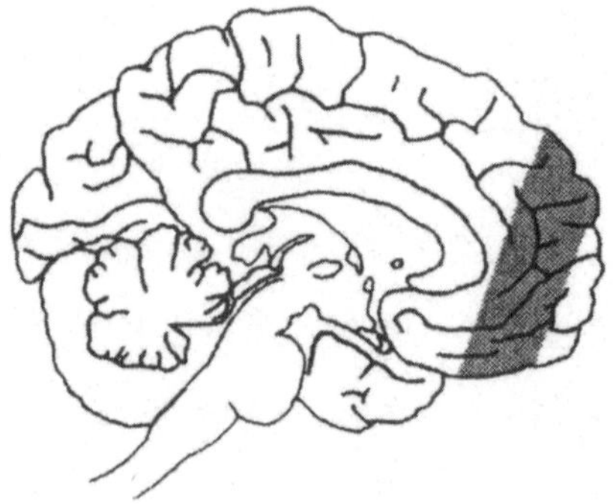

[그림 1-1]

> 그의 육체적 건강은 양호한 편이기에 회복되었다고 말하고 싶다.…… 하지만 그에게는 이른바 지적 능력과 동물적 경향 사이의 평형이나 균형이 깨어진 듯 보인다. 그는 변덕스럽고 부적절하며 때로는 굉장히 역겹고 저속한 언행을 거리낌 없이 드러낸다. 사고 이전에는 찾아볼 수 없던 모습이다. 동료들을 거의 존중하지 않고, 자신의 욕구에 반하는 구속이나 조언에는 참지 못한다. 때로는 끈질기게 고집을 부리나, 이랬다저랬다 잦은 변덕을 부리기도 한다. 장차 할 일에 대해서 많은 계획을 세우지만, 미처 가다듬기도 전에 포기해 버린다.…… 이런 점에서 볼 때 그의 마음은 뿌리부터 변하였으며, 그의 친구나 지인들은 그가 '더 이상 게이지'일 수 없다고 지극히 단호하게 말했다(Harlow, 1868, p. 327).

이 증례나 그 밖의 수많은 비슷한 사례를 통해 초기 신경학자들은 신경 질환이 환자를 한 사람으로서 변화시킨다는 것 그리고 인간의 마음(혹은 영혼)은 뇌라는 물질적 조직들 내에서 어떤 식으로든 표상된다는 것을 분명히 알게 되었다. 더 나아가 뇌 질환에서 보이는 신체적 증상이나 징후와 마찬가지로, 뇌 속 다양한 부위가 손상될 경우 정신의 변화 역시 다양하게 초래된다는 사실이 곧 명확해졌다. 이를 근거로 초창기 신경학 영역에서 임상-해부학적 방법은 곧 색다르면서도 굉장히 다양한 용도—이른바 정신 기능의 위치특정이라는 용도—로 활용되기 시작했다.

1860년대 초 프랑스의 신경학자 피에르 폴 브로카Pierre Paul Broca는 특정 뇌 부위에 손상을 입은 증례를 보고하였다. 이 부위는 오늘날 브로카 영역([그림 1-2] 참조)로 알려진 곳으로서, 손상을 입게 되면 굉장히 특징적인 정신 증후군(브로카 실어증)이 나타난다. 즉, 조음 기관의 기능은 정상적임에도 불구하고 말하는 능력이 상실되는 증상이다. (이 유형의 증례는 제5장에서 소개하겠다.) 이 같은 임상-해부학적 관찰에 따르면, 한 가지 명백한 정신 기능(상징적 발성)의 신체 위치가 사상 최초로 밝혀지는 셈이었으며, 따라서 언어 발성 능력은 뇌의 특정한 한 부위 속에 자리 잡게 되는 셈이었다. 10여 년 뒤 독일

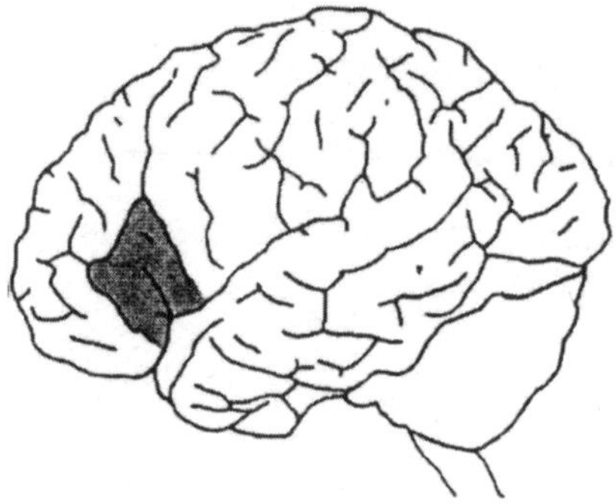

[그림 1-2]

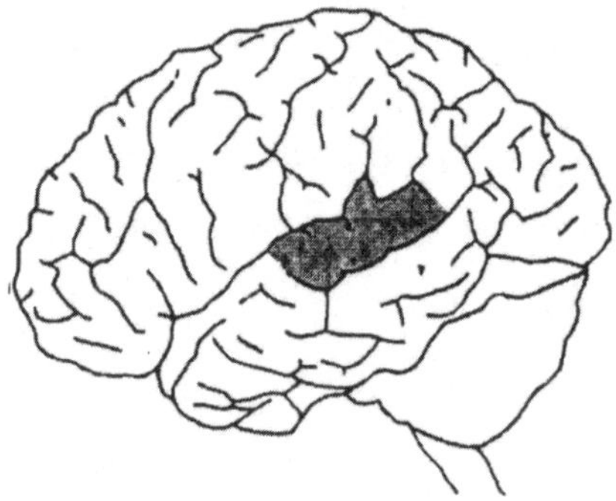

[그림 1-3]

의 신경학자 카를 베르니케Carl Wernicke는 오늘날 베르니케 영역([그림 1-3] 참조)으로 알려진 또 다른 뇌 부위에 손상이 생길 경우, 또 다른 정신적 증후군이 발생함을 보고하였다. 이른바 청각은 정상적으로 남아 있음에도 불구하고 구어를 이해하지 못하는 증상(베르니케 실어증)이 그것이다. 이에 따라 그는 언어 이해 기능의 위치를 정했다. (베르니케 실어증의 증례는 제6장에서 소개하겠다.)

브로카와 베르니케가 싹을 틔운 발견 이래로 읽기, 쓰기, 숙달된 움직임, 시각 인지와 같은 다양한 기타 정신 기능들에 대한 임상-해부학 짝짓기가 쏟아져 나왔고, 이를 근거로 온갖 심리 능력들이 이른바 중심 영역이란 이름들로 뒤범벅되어 인간의 뇌 표면 위에 그려졌다. 이것이 앞서 언급한 행동 신경학이라는 세부 학문 분야의 유래이다. 훗날 이는 신경심리학이라는 현대적 학문으로 거듭난다.

우리는 당시 프로이트의 저작을 통해 그가 이 흥미진진한 새로운 과학 분야의 방법론과 발견물들에 완전히 정통했음을 엿보게 된다. 실제로 정신 기능들의 위치를 임상-해부학적으로 특정하는 주제가 특별히 그의 흥미를 끌었다는 수많은 증거가 존재한다. 그렇다면 프로이트는 정신분석이라는 돌파구로 뚫고 나가기 훨씬 전부터 분명 정신 기능들이 놓인 물리적 위치를 실증적으로 알아낼 수 있는 방법이 확립되어 임상 신경학자의 손아귀에 들어와 있음을 인식했던 것이다. 그렇다면 의문이 생긴다. 어째서 그는 이 방법으로 자신이 훗날 발견하게 될 심리학적 과정들에 상응하는 신경학적 상관물을 찾으려 들지 않았을까? 그리고 어째서 오늘날 우리는 이 방법을 쓰지 않을까?

프랑스와 독일의 고전적 신경학 학파들

앞서 말했듯 프로이트는 재능이 넘치는 의사였고, 진단에 있어 증후군 법을 익히거나 연구를 진행함에 있어 임상-해부학적 방법을 숙달하는 데 그리 오랜 시간이 걸리지 않았다. 또한 이 방법의 한계점을 깨닫는 데에도 그리 오래 걸리지 않았다. 얼마가지 않아 프로이트는 자신의 시대의 신경학이 그저 '싱거운 치환 놀이'에 불과하다는 것을 깨닫게 된다(Bernfeld, 1951). 그가 완전히 진로를 바꾸기로 결정한 것은 1885~1886년경 겨울의 일로 보이는데, 역설적이게도 바로 그 시점이 프로이트 자신이 임상 신경학의 문제에 완전히 빠져들기로 결심한 무렵이었다. 비록 임상-해부학적 방법이 사실상 19세기 후반의 신경학자들—특히나 정신 기능들의 위치를 특정하는 일에 관심을 두던 신경학자들—에게 가용한 유일한 방법이었긴 하지만, 유럽의 신경학에서 두각을 나타내던 두 학파가 이를 활용하는 방식에는 은근한 차이점이 있었다. 프로이트가 처음 수련받았던 독일 학파(즉, 독일어권 의학계)는 임상-해부학이라는 등식에서 해부학적 측면을 엄격하게 강조하였다. 이 학파에서는 신경과학의 일차 목표가 단순히 어느 증후군이 어느 병변과 맞아떨어진다는 것을 기술하는 데 그치는 것이 아니라 임상 증상—그리고 결국 그에 해당하는 정상 기능—을 이끌어 내는 기전을 설명하는 데 있다고 했다. 한마디로 독일어권 신경과학의 일차 목표는 해부, 생리학적 이론을 세우는 것이었다. 임상 자료란 그저 이미 세워진 해부, 생리학적 이론을 설명하고 확인시켜 주는 이차적인 목표로 쓰일 뿐이었다. 따라서 임상적 진실은 해부, 생리학적 이론 밑에 놓이게 되었다. 이 같은 접근법은 헬름홀츠Helmholtz 의학 학파의 광대한 이상을 반영한 것으로, 이 학파는 1848년 다음과 같은 과학적 서약을 맹세한다.

> 유기체 내에는 오로지 물리적이거나 화학적인 힘만이 작용할 따름이다. 현 시점에서 이 힘으로 설명이 불가능한 경우라면 힘이 작용하는 독특한 방식이나 형태를 물리-산술적 방식으로 구해야만 한다. 혹은 물질에 고유하게 깃든 화학적-물리적 힘, 즉 인력과 척력의 형태로 환원 가능한 동등한 값어치를 지닌 새로운 힘을 상정해야만 한다(Du Bois-Reymond, 1842, 강조 추가).

반면, 프랑스의 신경학 학파는 그 등식에서 임상 쪽을 훨씬 더 강조했다. 샤르코Charcot라는 인물 및 살페트리에르Salpêtrière라는 유명 병원의 병동을 중심으로 모인 이 학파에 따르면, 신경과학이 행해야 할 가장 중요한 과업은 해부 및 생리학 이론과는 무관하게 새로운 임상적 진실을 수립하는 것이었다.[2] 따라서 프랑스식 신경학의 목표는 기존의 이론에 맞춰 다양한 임상 양

2) 독일 신경학파와 프랑스 신경학파 사이에서 맴돌던 긴장감은 과학사에서 흔히 보이던 풍조 가운데 일부로, '고전적' 과학 대 '낭만적' 과학, '법칙적' 심리학 대 '표의적' 심리학, '임상' 의학 대 '실험실' 의학 등 이들이 빚어내는 갈등의 모습으로 표출되었다(Sacks, 1990 참조).

상을 설명하는 것보다는 임상 양상을 확인하고 분류하고 기술하는 것에 중점을 두었다. 프랑스 신경학은 그 무엇보다도 질병 분류학이었다.[3)]

> 독일식 접근법의 경우…… 임상 양상이나 그 임상 유형에 대해서는 그다지 중요하게 여기지 않는다. 반면, 다른 특징이 두드러져 보이는데, 이는 독일 임상가들이 발전시켜 온 결과에 따른 것이라 하겠다. 임상 상황을 생리학적으로 해석하고 증상과의 상호관계를 밝히려는 경향이 바로 그것이다. 프랑스 학파는 생리학적인 고려를 이차적인 것으로 제쳐두었기 때문에 당연히 임상적 관찰은 그 자체만으로 충분한 의미가 있었다. 하지만 그들이 생리학적 고려를 누락한 까닭에 프랑스식 임상 방법들은 초심자들이 선뜻 이해하기 힘들다는 인상을 남기게 되었다. 첨언하자면, 프랑스식에는 결코 간과한 것은 아닐지라도 입맛에 맞게끔 넘어가 버리는 경우가 존재했다(Freud, 1892-1994, pp. 134-135).[4)]

이어지는 인용문은 임상-해부학적 방법을 적용하는 데 있어서 두 가지 방식의 차이점에 대해 생생히 묘사하고 있다.

> 샤르코는…… 이론 의학이 잠식해 들어오는 것에 맞서, 현상을 관찰하고 정리하는 일로 이루어진 순수 임상 작업의 권리를 수호하는 데 여념이 없었다. 언젠가 한번은 독일식 생리학적 학풍에 익숙한, 외국 학생들로만 구성된 우리의

---

3) "영어에서 질병분류학적nosological이라는 단어는 질병을 명명하고 분류하는 작업을 뜻한다. 하지만 프랑스 신경학에서는 최대한 넓은 의미로 확장되어…… 병상에서 질병의 연구를 시작하고, 그 결과부터 원인까지를 논하는 임상 연구 방법을 가리킨다. 이는 생리학을 기본적으로 가르치고서 연역적으로 추론하게끔 하는 독일의 거꾸로 된 방식과는 구별되는 것이다."(Savill: Charcot, 1889, p. 9에서 인용)

4) 스트레이치는 이 구절에 다음과 같은 주석을 덧붙였다. "여하튼 프로이트 스스로가 초기의 분류학적 연구에 있어서 대개 프랑스식 방법을 따랐다는 점은 주목해 봄 직하다. 특히 불안 신경증에 관한 그의 첫 번째 논문(1895b)을 참조하라." 레빈Levin도 비슷한 관점을 보였다(1978, p. 64). "히스테리에 관한 프로이트의 초기 원고는 증상들에 표준적인 양식…… 단일한 임상 양식이 존재함을 밝히는 데 주안점을 두었다."

> 소집단이 그의 획기적 임상 방식에 의문을 품고서 그의 인내심을 시험하려 들었다. "그런 일은 일어날 리가 없어요." 우리 중 누군가가 반대 의견을 내었다. "영-헬름홀츠Young-Helmholtz의 시각 이론에 모순이 되는걸요." 그는 "이론에게는 대단히 애석한 일이겠지만, 임상적 진실이 우선이랍니다."와 같은 식으로 대답할 수도 있었겠지만 그러지 않았다. 대신 그에게서 나온 이야기는 우리에게 깊은 인상을 남겼다. "이론이야 좋지요. 하지만 이론이 그렇다고 해서 실제 현상이 사라지는 것은 아니랍니다."(Freud, 1983f, p. 13)[5]

이는 프로이트가 즐겨 언급한 일화들 가운데 하나이다. 이는 괴테Goethe의 『파우스트Faust』에 등장하는 메피스토펠레스의 대사(1부, 4장)와 비슷한데, 프로이트 또한 동의하며 이 문구를 한 번 이상 인용했다는 사실이 눈길을 끈다(예: 1924b, p. 149). "이보게 친구, 이론은 몽땅 회색이라네./오직 생명의 황금 나무만이 초록빛이지."

익히 알려진 것처럼, 살페트리에르에서 수학한 1885~1886년의 기간 동안 프로이트는 개인적으로 독일 신경학파의 거장 몇몇(특히나 테오도르 마이네르트Theodor Meynert)에게 직접적으로 받았던 영향에서 벗어나 샤르코로부터 노골적인 영향을 받게 된다. 이러한 변화는 그의 사고방식에 결정적인 영향을 끼치게 되는데, 특히나 임상-해부학적 위치특정법을 대하는 그의 태도가 그러하였다.

> 프로이트가 살페트리에르로 유학을 떠나 연수하는 동안(1885~1886) 일어난 일은 기계적인 생리학에서 임상적인 의학으로의 '전환'이라고 표현할 수밖에 없다. 그곳에서 그는 위대한 신경학자 샤르코의 영향하에 빠져들었다.…… 샤르코와의 교류는 프로이트의 메마른 기존 임상 지식에 생기를 불어

5) 유사한 정서들이 클로드 베르나르Claude Bernard가 쓴 다음의 묘사에서 드러나는데, 이는 샤르코의 임상 강좌 영문판(1889)에서 발췌한 것이다. "질병을 관찰함으로써 드러나는 의학적 문제를 먼저 내세우고, 그다음으로 생리적인 설명을 구하십시오. 순서가 반대로 될 경우, 환자를 간과하고 질병을 왜곡할 위험이 있습니다."(p. 8)

넣었다(Accardo, 1982, p. 452).

이 같은 변화의 이유는 단순하다. 독일과 프랑스의 신경학 학파 사이에 존재한 차이점, 즉 한 학파는 해부학적 측면을 강조하고 다른 한 학파는 임상적 측면을 강조한 점은, 비록 신경학적 장애를 다룸에 있어 대개는 서로를 잘 보완해 주는 편이었으나, 한 가지 질환군에 대해서는 두 접근법 간에 극명한 대비가 나타났다. 당시 이 질환들은 신경학 영역하에 속하는 것으로 간주되었는데, 그것은 신경증들과 히스테리증 및 신경쇠약으로서 환자가 생전에 보였던 임상 증상을 설명할 만한 신경계의 병변이 부검에서 전혀 드러나지 않았다.

이렇다 할 병변이 보이지 않는다는 점이 프랑스 신경학파에게는 별다른 문제가 되지 않았다. 샤르코는 히스테리나 신경쇠약에서 보이는 병리특징적 임상 증후군을 묵묵히 기술해 나갈 뿐이었다. 여타의 수많은 '신경' 질환을 다루던 때와 다를 바가 없었다. 당시 프로이트가 쓴 글을 살펴보면 샤르코에게 있어 신경증은 '그저 또 하나의 신경 병리 주제'[6]일 뿐이었다. 하지만 독일 신경학자들에게 이 문제는 거의 풀 수 없는 숙제였다. 병리-해부학적 원인이 없는 임상 증후군의 생리학적 기전을 해부, 생리학적 용어로 어떻게 설명할 수 있단 말인가? 그 결과, 프로이트의 스승을 위시한 몇몇 독일 신경학자는 복잡하지만 전혀 설득력은 없는 추측성 이론들을 만들어 내었고, 또 다

6) 프로이트가 이러한 관점을 지지했다는 것은 다음과 같은 구절에서 명백히 드러난다. "히스테리는 가장 엄격한 의미의 신경증 가운데 하나이다. 다시 말해, 이 질환에서는 감지할 수 있는 신경계의 변화가 전혀 보이지 않을 뿐만 아니라 어떤 식으로 해부학적 술기를 개량하든 간에 그러한 변화를 밝혀낼 수는 없을 것 같다. 히스테리는 완전히 그리고 전적으로 신경계의 생리적 변이에 기인하며, 그 핵심은 신경계의 다양한 부분 내의 흥분성 상태를 설명할 수 있는 공식으로 표현되어야만 할 것이다. 하지만 지금까지 이러한 종류의 생리-병리학적 공식은 발견되지 않았다. 그렇지만 비유컨대 그레이브스병이 일련의 증상—안구 돌출, 갑상선종, 진전, 맥박의 항진 및 정신적 변화—으로 특징지어지는 것과 마찬가지로 신경증들 역시 드러나는 현상들에 밀접한 연관성이 있는지 여부는 고려하지 않은 채 그 속에서 일어나는 증상 전부를 아우르는 것으로써 순전히 질병기술학적인 양식으로 정의하는 데 만족해야 할 것이다."(1888b, p. 41)

른 이들은 그저 신경증이 진지한 과학적 탐구 주제에 적절하지 않다고 공공연히 이야기할 뿐이었다. 해부학적인 병변이 존재하지 않는다면 질병 역시 존재하지 않는 것이었다.[7)]

프로이트가 샤르코의 문하에서 사사하던 결정적 시기 동안, 이는 그의 흥미를 가장 끌었던 주제였다. 당시 샤르코는 신경계에서 굵직한 구조적 질환에 대한 임상-해부학적 지식이 거의 다 완성되었다고 믿었다. 다음으로 필요한 일은 히스테리나 기타 신경증들에 대한 임상 연구를 철저히 하는 것이었다. 프로이트는 그 의견에 동조했고, "독일 의대에서는 더 이상 배울 것이 없다."라고 동료들에게 말하기까지 했다(1956a [1886]). 자연히 그는 곧 샤르코의 헌신적인 제자—열렬한 숭배자—가 되었고, 비엔나로 돌아와서는 예전 스승들의 심기를 심히 건드릴 정도로 언제 어디서건 기회만 되면 자신의 견해를 피력했다. 하지만 이와 같은 전향이 신경학을 버리고 심리학으로 돌아섰음을 의미하는 것은 아님을 분명히 할 필요는 있다. 이는 프로이트가 신경증들을 다룰 때만큼이나 일반적인 신경학적 질환을 다룰 때에도 똑같이 적용되는 것이었다. 비슷하게, 프로이트가 신경증을 비신체적인, 심리학적인 장애로 보지는 않았다는 것 역시 확실히 짚고 넘어갈 필요가 있겠다. 오히려 그것들은 비해부학적인, 다시 말해 위치를 특정할 수 없는 생리학적인 장애였다.[8)] 프로이트의 과학적 변천사에 있어 당시 그는 심리학과 생리학을 전혀

---

7) 일례로, 마이네르트는 자신의 정신의학 교과서(1884) 서문에 다음과 같이 썼다. "독자들은 이 책에서 첫 페이지에 제시된 한 가지 정의 이외에는 '정신의학'에 관한 그 어떠한 다른 정의도 찾아볼 수 없을 것이다. 즉, '전前뇌fore-brain의 질병들에 관한 임상 논문'. 정신의학에 관한 역사적 용어들, 이를테면 '영혼의 치료' 같은 용어는 우리가 성취할 수 있는 것 이상의 의미를 담고 있으며, 엄밀한 과학적 탐구의 경계를 초월한다."(p. v)

8) 예컨대, 다음 두 인용구에서 이는 여실히 드러나는데, 두 번째 구절은 앞서 인용한 것이다. "오로지 병리 해부학만을 근거로 한 교과서들의 입장에서 보자면 신경쇠약은 하나의 임상적인 상황이라 할 수가 없다. 이는 차라리 신경계가 반응하는 방식이라고 설명해야 할 것이다."(1887a, p. 35, 강조 추가) "히스테리는 가장 엄격한 의미의 신경증 가운데 하나이다. 다시 말해, 이 질환에서는 감지할 수 있는 신경계의 변화가 전혀 보이지 않을 뿐만 아니라 어떤 식으로 해부학적 술기를 개량하든 간에 그러한 변화를 밝혀낼 수는 없을 것 같다. 히스테리는 완전히 그리고 전적으로 신경계의 생리적 변이에 기인하며, 그 핵심은 신경계의 다양한 부분 내의 흥분성 상태를 설명할 수 있는 공식으로 표현되어야만 할 것이다."(1888b, p. 41, 강조 추가)

구분하지 않았다.[9] 우리는 곧 이 부분을 다시 살펴보겠다.

편협한 위치특정주의에 대한 프로이트의 비판: 역동적인 기능적 시스템

(역주: 위치특정주의는 문맥에 따라 국재주의로 번역하기도 하였다.)

임상 경험이 서서히 쌓임에 따라 그리고 영국의 신경학자 존 헐링스 잭슨 John Hughlings Jackson의 이론적 영향하에 프로이트는 샤르코의 영향에서 벗어나 당시로서는 꽤나 독특한 관점을 만들어 내기 시작한다. 샤르코는 미세해부학 및 그 외의 실험실 기술들이 발전한다면 결국 히스테리나 신경쇠약과 같은 임상 증후군의 병리-해부학적 상관관계가 밝혀질 것이라는 가정하에 그것들을 기술하는 것에 만족했다. (그는 유전적 원인이 있으리라 믿었다.)

> 부검 연구를 들여다보았지만 샤르코는 히스테리를 유발할 만한 그 어떠한 병변도 발견하지 못했다. 하지만 그는 굴하지 않고 순수한 해부학적 관점에서 연구를 계속해 나갔다. '해부학적 병변에 상응하는 무언가'를 찾으면서 말이다 (Goetz, Bonduelle, & Gelfand, 1995, p. 129).

반면, 프로이트는 (1888년에서 1893년 사이의 어느 시기에) 병리 해부학으로

9) 1880년대 말 프로이트가 남긴 저작들에는 그가 생리학과 심리학 간의 구분을 두지 않았음을 명백히 보여 주는 내용들이 풍부하다(Levin, 1978; Stewart, 1969 참조). 젊은 시절의 프로이트에게 심리학이란 동시대의 많은 이가 생각했던 것과 마찬가지로(Amacher, 1954) 그저 대뇌 피질의 생리학일 뿐이었다. 이를테면, 최면에 관한 다음의 언급이 이러한 입장을 잘 대변해 준다. "최면에서 나타나는 모든 현상이 정신적 영역 내의 어딘가를 반드시 관통하는가 하는 의문은 여전히 유효할 것 같다. 다시 말해, 해답을 구하기 위해서는—최면 시 일어나는 흥분성의 변화가 항상 대뇌 피질 영역에 국한된 것인지 여부를—판별해 내는 수밖에는 도리가 없다는 뜻이다.…… 우리는 정신 과정과 생리 과정을 구분할 수 있는 기준, 대뇌 피질에서 일어나는 활동과 피질하 실질에서 일어나는 활동을 정확히 구분할 수 있는 기준을 알지 못한다."(Freud, 1888-1889, p. 84)

는 신경증이라는 임상 증후군의 병인을 절대 밝혀낼 수 없으리라는 견해에 도달했다.

> 히스테리성 마비를 유발하는 병변의 본질은 무엇일까? 병변의 위치나 퍼진 정도 또는 신경해부학적인 고려는 차치하고 그 상황에 지배적인 본질은 무엇이냐는 말이다. 우리는 샤르코 선생으로부터 그것이 일종의 피질 병변이긴 하지만 온전히 역동적이거나 기능적인 성질을 띨 것이라는 이야기를 수없이 들었다. 하지만…… 만약 어떠어떠한 지점에 '분명 히스테리 병변이 존재할 것이다.'라는 이야기를 하려면, 동일한 그 지점에 기질적 병변이 생길 때 상응하는 기질적 증후군이 나타나야만 한다. 그리고 히스테리의 역동적 병변 위치를 마치 기질적 병변을 대할 때처럼 정할 수 있다는 식의 표현은, '역동적 병변'이라는 표현 이면에 마치 부종이나 허혈과 같은, 사실상 일시적으로 기질적 영향력을 발휘할 수 있는 병변이 존재한다는 생각이 숨겨진 것이다. 나는 그 생각에 반대하며, 히스테리성 마비를 유발하는 병변은 반드시 신경계의 해부학과는 완전히 별개의 문제이어야만 한다고 주장한다. 왜냐하면 히스테리에서 보이는 마비나 그 밖의 양상들은 마치 해부학이나 해부학적 지식이 존재하지 않는 것처럼 발현되기 때문이다(Freud, 1893c, pp. 168-169).[10)]

프로이트는 히스테리성 마비를 설명하기 위해 히스테리의 '병변'은 (기능적인 용어들로 설명되는) 일종의 심리학적 장애로 간주되어야 하며, 그에 해당하는 생리학적 설명은 신경계의 해부학적 구성 요소들 사이에 존재하는 '연결관계'에서 찾아야 한다는 대안적인 이론을 제시했다.

> 히스테리성 마비에서 보이는 병변은 의식적 자아가 그 연결 관계상 마비된

10) 샤르코의 부고에서 프로이트(1893f)는 자신의 스승에 대해 "병인이나 그 밖의 전반적인 사항에 있어서 기질적 신경 질환과 신경증을 충분할 만큼 예리하게 구분해 내지는 못했다." (p. 23)라고 논평하였다.

> 기관이나 기능에 닿지 못하는 것 그 이상도 이하도 아니다.…… 순전히 기능적인 변동이 일어난 것이다(p. 172).

그는 두 가지 주요한 관찰에 근거해 이러한 결론에 이르렀는데, 이는 그가 신경학 안에서 새롭게 눈길을 돌린 또 다른 주제였다. 이 주제를 통해 그는 임상-해부학적 방법의 한계를 처음으로 깨닫게 된다. 그것은 실어증이라는 문제였다. 알다시피 이 주제는 20여 년 전 브로카와 베르니케가 정신 기능의 위치를 추정하기 위해 최초로 임상-해부학적 방법을 적용한 바로 그것이었다. 프로이트가 관찰한 두 가지 결정적 내용은 다음과 같다. 첫째, 그는 대뇌의 해부학 법칙이 아니라 심리적 능력에 고유한 기능적 법칙의 논리에 의해 심리적 능력이 허물어진다는 사실을 깨달았다. 이러한 이유로 프로이트는 심리학적 증후군이 그 자체의 심리학적 용어들로 기술되고 설명될 필요가 있다고 결론지었다. 그렇게 하지 않는다면 '환자를 간과하고 병을 왜곡할 위험성이 있었다'(각주 5 참조). 둘째, 프로이트는 국소적인 뇌 병변만으로는 심리적 능력들이 절대로 파괴되지 않는다는 사실을 깨달았다. 그것들은 조각 맞추기 퍼즐의 조각처럼 단순히 이가 빠지는 것이 아니었다. 오히려 심리적 능력들은 역동적인 방식으로 왜곡되고 변화하였는데, 이는 그 능력들 상호 간에 의존성이 존재함을 말해 주는 것이었다. 프로이트는 심리학적 능력들이 자체의 고유한 기능적 법칙을 지니고 있으며, 하위의 기초 구성 요소 기능들 사이에 존재하는 힘들의 복잡한 상호작용으로 일어나는 까다로운 현상이라고 결론 내렸다. 그러한 복잡한 과정은 역동적인 기능적 시스템의 산물로서, 변화하는 환경에 맞게 스스로를 끊임없이 조직하고 조정하는 능력이 있었다. 그러므로 그것들은 개별적인 해부학적 지점들 속에 위치한다고는 볼 수 없으며 신경계의 정적인 구성 요소들 사이에 분포한다고 여겨져야만 하는 것이다.[11] 그리하여 프로이트는 정신 기능의 위치를 뇌 반구 표면 위에 모자이크

---

11) "심리학적인 관점에서 볼 때 '간단한 관념'은 '그것이 여타의 관념들과 엮여 있는 상태'와는 달리 명백히 구별되는 기본적인 어떤 것인 양 느껴진다. 그런 까닭에 우리는 간단한 관념의 생

처럼 뒤덮이게 만드는 임상-해부학적 방법으로는, 정신 활동의 본질적 속성을 설명하는 일이 전적으로 불가능하다고 결론을 내렸다. 이후로 그는 평생토록 이 관점을 벗어나지 않았다. "내가 만들어 낸 정신의 지정학은…… 뇌의 해부학과는 아무런 상관이 없다. 그리고 실제로 단 한 부위에서 접할 뿐이다.[12] 이 그림에서 만족스럽지 못한 점은 나 역시 다른 이들만큼이나 똑똑히 알고 있는데, 이는 정신 과정의 역동적 속성에 대해 우리가 아무것도 알지 못한다는 점에서 기인한다."(Freud, 1939a [1937-1939], p. 97)

프로이트가 이러한 결론에 처음으로 도달한 계기가 히스테리나 그 밖의 신경증이 아닌 실어증—즉, '명확한 기질적 병변하에서만 일어나는 증후군'—을 통한 것이었음은 반드시 기억해 둘 필요가 있다. 다시 말해, 프로이트가 이러한 결론에 도달할 당시에도 그는 여전히 온전히 수련을 마친 한 사람의 신경학자일 따름이었다. 히스테리나 신경증을 연구한다는 것은 신경학과의 결별이 아닌 신경학 내부에서 전해 내려오는 특정 연구법(편협한 위치특정주의 전통)과의 결별을 의미했다. 프로이트는 샤르코가 다른 어떤 것보다도 중시해야 한다고 가르쳤던 복잡한 임상적 현실을 그 방법으로는 설명해 낼 수 없으리라 믿었다. 프로이트가 위치특정주의적 전통과 결별하긴 했지만 그것이 신경학과의 결별을 뜻하는 것은 아니란 점은 그 특성상 전적으로 비심리학적인 여타 복잡한 뇌 기능 체계에 대해서도 그가 비슷한 식의 관찰을 고수했다는 사실로도 뒷받침된다. 예를 들어, 뇌성마비의 수의적 운동 장애에 대

리적 상관물, 즉 신경 섬유들의 자극으로부터 기인한 신경 세포들의 변화 역시 뭔가 단순하면서 위치를 특정할 수 있는 어떤 것이라고 가정하려는 유혹에 빠진다. 물론 그러한 추론은 전적으로 부적절하다. 이 변화의 질적인 양상들은 신경 자체에서 이루어지는 것이 틀림없으며 그것들의 심리적 수반물과는 별개의 것임이 분명하다. 그렇다면 떠오르기를 거듭하는 간단한 관념의 생리적 상관물은 무엇일까? 분명 정적인 것이 아니라 어떤 과정의 속성 속에 존재하는 무언가일 것이다.…… 그것은 피질 내 어느 특정 지점에서 시작하여 거기서부터 특정한 통로를 따라 피질 전체로 퍼져 나갈 것이다."(Freud, 1891b, pp. 55-56)

12) 이는 프로이트가 언제나 대뇌 피질 속에 위치시켰던 의식(지각-의식$_{Pcpt.-Cs.}$계)의 지각적 양식들을 말하는 것이다(예: Freud, 1920g 참조). 실어증 논문 이래로, 프로이트(1891b)는—그가 언어 기구의 '주춧돌들'이라고 묘사한—말단의 단일 양식 피질 기능들만 오로지 그 위치를 특정할 수 있다고 주장했다.

한 글에서 프로이트는 해당 기능의 위치가 어딘가에 국한될 리 없다는 것을 설명하려 애쓴 바 있다. 실어증을 다룬 책에서와 마찬가지로 프로이트는 주제를 같이하는 논문 연작들에서 다양한 운동 장애를 설명하면서, 운동을 뒷받침하는 복잡한 기능적 기구에서 퇴행이 있었다는 표현을 쓰며 역동적이고 발생론적인 요인들—즉, 발달상의 요인들—에 그 원인을 돌렸다. 정적이고 해부학적인 요인을 거론한 것이 아니라 말이다(Schott, 1981 참조).

프로이트가 이 원칙들을 정신병리에 적용한 것은 그 이후의 일(1893년에서 1900년 사이)로, 그 무렵 그는 자신의 이론을 혁신적으로 가다듬고 있었다(제3장에서 논의됨). 이때야말로 정신분석이라는 새로운 학문이 탄생된 시기이다. 역동적 원칙에 의거한 신경학을 선호하여 편협한 위치특정주의 신경학을 비판한 프로이트는 신경학 내에서 독특한 전통을 가진 인물로 분류되는데, 이러한 사실은 우리에게 지극히 중요하다. 왜냐하면 제2장에서 우리는 프로이트 사후에 그 전통이 어떤 식으로 발전되고 확장되는지 그리고 프로이트가 비판하면서 개략했던 바로 그 원칙을 통해 정신 기능의 대뇌 구성을 연구하는 신경과학적 방법이 어떻게 수립될 수 있는지 살펴보고자 하기 때문이다. 이는 정신분석을 신경과학과 재결합시키는 데 쓰일 방법을 만들어야 하는 우리의 과업에 밀접히 연관된 것이 분명하다.

1893년에서 1900년 사이, 신경학자 프로이트는 언어와 수의적 운동에 있어 도달했던 결론을 더 고위의 정신 기능 전 영역으로 일반화하였다. 그리고 『꿈의 해석The Interpretation of Dreams』에서 다음과 같은 운명적인 글을 썼는데, 이는 정신분석과 신경과학의 실질적 결별을 표시하는 것이었다.

> 나는 여기서 다루는 정신 기구가 또한 해부학적 표본의 형태로도 우리에게 알려져 있다는 사실을 완전히 무시할 셈이다. 그리고 어떠한 식으로든 정신이 깃든 장소를 해부학적으로 설정하려는 유혹을 조심스레 피할 것이다. 나는 순수하게 심리학적인 바탕 위에 남아 있을 것이며 조립된 현미경이나 사진기 또는 그러한 종류를 닮은 어떤 것으로 우리의 정신 기능을 수행하는 도구를 그려

> 내는 식의 제안을 그저 따라 달라고 부탁하겠다. 그러한 배경에서 보자면, 정신의 위치는 이제 막 예비 단계의 밑그림 하나가 그려지고 있는 그 기구 속의 어떤 지점에 해당할 것이다. 알다시피 현미경이나 망원경의 경우 이상적인 위치에 초점이 맺히는데, 그 지점 속에는 기구를 이루는 실체적 구성 요소가 아무것도 존재하지 않는다(Freud, 1900a, p. 536).[13)]

이는 전통적인 독일 신경학의 편협한 위치특정주의를 근본부터 거부하는 표현이었다. 하지만 프로이트는 신경학자로서 배워 온 그 밖의 거의 모든 것을 간직한 채 이를 정신분석이라는 새로운 분야 속으로 끌어들였다. 다시 말해, 그는 프랑스 신경학 학파의 임상 방법, 즉 특별한 병리적 의의를 가진 규칙적 임상 양상을 확인하기 위해 특히나 각각의 임상 증례를 주의 깊게 기술하는 연구에 강조점을 둔 방법에 계속해서 의지했다. 헬름홀츠 의학 학파의 옛 스승들에게 배운 그대로 그는 임상 현상을 자연과학적 힘이나 에너지의 용어로 설명하기를 고수했다. 그리고 그러한 힘과 에너지가 궁극적으로 물리-화학적 과정으로 어느 정도 표현될 수 있으리라는 믿음을 간직했다. 그가 쓴 『과학적 심리학을 위한 프로젝트』(1950 [1895])의 존재가 그러한 사실을 입

13) 다음 구절들 또한 고려해 보라.

"생각, 사고 및 일반적 정신 구조가 신경계를 이루는 기질적 구성 요소 안에 자리 잡고 있다는 식으로 간주해서는 절대 안 되며, 말하자면 오히려 그것들 사이에 위치한다는 것을 상기함으로써 이러한 표현 방식이 남용될 가능성을 방지할 수 있을 것이다.…… 우리가 내면에서 대상으로 지각할 수 있는 모든 것은 마치 광선이 투과함으로써 망원경 속에 맺히는 상과 마찬가지로 가상의 것이다. 그러나 상이 드리우는 망원경 속 렌즈들과 마찬가지로 (전혀 정신적인 것이 아니며 우리의 정신적 자각으로는 절대 헤아릴 수 없는) 계界가 존재한다고 가정함으로써 우리는 정당화될 따름이다."(Freud, 1900a, p. 611, 강조 추가)

"정신 기구가 어떤 것인지는 곧 분명히 알게 될 것이다. 하지만 그것이 무엇으로 구성되어 있는지에 대해서는 질문을 삼가 달라고 부탁해야만 하겠다. 그것은 심리학에서 흥미를 가지는 주제가 아니다. 그 문제에 대해 심리학이 무심할 수 있는 정도는, 비유컨대 망원경 테두리 재질이 금속인지 또는 널빤지인지에 대해 광학이 관심을 두는 정도와 마찬가지이다. 우리는 물질적 접근선을 완전히 한편에 남겨 두겠지만 공간적 접근선은 그리하지 않을 것이다. 왜냐하면 우리는 마음의 활동을 낳는 미지의 기구가 마치 여러 부분으로 구성된 도구—각 부위는 특정 기능을 수행하며 서로서로 확고한 공간적 관계가 있는 도구—와 꼭 닮아 있다고 가상적으로 생각해 볼 것이기 때문이다."(Freud, 1926e, p. 194)

증하고 있다. 이 책에서 그는 "정신 과정을 '계측할 수 있는 물질 입자들에 의해 양적으로 결정되는 상태'로 표현하여, 그 과정을 명료하고 모순점 없이 만들려는" 염원을 담았다(p. 295). 그는 그저 편협한 위치특정주의자적인 생각, 즉 복합적이고 역동적이며 기능적으로 이루어진 심리 과정이 개별적인 해부학 구조물에 명확히 놓일 수 있다는 생각을 버렸을 뿐이었다. 샤르코의 가르침에 영향을 받아, 프로이트는 넘겨짚은 생리-해부학적 잣대를 임상 현상에 들이밀면서 접근하지 않을 수 있었다.[14] 이러한 배경에서 프로이트는 "신경증의 임상적 해석에 스스로 만족"하기로 결심하였다(Freud, 1950a [1887-1902], p. 137 [1895년 12월 12일의 편지]). 그 이후로 프로이트는 임상 증후군을 이런 저런 해부학 영역의 손상과 결부시켜 가설적으로 설명하려 들기보다는 증후군의 내적 심리 구조를 조사하고 뇌의 구성 요소 사이에 역동적으로 나타나리라 추정되는 기능적 시스템에 의거하여 설명을 내어놓으려 했다.

과학자 프로이트가 임상에서 관찰한 바를 설명하기 위해 상정한 정신 기구가 단지 임시적인 구성물일 뿐이며, 뇌 조직에서 어떤 식으로든 틀림없이 표상될 기능적 관계 체계를 나타낸 것일 뿐임을 전 생애에 걸쳐 계속해서 인정할 수밖에 없었던 것은 바로 그 때문이었다. 그리고 항상 "실제 건물과 간이 비계飛階를 혼동해서는 안 된다."(1900a)라는 식으로 끊임없이 주장한 이유 역시 마찬가지이다. 정신분석이 언젠가는 신경과학과 다시 결합해야만 한다

14) 각각의 임상 증례를 꼼꼼히 살펴보도록 권고했던 샤르코의 가르침 덕분에, 프로이트는 특정 임상 양상에는 그 증례의 병력에 있어 특정한 심리적 사건이 함께 일어나는 경향이 있음을 서서히 깨닫게 된다. 그리하여 그는 특정 임상 증후군들을 특정한 발달상의 요인들과 연결 짓기에 이르렀고, 임상-해부학적 상관관계, 즉 뇌 조직 속 병리학적/병인론적 요인들을 찾는 것으로부터 임상-심리학적 상관관계, 즉 발달하는 마음속 병리학적/병인론적 요인들의 '위치를 특정하는 것'으로 전략을 바꾼다. 그 후 임상 경험이 쌓여 감에 따라 프로이트는 익히 알려진 바와 같이 (다양한 신경증이 발달상 서로 다른 시기에 발생한 서로 다른 유형의 외상과 결부되어 있다는 가정에 의해) 과거 생활에서 실제 일어났던 외상적 사건들을 찾아내는 작업으로부터 서서히 물러나, 발달하는 마음의 내적 구조에 끼치는 체질적 · 환경적 요인들의 복잡한 상호작용의 효과들을 좀 더 온전히 이해하려는 방향으로 나아간다. 그리하여 병인적 사건을 찾으려던 것은 기저의 원인이 되는 요소들을 밝히려는 것으로 점증적으로 옮겨 간다. 이러한 전환은 예컨대 초창기 프로이트가 썼던 강박 사고에 관한 질병기술학적 연구들(1895년경)과 이후의 항문기적 인격 유형에 관한 저작들(1908년경)을 비교해 본다면 잘 드러난다.

는 취지의 이야기를 프로이트가 여러 차례 했다는 것은 익히 알려진 사실이다.[15] 하지만 그는 인간 정신 과정의 복합적이고 역동적인 속성을 설명할 수 있는 방법이 신경과학 내에서 개발된 이후에야 그것이 가능하리라고 주장했다. 그 전까지는 정신분석을 통해 정신 기구의 내적 구성과 기능적 원칙을 분석 자체의 용어로써, 순전히 임상적인 방법을 사용하여 해부학적인 표상을 고려하지 않은 채 쭉 조사하고 명료화해야 한다고 주장했다.

따라서 1895년 『과학적 심리학을 위한 프로젝트』에서 뇌의 심리학적 역동을 준해부학적 용어로 스케치하려 시도한 것을 끝으로,[16] 프로이트는 미래

---

15) 예컨대, (수많은 예 가운데 그저 일부에 지나지 않는) 다음과 같은 구절들을 보라.

"아직까지는 제안할 수 없지만 반드시 어떤 방식으로든 [정신적] 경로들을 신경계의 기질적 구성 요소들로써 나타내는 일은 가능해져야만 한다."(1905c, p. 148, 강조 추가)

"[정신분석적] 이론이 신경증들에 기질적인 바탕이 존재한다는 것을 보여 주는 데 실패한 것은 절대 아니다. 비록 어떠한 병적 해부학적 변화의 바탕을 따지지 않는 것은 사실이며, 규명되리라 기대하지만 현재로서는 이해가 불가능한 화학적 변화를 기질적 기능이라는 개념으로 임시로 치환하는 것은 사실이지만 말이다."(1905e, p. 113, 강조 추가)

"심리학 속에서 우리가 품은 모든 임시적인 생각은 아마도 언젠가는 기질적인 하위 구조에 바탕을 두게 될 것임을 반드시 상기해야 한다."(1914c, p. 78, 강조 추가)

"정신분석의 이론적 구조는 실은 일종의 상부 구조라고 할 수 있으며, 이는 언젠가 그 기질적 근간 위에 세워질 것이다. 하지만 여전히 우리는 이에 대해 무지하다. 하나의 과학으로서 정신분석을 특징짓는 바는 분석이 다루고 있는 물리적인 소재에 있는 것이 아니라 그것을 작업해 나가는 테크닉에 있다."(1916-1917, pp. 388-389, 강조 추가)

"우리가 초심리학이라고 이야기하는 것에 대한 온갖 논의가 똑 부러지지 못하는 이유는 물론 정신 체계의 구성 요소들 내에서 일어나는 흥분 과정에 대해 전혀 아는 바가 없기 때문이며, 그 주제에 대해 어떤 가설을 만들어 낸다 할지라도 완전히 옳다고 느낄 수가 없기 때문이다.…… 만약 우리가 이미 정신적인 용어를 생리적이거나 화학적인 용어로 바꿀 수 있는 위치에 서 있었다면 우리가 설명한 것의 결점들은 아마도 사라졌을 것이다.…… 진실로 생물학은 무한한 가능성의 땅이다. 아마 생물학은 우리에게 가장 놀라운 정보를 줄 것인데, 우리가 던진 질문에 대해 수십 년 뒤 어떤 대답을 내어놓을지 상상할 수조차 없다. 그 대답은 우리가 인위적으로 만든 가설적 구조 전체를 날려 버리는 종류일 것이다."(1920g, pp. 30, 60)

"우리가 신체적인 것과 정신적인 것으로 구분한 것들이 밀접히 연결되어 있다는 관점에서 볼 때, 기질적 생물학 및 화학에서 신경증적 현상의 장으로 인도할 지식과 영향의 길이 활짝 열릴 날을 희망컨대 고대한다. 그날은 여전히 요원한 것으로 보이며, 현재 의학의 방향으로서는 이 질병들을 우리가 헤아릴 수는 없다.…… 수많은 철학적 사변이 신체적인 것과 정신적인 것 사이의 접점을 무시했지만, 그것은 우리가 몸소 느끼는 경험 속에 여전히 존재하며 우리의 임상적 분투에서는 더더욱 그러하다."(1926e, pp. 231, 247, 강조 추가)

16) 우리는 준해부학적이라고 언급한다. 왜냐하면 적합한 지식이 없었기에 프로이트가 『과학적

의 발전이 도래할 때까지 신경해부학적 관점을 고려치 않기로 했다.

> 정신 활동이 다른 어떤 기관보다도 뇌의 기능과 결부되어 있다는 사실은 연구를 통해 입증된, 이견의 여지가 없는 것이다. 우리는 다양한 뇌 부위 사이에 중요도의 차이가 있으며, 그것들이 특정 신체 부위나 특정한 정신 활동과 고유한 관계를 갖고 있다는 사실을 발견함으로써 한 걸음 더 진전하게 되었다. (얼마만큼 더 나아간 것인지는 알지 못한다.) 하지만 이 같은 사실로부터 착안하여 정신 과정이 전개되는 위치를 찾아내려 한 온갖 시도, 즉 생각이 신경 세포 속에 저장되어 있고 흥분이 신경 섬유를 따라 전해져 간다는 식으로 간주한 온갖 노력은 완전히 무위로 끝나고 말았다.…… 현재로서는 여기에 채울 수 없는 간극이 존재하는데, 그 간극은 심리학이 채워 넣어야 할 과업인 것도 아니다. 우리가 이야기하는 정신의 지형학은 지금으로서는 해부학과 전혀 무관한 것이다. 몸 어디에 자리하고 있든 간에 그것은 해부학적 위치에 관련된 것이 아니라 정신 기구 내의 영역들에 관한 것이다. 이러한 측면에서 우리의 연구에는 제한점이 없으며 그 자체의 요구에 따라 진행되어도 무리가 없을 것이다. 하지만 현재 상황에서는 우리의 가설들이 그저 도식적인 예시에 지나지 않는 선에서 시작된 것임을 상기하는 것이 좋을 듯하다(Freud, 1915e, pp. 174-175; 첫 번째 강조 표시는 추가, 두 번째 강조 표시는 프로이트의 원전).

프로이트의 관점은 다음과 같이 고쳐 쓸 수 있다. 정신 과정의 신경학적 구성을 밝히기 위해서는 두 가지 절차가 필수적이다. 첫째, 문제의 그 과정에 대한 철저한 심리학적 분석이 반드시 이루어져야 한다. 이는 해당 기능적 시스템이 갖추고 있는 내적인 구조를 밝혀내기 위한 것으로, 대뇌가 조직된 모습과는 무관하다. (과학자 프로이트는 자신의 전 생애에 걸쳐 이 과업에 전념했다.) 오로지 그런 다음에서야 해당 심리학적 과정에 상응하는 대뇌 상관물

심리학을 위한 프로젝트』에서 쓴 언어는 사실상 기능적 언어이기 때문이다(Solms & Saling, 1986 참조).

을 정확하고 타당하게 식별해 낼 수 있을 것이다. (이는 프로이트가 미래의 몫으로 남겨 둔 일이다. 그가 살던 시대에는 그런 목표를 달성할 만한 가용한 방법, 그의 심리학적 연구가 밝혀낸 종류의 역동적 기능적 시스템이 놓인 위치를 특정할 수 있는 방법이 없었기 때문이다.) 그의 관점을 간추린 이와 같은 설명은 정신분석과 신경과학 사이의 관계에 대해 프로이트가 언급한 모든 것과 그 궤를 같이 한다.

그리하여 정신분석은 신경학적 과학과 매우 독특한 관계 속에 놓이게 된다. 정신분석의 근본 가정 및 기본적인 방법론이 행동 신경학의 잘 확립된 전통 안에 들어가게 되는 것이다. 이 전통은 샤르코가 처음으로 주창하고 잭슨이 계승한 임상 묘사 중시의 의학과 언제나 밀접히 연관되어 내려오는 것으로, 복합적인 정신 능력이 뇌 속 협소한 위치에 놓일 수 있다는 생각을 항상 배척해 오던 것이었다. 이는 행동 신경학의 역동 학파에 해당하는데, 세월이 흐르는 동안 마리Marie, 폰 모나코프von Monakow, 피크Pick, 헤드Head, 골드슈타인Goldstein, 루리아Luria, 브라운Brown과 같은 걸출한 의사 및 이론가들이 이 학파와 연관되었다(Riese, 1959 참조). 비슷하게도, 최근에는 역동적 · 반위치특정주의적 · 기능적 개념들을 내세운 전혀 새로운 이론의 신경과학 학파들이 등장하고 있다. 이를테면, '연결주의자'나 '신경적 다원주의자' 학파들이 그것인데, 오늘날 이들은 많은 인지도를 가지고 영향력을 행사하고 있다.

임상 신경학 자체 내에서 역동 학파의 영향력은 수십 년 동안 등락을 반복했다. 지금은 약해지고 있는 시기이다. 의학에서 기술적 보조 장비들을 활용하는 것이 엄청나게 발전함에 따라 임상적 진단 기술은 더 이상 높이 평가받지 못하며, 인간이라는 요소는 의술에서 사라지고 있는 실정이다. 그러므로 역설적이게도 정신분석이야말로 고전적인 내과의 위대한 임상적 전통을 간직한 마지막 전초지 가운데 하나로 이러한 신경학 갈래와 함께 서 있다.

그러나 (과거를 들추기보다는 미래를 바라보는) 우리의 목표를 달성하는 데 있어 필요한 요점은 프로이트가 기본적 방법론—즉, 샤르코의 임상적-기술법clinical-descriptive method(또는 그 이후에 알려지는 증후군 분석법)—과 마음-뇌

관계에 대한 기본 개념—즉, 반위치특정주의 혹은 역동적 개념—을 신경학에서 심리학으로 가져왔다는 사실이다. 이로써 기질적 병인이 있건 없건 심리적 증후군을 분석하는 심리학적 방법이 궤도에 오를 수 있게 되었다. 이러한 방법론과 이 같은 기본 원칙들은 정신분석이 연구하는 대상을 결정해 왔고, 그것을 공부하기 위해 우리가 가는 길을 정해 왔으며, 무엇보다도 중요하게 정신분석이 만들어 내는 지식의 종류를 결정해 왔다.

그러므로 이제 이러한 종류의 지식을 두뇌에 관한 지식과 통합하려 한다면, 우리와 기본적인 가정을 공유하는 신경과학 내 분파이자 정신분석이 자라나온 학문인 임상, 행동 신경학의 역동 학파야말로 그 자연스러운 접점이 될 것이다. (아울러 프로이트의 사후 역동 학파는 역동 신경심리학이라는 새로운 학문을 탄생시킨다.) 만일 우리가 임상적으로 알게 된 정신분석적 지식을 그것과 근본적으로 양립 불가능한 방식으로 얻어진 뇌 과학 지식과 결부시키려 든다면 혹은 프로이트가 단호히 기각했던 방식으로 얻어진 지식과 결부시키려 든다면, 1895년 프로이트가 꼭 그랬듯 추정에 의존해야만 하는 불가해한 문제와 맞닥뜨리게 될 것이다. 뿐만 아니라 정신분석이 세워진 근본 바탕을 왜곡하게 될지도 모른다는 점을 인지해야만 하겠다. 만약 그 과정에서 정신분석이 이룩해 온 모든 것을 버려야 한다면, 정신분석을 신경과학으로 설명하려는 시도는 거의 아무런 의미도 없으리라는 것을 정신분석의 가치를 인정하는 이들은 당연히 동의할 것이다. 이는 프로이트가 그 문제를 바라보는 가장 근본적인 관점이기도 했다.

제2장

정신분석 그리고 역동적 신경심리학의 기원: 루리아의 업적*

이 장에서는 프로이트의 사후, 정신분석을 파생시킨 신경과학의 한 분파 내에서 일어난 주된 발전상 하나를 소개하겠다. 우리는 이 발전상으로부터 프로이트의 기본적인 가정에 상충되는 일 없이 정신분석을 신경과학과 재결합시키는 방법을 찾을 수 있으리라 믿는다.

루리아와 소련의 정신분석

1922년 러시아의 한 젊은 심리학자는 카잔시에서 자신이 새로 조직한 정신분석학회를 공식적으로 인정해 달라는 편지를 프로이트에게 보낸다. 이 젊은이는 알렉산드르 로마노비치 루리아Aleksandr Romanovich Luria[1)]였다. 프로

* 이 장은 솜즈(2000)의 연구를 바탕으로 하였다.

1) 루리아가 정신분석에 몸담았던 이력 전체를 논의한 것을 확인하려면 레온(Leon, 1982), 코줄린(Kozulin, 1984), 안젤리니(Angelini, 1988) 그리고 반 데르 비에르와 발시너(Van der Veer & Valsiner, 1991)의 연구를 참조하라. 이 장에 나오는 기술은 마지막에 언급한 연구를 중점적으로 참조하였다.

이트는 기꺼이 승낙하고서 간략히 서신을 교환했는데, 이 서신들은 지금도 모스코바 소재 루리아 가족 기록관에서 확인할 수 있다.[2] 이후 2년 동안 루리아는 광범위한 정신분석적 연구를 수행하였고, 다수의 길고 짧은 논문 및 간략한 보고서들을 출간했으며, 지역의 정신병원에서 임상 진료를 했다.[3] 그런 다음 루리아는 모스코바로 이주하여 러시아 정신분석학회Russian Psychoanalytical Society에 합류하는데, 그곳에서 그는 10의 자리 연도 숫자가 바뀔 때까지 집중적인 정신분석 과정에 매진한다.[4] 루리아는 정신분석이야말

---

2) 기록관에서는 프로이트로부터 온 세 통의 편지를 확인할 수 있다(Van der Veer & Valsiner, 1991, p. 87 참조).

3) 이 시기에 루리아가 정신분석에 몰두한 정도와 범위는 당시 그가 『국제 정신분석 잡지Internationale Zeitschrift für Psychoanalyse』(Luria, 1922a, 1922b, 1923a, 1923b, 1923d; Luria, 1923c, 1923e)에서 출간한 광범위한 보고서 연작을 미루어 짐작할 수 있다. 이 보고서들의 바탕이 되는 꼼꼼한 기록들은 여전히 루리아 기록관에서 찾을 수가 있다. 1922년 9월에서 1923년 9월 사이에 열린 카잔 정신분석학회의 첫 열일곱 번의 모임 동안 루리아 자신은 열두 번의 강의를 했다. 1922년 9월 7일, 그는 '정신분석의 현 상황'에 대해 발언했다. 10월 21일 그는 성별 간 복식에서의 차이점에 관한 정신분석적 연구를 발표했는데, 이는 이후 모스코바에서 열린 전 러시아 정신신경학 총회에서 다시 다루게 된 주제였다(Luria, 1923c). 1922년 12월 10일 그는 '러시아 심리학의 현재 위기'라는 주제로 학회에서 발표한다. 1923년 2월 18일 그는 두 차례 발표를 하는데, 첫 번째는 '정신분석의 몇 가지 원칙'에 관한 내용이었고 이어지는 발표는 레오니트 안드레예프Leonid Andreev의 희곡 『사바savva』의 정신분석에 관한 내용이었다. 3월 5일에는 '현대 심리학의 주된 경향성에서 비춰본 정신분석'에 대해 발언하였다. 마지막으로, 3월 18일 그는 입면시 판타지들에 관한 한 연구를 발표하였다. 이와 같은 초창기 과학 활동들과 더불어 루리아는 카잔 지역의 정신병원에서 환자들을 분석하였다. (도스토예프스키Dostoevsky의 손녀도 분석을 받았다는 소문이 있다.)

4) 루리아(1923f, 1924a, 1924b, 1925a, 1925b, 1925c, 1925d, 1926a, 1926b, 1926c, 1926d, 1926e, 1926f, 1926g, 1927a, 1927b, 1927c, 1928), 비고츠키와 루리아(Vygotsky & Luria, 1925)의 연구를 참조하라. 루리아가 1921년 설립된 모스코바의 러시아 정신분석학회로 옮길 당시 학회의 공식 활동에는 과학 모임, '심리학 및 정신분석 총서'라 명명된 일련의 서적 출간, 국립 정신의학 연구소에서의 임상 작업 그리고 정신분석적 유치원 및 연구소의 운영이 포함되어 있었다. 자로쉬프스키(Jaroshevsky, 1989, p. 131)는 이 유치원의 원생 가운데에는 스탈린Stalin의 아들 바실리Vasily도 있었다고 주장했다. 러시아 정신분석학회 회원 가운데에는 훗날 (죽음 욕동의 개념적 발달 등에 있어서) 스위스와 빈 정신분석회에서 두각을 나타낸 사비나 슈필라인Sabina Spielrein이 포함되어 있었다. 그녀는 또한 짧은 기간 동안 장 피아제Jean Piaget를 분석했다. 루리아는 학회 비서로서 행정 업무를 수행했을 뿐만 아니라 임상 및 과학적 작업 역시 해 나갔다. 후자로는 꿈 작업에 관한 일련의 연구가 포함되는데, 그는 최면으로 꿈-사고를 심어 놓은 다음 뒤따르는 발현몽 내용에서 사고가 어떻게 변형되는지 관찰했다. 그는 수많은 강좌를 발표했

로 유물론적 과학에 탄탄히 뿌리를 둔 유일한 심리학 분파인 동시에 실제 인간의 생생한 경험을 연구하는 유일한 학문이었기에 그에 매료되었노라고 썼다. 반 데르 비에르와 발시너(Van der Veer & Valsiner, 1991)에 의하면, "소비에트 연방에서 정신분석이 조직된 역사는 상당 부분 그의 노력에 의한 것이라 해도 과언이 아니다."(p. 79)라고 했다.

하지만 소련을 파도처럼 휩쓴 정치적 견해가 곧 정신분석을 배격하자 1930년대 초에 이르러—자신의 학문적 미래를 두려워한 나머지 혹은 죽음을 두려워한 나머지—루리아는 러시아 정신분석학회를 탈퇴하고서 정신분석에 관한 모든 활동을 급히 중단해 버렸다. 또한 그는 당시 공산당의 기본 방침에 따라 자신의 이데올로기적 실수를 인정하는 참회사, 즉 정신분석은 인간의 행동을 '생물학화'하고 사회적 기원을 무시한다는 참회사를 발표하였다.[5] 프로이트의 가르침에 너무도 해박한 인물로부터 나온 말이라고 하기에 이는

고 과학 모임의 논의에 자주 참석했다. 일례로, 그는 1924년 5월 29일 '일원론적 심리학 체계로서의 정신분석'이라는 제목으로 발표를 한다. (이후 이는 영어로 번역된다; Luria, 1925a 참조) 이듬해 그는「제반응되지 못한 반응에서의 정동」(5월 26일),「한 소년의 판타지들에 대한 실험적 연구」(4월 16일) 및「정신분석적 목표 달성을 위한 실험의 이용」(11월 12일)을 발표하였다. 1927년 2월 23일에는 '아동들의 원시적 사고에 관한 실험적 연구'라고 명명된 강좌를 열었고, 3월 17일에는『프로이트의 초심리학Freud's Metapsychology』에 관한 비코프스키Bykhovsky의 책에 대해 논했다.

5) 프로이트의 초심리학에 동조적인 의견을 개진한 후 채 한 달도 되지 않아 루리아는 갑작스레 러시아 정신분석학회 비서직에서 사임하겠다고 요청했다. 2년이 못 되어 그는 아예 학회를 탈퇴한다. 그 무렵, 그는 공개적으로 정신분석에서 손을 뗐노라며(Pappenheim, 1990) "참회 발언"을 한다(Lohner & Levitin, 1978, p. 19). 또한 자신의 '정신분석적 실수들'을 인정하는 글을 출간하였다(Kozulin, 1984, p. 88). 몇 년 뒤 그는『소련 대백과사전』에 정신분석에 관한 글을 실었는데, "개인사적으로 결정된 복잡한 인간의 의식 상태를 생물학화한다."(p. 510)라는 이유로 정신분석을 '부당한 진보적 (부르주아) 과학 영역'에 속한 '가짜 이론'이라고 일축하였다. 이후 그는 정식 출간된 글에서 정신분석이라는 주제를 두 번 다시 논의하지 않았다. 젊은 시절 정신분석에 가담한 일을 '실수'라고 묘사한 그의 자서전을 제외한다면 말이다. "내 생각에 이 분야는 개인의 구체적인 행동에 대한 결정론적인 설명과 인간이 지닌 복잡한 욕구들의 기원에 관한 설명을 자연과학이라는 용어로 강력히 결합시킨 과학적 접근법이었다. 법칙설정적nomothetic-개성기술적ideographic 구분을 극복할 수만 있다면, 정신분석은 과학적인 진짜 심리학의 근간 역할을 할 수 있을지도 모른다.…… 하지만 사회적 '높이'를 제외한 채 마음의 생물학적 '깊이'로부터 인간의 행동을 추론할 수 있다는 가정은 그릇된 것이라고 결국 나는 결론을 내렸다."(Luria, 1979, pp. 23-24)

놀랄 정도로 투박한 표현이었다. 하지만 실상은 그렇지 않았다.[6)]

루리아가 (표면적으로) 정신분석을 버린 까닭은 그가 품은 과학적 사고의 변천 때문이라기보다는 의심할 여지없이 정치적이고 이데올로기적인 압력 때문이었다. 이러한 견해를 뒷받침해 주는 증거들은 여기서 자세히 논의할 필요가 없을 정도로 여러 가지 출처에서 잘 드러난다(예: Kozulin, 1984; Lobner & Levitin, 1978 참조). 기본적으로 1924년에서 1929년 사이—루리아 자신의 직접적이고 개인적인 비판을 위시하여—과학 문헌과 대중 매체 속에서 비판이 늘어 감에 따라 "정신분석은 소련 내에서 환영받지 못하는 학문 scientia non grata이 되었다."(Van der Veer & Valsiner, 1991, p. 78) 루리아가 고발당하고 "이데올로기적 편향성으로 유죄를 선고받은"(Kozulin, 1984, p. 20) 이후 공공연하게 자신의 견해를 부인할 수밖에 없었던 이유는 그것이 "주요 연구를 지속하기 위한 유일한 방법"이었기 때문이다(Pappenheim, 1990, p. 5). 그의 동료 상당수는 블랙리스트에 올랐고, 몇몇은 처형당했으며, "살아남은 자들은 전적으로 미심쩍은 눈초리 속에서 살아야 했다."(p. 22)

하지만 여러 저자가 지적하였듯 루리아의 과학적 방향성이 확연히 바뀌었다고 해서 그가 연구를 수행하고 결과물을 개념화함에 있어 밑바탕에 녹아 있던 정신분석적인 입장을 실제로 바꾼 것은 아니었다. 방향성의 변화는 겉치레한 눈속임에 지나지 않았다.

그가 출판한 논문이나 공식적인 기록들을 액면가 그대로 믿어서는 안 된

6) 루리아가 이후 이어 나간 연구의 방향을 볼 때 정신분석이 정신생활을 '생물학화'한다고 비난한 것은 아이러니컬하다. 색스(Sacks, 1990)는 이렇게 썼다. "정말로 이 대목은 프로이트와 재미나는 대조를 이루는 부분이다. 프로이트는 생물학자, 신경과 의사로 시작하였고 훗날이 되어서야 정신생활, 즉 마음을 향해 올라왔다. 반면, 루리아는 문화상대론자 및 사회발달학적 입장에 경도된 심리학자로 시작하였고 훗날이 되어서야 신경생리학과 생물학으로 내려왔다.…… 루리아는 생물학적 측면들을 확실히 파악한 이후에야—그는 프로이트가 이야기하던 '정신역동'과 비슷한 의미로서 신경 활동의 '신경 역동'에 대해 말하기를 좋아했다—그가 그토록 갈구하고 찾아 헤맸던 두 영역의 통합을 달성할 수 있었다. 오직 이 접점에서만 신경심리학이라는 '이중 과학'은 정신분석을 닮은 대담한 계획으로서 그 모습을 드러낼 수 있었다."(pp. 188-189)

다. 오히려 연속적인 증류나 암호 해독 과정이 필요한 날것처럼 생각해야 한다(Kozulin, 1984, p. 1).

루리아의 경우, 1930년대 무렵 그가 정신분석을 포기한 행동이 그 주제를 입막음시킨 것에 순응한 결과이었는지, 아니면 입막음에 대항한 일종의 저항이었는지가 그다지 명확하지 않다(p. 89).[7)]

짧게 말해, 루리아는 언제나 자신의 연구 속에 일관성을 유지하려는 심산으로 애를 썼다. 학문 밖에 있는 권력자들의 비위를 맞춰 가면서 말이다. 내적 자율성과 외부적 순응이 미묘하게 조화된 모습이…… 스탈린주의에…… 답한 루리아의 특징적 양상이었다(Joravsky, 1974, p. 24).

루리아가 자아 비판으로서 정신분석을 부정한 이후의 출판물들을 살펴보면, 그가 프로이트에게 빌려 왔던 기초 개념 및 방법론적인 부채가 순전히 "이데올로기적 장황설 속에 파묻히게 된" 모습이 명백히 드러난다(Kozulin, 1984, p. 1). 이를 통해 비록 공공연하게는 정신분석과 그것이 의미하는 바를 부정하였지만, 정신분석 이후의 신경심리학 시기 동안 그가 근본적으로는 똑같은 방식으로 동일한 과학적 목표를 추구해 나갔다는 사실을 납득할 수 있다. 비록 루리아의 출판물들(자유연상에 관한 실험적 연구 보고 및 정상적 혹은 비정상적 아동들의 다양한 정신 기능 발달에 관한 임상 연구)[8)]에서 '정신분석'이라는 단어는 더 이상 찾아볼 수 없게 되었으나, 이 출판물들(Luria, 1929,

7) 루리아가 정신분석에 대해 『대백과사전』에 실은 글(1940)에서 그 역사적 발달사가 중립적 어투로 묘사된 동시에 개념적 · 방법론적 · 임상적 중요성이 호의적으로 평가된 까닭은 어쩌면 이 때문인지도 모르겠다. 그가 이데올로기적 전제에 대해서는 맹렬히 비난하고 있지만 말이다.

8) 정신분석과 결별한 직후 루리아가 행한 여타의 연구 작업 가운데에는 여러 동료와 함께 수행한 '사고방식의 문화적 차이점'에 관한 현장 연구가 있는데, 루리아 자신은 '시각적인 사고' 및 '다양한 인격 발달 단계에서의 자기 분석과 타자 평가'에 몰두하였다(Luria, 1932c, p. 242). 『원숭이, 원시인 그리고 아동Ape, Primitive Man and Child』이라는 루리아와 비고츠키의 굉장히 흥미로운 책 역시 참조하라. 이 책은 1992년이 될 때까지 영어로 소개되지 않았다.

1932a, 1936, 1961, 1968a)은 그린슈타인(Grinstein, 1956-1975)의 『정신분석적 저작 색인Index of Psychoanalytic Writings』에서 계속해서 인용된다. 이러한 일관된 모습은 루리아의 책 『인간 갈등의 속성The Nature of Human Conflicts』(1932a)에서 가장 잘 드러난다. 이 책은 직접적으로 그가 러시아 정신분석학회의 구성원이었을 당시 시작한 연구에 바탕을 두고 있기는 하지만, 주도면밀하게 프로이트의 이름이나 정신분석이라는 주제를 책장에서 찾아볼 수 없게 만들었다. 대신에 루리아는 이제 자신이 발견한 바를 잭슨주의Jacksonian의 토대 안에서 개념화하였다. 앞서 프로이트(1891b)가 했던 것처럼 말이다. 특히나 루리아는 잭슨의 이론에서 다음과 같은 취지를 강조했다.

> 고위층의 신경 기관은 억제성을 띠어, 더 오래된 대뇌 시스템이 만들어 내는 원시적 반응을 억제하고 통제를 가한다. 이에는 고위 기능적 시스템으로 수행하는 엇비슷한 역할뿐만 아니라 형태학적으로 더 상위층에 놓인 기관으로서, 생물학적 진화 및 역사적 진화라는 복잡한 과정을 이끌어 내는 억제 및 조직화 역할도 포함된다. 실어증을 연구한 잭슨은…… 이와 같이 복잡한 기능적 계층들이 손상받았을 때 발생하는 수의적 또는 감정적 장애에서 언어가 수행하는 일차적인 조직화 기능에 주목하였다. 이러한 설명은 우리에게 굉장히 중요한 의미가 있다(Luria, 1932a, p. 370).

정신분석가라면 누구나 이러한 모델이 자신의 입장과 동일하다는 것을 알아차릴 것이다. 그리하여 루리아 밑에서 수학하고 1962년부터 그가 사망한 1977년까지 편지를 주고받은 마이클 콜Michael Cole은 다음과 같이 썼다.

> 제대로만 읽는다면, 『인간 갈등의 속성The Nature of Human Conflicts』에서 아주 특별한 정보를 발견할 수 있다. 하지만 그가 1925년에 쓴 정신분석에 관한 글과 따로 떨어뜨려 놓고 읽는다면…… 이 책은 그 다양한 이론적 입장으로 인해 난해하게 느껴질 것이다(Cole, 1979, p. 208).

루리아의 1930년 이후의 저작들에도 동일한 이야기를 할 수 있을 것이다.

> 그의 저작물에 담긴 내용이나 형식을 당시의 전반적인 정치 · 사회적 논란들과 결부시켜 본다면, 그 전까지는 지리멸렬하고 갈지자 행보를 그리던 알렉산드르 로마노비치의 경력이 이해되기 시작한다. 정신분석에 대해 그가 보였던 흥미는 더 이상 한낱 예외적인 호기심으로 보이지만은 않는다.…… 빈번한 간격으로 확연히 연구 주제를 바꾸기는 했지만, 그 모든 것은 몇 가지 주된 모티프와 부수적인 변주로 이루어진 복잡한 음악 작품 한 곡의 성격을 지니고 있었다 (Cole, 1979, p. 198).[9)]

다른 작가들은 루리아가 한번 증례를 잡게 되면 평생에 걸쳐 몰두하여 임상 진료를 행하고 광범위하게 연구하는 모습에서 프로이트의 영향력이 계속해서 미치고 있음을 간파하였다. 루리아는 자서전에서 자신이 행한 접근법을 고전적 행동 신경학 내의 임상적-기술적 전통과 동일 선상에 놓고 있었다.

> 과거의 의학은 유의한 증상들을 기술함으로써 주요 증후군을 지목하려는 노력에 그 바탕을 두고 있었다. 그러한 활동은 진단과 치료 둘 다에 있어 핵심적인 일로 간주되었다. 새로운 장비들이 발명됨에 따라 이러한 고전적인 형태의 의학 술기는 저 밑바닥으로 밀려나 버렸다. 이 시대의 의사는 일련의 보조적인 장비와 검사를 사용하며, 임상적 현실을 흔히 간과해 버린다. 환자를 관찰하고 증후군을 평가하는 일은 갖가지 검사실 분석에 자리를 넘겨 주기 시작했고, 분석이 끝나면 진단과 치료 계획을 위한 방편으로 수학적인 기술과 연계되어 버린다. 위대한 사상을 가진 의사들은 서서히 사라져 버렸다. 이제는 관찰과

---

9) 참고로, 색스(1990)는 이렇게 말했다. "루리아가 정신분석에 흥미를 가졌던 일은 한낱 젊은 날의 일탈 정도로 치부되어 왔다. 그것들이 얼마나 패턴에 잘 맞아떨어지는지 알아보지 못하기에 한 인물의 유산 가운데 일부를 일축해 버리는 것은…… 지적으로 나태하고 심지어 오만하기까지 해 보인다."(p. 185)

판단 그리고 치료에 공히 능한 정말로 좋은 의사를 찾기가 힘든 실정이다. 의학에서 장비들의 역할을 폄하하려는 것은 아니다. 하지만 나는 이러한 보조 장비들을 중심에 두는 방식, 보조 장비들이 거꾸로 임상적 판단을 복속시키는 일이 벌어지는 접근법에 강하게 반대하는 입장이다.…… 지난 세기, 보조적인 실험적 방법이 드물었던 시절, 임상적 관찰이라는 술기는 그 정점을 찍었다. 위대한 의사들인 루다Lourdat, 트루소Trousseau, 마리, 샤르코, 베르니케, 코르사코프Korsakoff, 헤드, 메이어Meyer 같은 사람들의 고전적인 묘사를 읽고서 과학적 술기의 미학을 알아보지 못하는 이는 없을 것이다. 이제 이러한 관찰이라는 술기는 거의 사라져 버렸다(Luria, 1979, pp. 176-177).

앞서 우리는 프로이트 또한 이 전통에 깊이 영향받았음을 살펴보았다.[10] 위의 구절을 이해하기 위해 색스(1990)는 스스로가 "불가항력적으로 루리아의 초창기 유산—카잔 정신분석학회를 조직했노라고 19세경 프로이트에게 썼던 글과 프로이트의 격려 그리고 20세의 젊은 나이에 정신분석의 이해와 비판에 관해 쓴 루리아의 첫 번째 책—에 끌렸다."라고 썼다(p. 185). 비슷한 식으로 루치아노 메카치(Luciano Mecacci, 1988)는 "신경심리학적 장애를 연구하는 루리아의 임상적 접근법은 의심할 여지없이 1920년대 정신분석에서 얻은 그의 초창기 경험으로부터 나왔다."(p. 268)라고 썼다. 메카치는 다음과 같이 이어 나간다.

루리아가 정신분석에 심취한 정도는 겉보기보다 더 깊고 복잡한 것이었다.…… 모스코바의 부르덴코 신경외과 연구소Burdenko Institute of Neurosurgery에 남아 있는 루리아의 업적을 본 사람이라면, 그가 환자에 접근하는 방식은 실험주의자들이 행동을 대하는 입장이라기보다, 순전히 임상적인 정신분석적 스타일에 더 가깝다는 것을 알아차릴 것이다. 환자를 면담하거나 검사할 때 그는 고정

10) 흥미롭게도, 루리아는 제1장에서 보았듯이 프로이트를 그토록 매혹시켰던 괴테(1924b, p. 149)의 구절을 여기서(p. 174) 똑같이 인용했다.

된 스케줄을 정해 놓지 않았으며, 해당 회기에서 나온 내용에 따라 질문이나 검사를 고르는 등 자유연상 기법을 사용하였다. 결과적으로 이러한 유형의 신경심리학적 연구는 개개의 환자마다 독특하였으며, 다른 환자에게 되풀이된 적이 없는 것 같다.…… 이러한 임상 연구로부터 나온 신경심리학적 '초상화'는 개개인의 심리적 삶에서의 역사적 특성이라는 개념과 잘 맞아떨어진다(p. 269).[11]

루리아가 계속해서 정신분석에 흥미를 가지고 있었다는 사실은 다른 친구들이나 동료들이 직접적으로 증언해 주고 있다. 예를 들어, 올리버 색스는 사적인 서신 교환을 통해 다음과 같이 말했다(1987년 3월 17일).

(말년의) 루리아 선생님이 정신분석을 어떻게 생각하셨는지 알려 주는 직접적인 구절을 나로서는 단 하나 인용해 줄 수 있겠네. 1975년 12월 나는 심한 투렛 증후군을 앓고 있는 내 환자의 테이프(언어 틱과 비언어 음성 틱이 녹음된)를 선생님께 보냈지. 그중에는 너무 빠른 속도로 튀어나와 처음 듣기에는 무의미한 소음처럼 들리는 "버보튼Verboten!"(역주: '금지된'이라는 뜻)이라는 단어도 있었네. 딱딱한 '독일어식' 목소리를 (실제로 흉내 내어) 발성한 것이었지. 그런데 때로는 그게 자기비판(또는 자기비판을 내비치는 방식)이더군. 나중에서야 밝혀진 사실인데, 그건 환자가 '용납이 안 되는' 틱이나 충동을 보일 때마다 독일어를 썼던 환자의 아버지의 입에서 튀어나온 말이었어. 이 사실을 입증시켜 준 것은 실제로 이 사례의 추적 연구인 셈인데, 1975년 초 루리아 선생님의 편지에서 비롯되었다네. 그때 선생님은 내가 '틱으로써 부친을 내사introjection'한 사례를 연구하고 있다고 하시더군. (원본 편지를 빼내어 복사해 놔야겠네.)[12]

---

11) 반 데르 비에르와 발시너(1991) 역시 참조하라(p. 88). 메카치는 우리와의 사적인 대화에서 비슷한 언급을 했다(1992년 3월 24일).

12) 색스가 빼내어 놓은 이 편지에서 문제의 그 증례에 관해 루리아가 취한 정신분석적 태도는 색스가 기억했던 것보다 훨씬 더 두드러져 보였다. 루리아는 "아버지의 목소리가 틱으로서 내사된 것"이라고 말했을 뿐만 아니라 "환자의 초자아 구조화"라고 언급하기도 했다. (편지에는 실제로 1976년 1월 29일이라는 날짜가 적혀 있다; Sacks, 1990, p. 186, n. 6 참조) 루리아가 내사 및 초자아 구조화라고 언급했던 이 대목은 전두엽의 조절 기능 발달에 있어 구어의 내재

> 내 생각에 루리아 선생님께서는 (외적으로나 내적으로나) 출판물로는 하시지 못할 말씀들을 편지에서는 꽤나 남기셨거나, 남기실 수 있다고 느끼신 모양이야. 그래서 나는 여전히 선생님께서는 최소한 정신분석이 가치 있는 도구이자 역동적 기술 방법이라는 것에 공감하고 계셨다고 느끼게 되었네.

루리아가 은밀하게 간직하고 있던 신념을 이런 식으로 파악해 본다면, 그를 프로이트와 정신분석에 끌리게 만들었던 방법론적 · 이론적 원칙들이 그의 후기 연구들 속에 흠뻑 녹아 있다는 것이 이해가 된다. 이러한 원칙에는 다른 무엇보다도, 첫째, 그 병인이 무엇이든 간에 정신 장애를 정신적으로 분석하는 일을 우선순위에 두고, 둘째, 개개인에 맞춰 유연한 접근으로 증례를 연구하며 조사에 있어서는 질적-기술적 방법을 강조하고, 셋째, 정상 내지 병적 심리 현상들은 정신 기구를 이루는 더 작은 기본 구성 요소들 간 기능적 상호작용의 결과물이라고 개념화하여 정신생활의 역동적 속성을 이해하며, 넷째, 복잡한 기능 체계로 상정된 그 기구의 발달학적 · 위계적 모델을 살피는 것을 들 수 있다.[13)]

루리아와 역동적 신경심리학

루리아를 그저 숨은 정신분석가 정도로 치부할 수는 없으며, 그가 후반기

화가 중요한 역할을 한다고 주장한 그의 시각에서 보자면 특히나 흥미롭다(제9장 참조).

13) 또 다른 증거로는 1958년 코펜하겐에서 도널드 위니컷Donald Winnicott이 루리아를 만난 뒤 자신의 주요 정신분석적 연구인 「부모-유아 관계의 이론The Theory of the Parent-Infant Relationship」을 소련에서 출간하는 일을 맡아 줄 적임자로 그를 고려했다는 흥미로운 사실에서도 찾아볼 수 있다(Winnicott, 1960). (위니컷이 루리아에게 보낸 1960년 7월 7일의 편지를 참조하라; Rodman, 1987, p. 130.) 루리아가 위니컷에게 보낸 두 개의 편지는 코넬 대학 의학 센터 도서관의 위니컷 소장품 가운데 찾아볼 수 있다. 첫 번째 편지는 1958년 12월 7일로 기록되어 있으며, 소실된 것으로 보이는 위니컷의 이전 편지를 언급하고 있다. 코펜하겐에서의 만남이 어떤 성격이었는지는 불명확하지만, 루리아는 자신의 편지에서 '공식적인, 과학적' 교제와 더불어 '비공식적인, 친밀한' 교제 또한 언급하고 있다.

에 이룩한 업적 전체를 초창기 그가 정신분석에 품었던 흥미에 따른 것으로 환원할 수도 없다. 프로이트 이외에도 루리아의 통찰에 영향을 끼친 여타의 인물이 존재한다는 것은 의심할 여지가 없다. 일례로, 비고츠키와 같은 걸출한 인물을 들 수 있겠다. 또한 루리아가 정신분석에 흥미를 느낀 일 자체도 어쩌면 그 이전에 가지고 있던 좀 더 근본적인 관심사 덕분에 결정된 것인지도 모른다. 이는 그의 업적 곳곳에서 찾아볼 수 있다. 루리아는 (개별성에 중점을 둔) 기술하는 과학과 (일반적 원리에 관한) 설명하는 과학 사이에 존재하는 충돌을 중재할 심리학을 찾고 있었기에 정신분석에 끌렸노라고 밝힌 자서전에서 이 같은 의견을 내비쳤다(Luria, 1979, pp. 21-23; Luria, 1925a 참조).[14] 아울러 비록 루리아가 정신분석을 배척하게 된 계기가 외부적 동기에 기인한 것이긴 하지만, 스스로가 마르크스주의-레닌주의에 열중한 나머지 당의 노선에 서서히 동화될 정도였다. 서구의 몇몇 동료와 개인적으로 교환한 이야기에 따르면, 루리아는 때때로 사적인 자리에서 대화할 때조차도 정신분석에 대해 무르익은 이중적 입장을 보였다.[15] 이러한 이야기는 현재 연

14) 「루리아와 낭만적 과학Luria and Romantic Science」이라는 에세이에서 색스(1990)은 이렇게 썼다. "내 생각에 젊은 날의 루리아가 정신분석과 프로이트에게 열광한 핵심은 여기에 있는 것 같다. 이후에 보인 의구심이나 차이점이 무엇이든 간에, 그의 사상에 프로이트식의 체험적 영향이 계속해서 남아 있었던 이유 또한 그 때문일 듯싶다. 프로이트는 하나의 원칙을 제공해 주었다. 루리아가 필요로 하던 일반적인 원칙 말이다."(p. 188)

15) 루리아는 프로이트의 1895년 저작 『과학적 심리학을 위한 프로젝트』에 대해 '독창적이며 설득력 있는 것'으로 여겼으나, 칼 프리브람Karl Pribram은 "프로이트의 후기 저작 일부에 대해서는 이러한 가치가 담겨있지 않다고 여겨 루리아는 대체로 그 관련성을 끊고 싶어 하는 듯" 느껴졌다고 썼다(개인적 교류, 1987년 6월 16일). 마이클 콜은 "내 생각에 루리아는 분명 정신분석적 아이디어들에 굉장히 동조적이었으나, 동시에 그 과업 안에 존재하는 특정한 단점들에 대해서는 비판적이었다."라고 썼다. 하지만 "프로이트와 관계를 끊은 것에는 심한 외적 압력이 작용했다."라고도 썼다(개인적 교류, 1989년 4월 1일). 제이슨 브라운Jason Brown은 루리아가 "대부분의 소련 신경정신과 의사들과 마찬가지로 정신분석에 적대적이었으나, 그의 저작들에는 프로이트의 지정학적 이론과 어딘가 공통된 부분들이 존재하는 듯 보였다."라고 썼다(개인적 교류, 1992년 3월 11일). 루치아노 메카치는 『인간 갈등의 속성』에 대한 서구의 신경과학자들의 평-"아마도 철지난 이야기의 답습이기 때문이다."-에 대해 루리아가 분노했던 일화를 소개했다. 메카치는 루리아가 정신분석에 끌렸던 까닭은 "낱개의 심리적 요소들 속에서가 아니라 인간의 존재라는 본질 속에서 이를 관통하는 인간의 정신"을 연구하고 싶었기 때문이라고 말했다. 그는 이렇게 결론 내렸다. "엄격한 이론적 관점에서 보자면 루리아가 정신분

구할 여지를 넘어설 정도로 굉장히 복잡한 의문을 낳는다. 하지만 '어긋난, 갈지자 행보'를 보인 루리아의 경력(Cole, 1979)상 정신분석이 끼친 영향력이라는 복잡한 실타래는 현 시점에서 그가 일군 과업의 또 다른 측면—즉, 신경심리학의 기틀을 닦는 데 기여한 일—과 견주어 볼 때 부수적인 것이라 하겠다. 이어지는 내용에서는 두뇌-행동의 상관관계에 있어 루리아가 제시한 근본 개념과 방법들이 프로이트의 것과 전적으로 양립할 수 있음을 설명할까 한다.

프로이트가 남겨 두고 떠난 바로 그 지점, 즉 실어증 연구에서 루리아의 업적이 시작된다는 사실은 주목할 만하다. 그는 러시아 정신분석학회를 탈퇴한 직후 실어증 문제를 연구하기 시작했고,[16] 마침내 자신이 발견한 바를 그 유명한 논문 『외상적 실어증Traumatic Aphasia』에 수록하여 출간한다(Luria, 1947). 인간 행동을 '생물학화'한다는 명목으로 그가 정신분석에 등을 돌렸다는 사실을 상기한다면, 러시아 정신분석학회를 탈퇴한 직후 그가 의학 공부를 시작하고 자신의 과학적 여생 내내 적극적으로 행동의 신경생물학적 근간을 탐구한 것은 실로 놀랍다.

루리아는 실어증을 주제로 한 자신의 책 첫머리를 이 주제의 역사적 배경에 대해 논의하는 것으로 풀어 나간다. 브로카, 베르니케, 리히트하임Lichtheim 등의 고전적 이론들에 대해 간략히 살펴본 다음, 그는 증상의 국재화localization와 기능의 국재화를 구분한다. 그는 심리 기능이 국소적 뇌 병변으로 '사라지지는' 않으며 오히려 복잡하고 역동적인 방식으로 왜곡된다고 주장한다. 그는 잭슨의 반위치특정주의적인, 문제를 새롭게 접근하는 방식에 찬사를 보냈고, (노골적으로 프로이트를 누락시키며) 세기가 바뀔 때까지 잭슨의 생각은 동료들에게 받아들여지지 않았다고 말했다. 하지만 잭슨의 관점

석에서 직접적으로 영향을 받지는 않았다고 생각한다. 프로이트의 실어증 이론에 관한 것만 제외한다면 말이다. 하지만 이는 짚고 넘어가야 할 또 다른 부분이다." 메카치의 마지막 언급은 본문의 내용상 상당히 흥미로운 것이다(다음 본문 참조).

16) 루리아(1979, p. 136)는 의학 박사 학위를 받기 위해 실어증에 관한 논문 심사를 받았다고 언급한다.

은 위치를 특정하려는 시도로부터 지나칠 정도로 거리를 두어, '뇌의 각 부분들이 맡은 역할이 다르다는 사실을 무시하는 심리학적/생물학적 이론들'에 치우치는 결과를 초래하게 되었다고 주장했다. 루리아는 자신이 직접 수행한 연구를 통해 위치특정주의localizationism와 등가성주의equipotentialism 사이에 벌어진 틈을 잇고자 했다. 이 모든 측면에서 루리아가 실어증이라는 주제를 분석한 것(1947)은 프로이트가 한 것(1891b)과 동일하였다.

루리아가 제안한 해결책 역시 프로이트가 제안한 것과 거의 똑같았다. 그는 말하기와 언어를 가리켜, 복잡한 구조 및 기원을 가지고서 심리적 과정을 보조하는 위계적인 기능 체계의 산물이라 여겼으며, 이는 뇌의 기본적인 감각운동 핵심부들 사이에 분포한다고 생각했다. 루리아는 이런 종류의 기능 체계는 일반적인 표현으로써는 적절히 위치를 나타낼 수가 없다고 주장하였다.[17] 하지만 그 기능 체계에 있어서 기본 구성 부위들은—프로이트가 언어 기구의 '주춧돌'이라 표현했던 것과 같이—위치를 특정하는 일이 가능하였다.

> 이번 증례에서 '기능이 담긴 위치를 특정하는 일'은 또 다른 문제를 제기한다. 즉, 신경계의 핵심 영역, 특히 대뇌 피질 내에서 기능 체계는 역동적으로 어떻게 분포되어 있는가 하는 문제가 그것이다. 복잡한 정신 과정에 필요한 '핵심부'라는 개념 대신, 대뇌 영역들이 이루는 역동적 구조물들 혹은 집합물들이라는 개념이 떠오른다. 그 각각은 피질 내에서 특정한 임무를 수행하는 일부분을 이루고서 각자의 고유한 기능을 간직하고 있다. 동시에 저마다의 방식으로 이런저런 활동 형태를 구성하는 데 참여하고 있다(Luria, 1947, p. 20).

17) 프로이트(1900a)의 제안은 다음과 같다. "우리는 복잡한 광학 기구라는 식으로 마음을 바라보아야만 할 것이다. 그 내부에서 정신의 위치는 이상적인 어느 한 지점에 상응할 텐데, 그 지점에서 만져 볼 수 있는 기관의 구성 요소는 전혀 없다." 이것은 다음의 루리아(1987)의 이야기와 놀랍도록 유사하다. "심상이나 생각들을 뇌 속 단일한 유닛들 안에서 찾아낼 수 있다고 가정하는 온갖 시도는 마치 상像을 거울 속이나 거울 뒤에서 찾으려 드는 것만큼이나 비현실적이다."(p. 489)

각기 다른 구성 요소 부위(감각운동 분석 기구들)에 이환된 말하기 영역 병변들은 각기 독특한 실어증 증후군들을 초래한다. 하지만 이러한 증후군들을 개념화할 때에는 그 병변이 전체 한 덩어리로서의 기능 체계에 끼치는 이차적인 영향 또한 고려하여야 한다. 루리아는 이 시스템이야말로 심리 기능을 조성하며, 따라서 그 증상들은 완전한 심리적인 분석을 요하는 것이라고 굉장히 장황하게 써 내려가며 강조하였다. 이러한 개념을 바탕으로 그는 많은 환자로부터 실어증 장애의 구조를 조사하였고 기저 병변과 장애 양상들을 짝지었다. 다음으로, 그는 실어증을 새로운 말하기 이론에 근거하여 새롭게 구분하자고 제안했는데, 그 이론하에 '말하기'라는 기능 체계 전체가 아니라 오로지 그 기능 체계에 속한 기본 구성 요소 부분들의 위치만을 정하는 데 몰두했다.

프로이트의 실어증에 관한 글에 익숙한 사람이라면 이 모델과 프로이트의 모델 간의 유사점들을 [이를테면, 솜즈와 샐링(Solms & Saling, 1986, 1990)이 살펴본 바처럼] 단번에 알아차렸을 것이다. 하지만 그 두 모델에는 한 가지 중요한 차이점이 있다. 프로이트는 말하기 기구의 주변부에 놓인 일차 감각운동 기능들의 위치만을 특정할 수 있다고 생각한 반면, 루리아는 말하기라는 복잡한 심리적 과정 속 모든 단계의 위치를 특정할 수 있다고 믿었다. 한 덩어리를 이루는 과정이 근본적으로 역동적인 특성을 지녔다는 것을 받아들인다면 말이다. 그는 주변부에 있는 구성 요소뿐만 아니라 기구 속 깊숙이 놓여 있는 구조물들에 의해 수행되는 과정들을 포함해서 말하기 과정에 있어 모든 구성 요소의 위치를 특정했다. 이는 중요한 진보를 의미한다.

의문이 생긴다. 루리아는 어떻게 이 단계, 즉 이론적으로는 분명 가능하나 실제로 완수할 수는 없었노라고 프로이트가 항상 시인했던 그 단계에 도달할 수 있었을까? 여기에는 두 가지 핵심적인 요인이 있다. 첫째, 루리아(1947)의 연구는 프로이트가 했던 것보다 좀 더 복잡한 언어 심리학 이론에 근거하고 있다. 이를 통해 그는 언어 능력을 뒷받침하는 기능 체계 내의 (위치특정이 가능한) 구성 요소 부분들을 확인할 수 있었다. 그것은 말하기를 이루는 내적 작업들을 분간해 내는 일이었다. 언어에 관한 루리아의 신경심리학은 로만 야콥슨Roman Jakobson에게서 많은 부분 차용해 왔는데, 여기서 세세한 부분을 설명하지는 않겠다(자세한 내용은 Luria, 1976a 참조).[18] 하지만 문제에 접근하는 루리아의 방법론이 프로이트의 접근법과 근본적으로 잘 들어맞는다는 사실을 이해하는 것은 중요하다. (제1장에서 다루었듯) 언제나 프로이트는 정신 과정이 일어나는 위치를 특정할 수 있으려면—더 나아가 쓸모가 있으려면—사전에 정신 과정을 이루는 내적 심리 구조를 종합적으로 이해하는 작업이 필수적이라고 주장했다.

두 번째(그리고 더 중요한) 발전상은 루리아가 어떠한 방법론을 도입했다는 것이다. 그는 근본적으로 역동적 속성을 띠는 정신 과정을 다루기에 알맞도록 고전적 임상-해부학적 방법을 수정하였다. 독자들은 기억하겠지만, 이는 정신분석이 신경과학과 재결합하기 위해 필수적인 선결 사항이라고 프로이트가 항상 주장해 왔던 과정, 실로 돌파구라 할 수 있다.

이 연구의 목적에 있어 이러한 발전사에 담긴 분명한 중요성을 염두에 두고서 이제 루리아의 방법론적 제안을 찬찬히 살펴볼까 한다. 하지만 우리는 더 이상 말하기 문제에 국한하여 생각하지는 않을 것이다. 루리아는 광범위한 인간의 정신 기능을 대상으로도 동일한 방법을 적용했기 때문이다(Luria, 1966, 1973, 1976b, 1980 참조).

루리아의 '역동적 위치특정법'

루리아의 방법은 두 단계로 이루어진다. 첫째, 증상의 질적 규정, 둘째, 증후군 분석이 그것이다. 그는 그 첫 단계를 다음과 같이 설명하였다.

> 다양한 요소의 장애에 의해 유발된 증상들은 복잡한 구조를 갖고 있으며 각

18) 프로이트의 언어에 관한 심리학을 요약한 것은 마샬(Marshall, 1974)을 참조하라.

기 다른 원인을 가질 수 있다. 이러한 까닭에 증상은 신중하게 분석되고 '질적으로 규정'되어야만 한다. '증상을 질적으로 규정하는 것'은 환자에게서 보이는 결손을 세심하게 심리적으로 분석하는 일에 달려 있다. 이는 소련의 신경심리학자들이 추구하는 기본적인 목표이다. 우리는 그저 특정한 결손을 찾아내는 것만으로 절대 만족하지 않는다.…… 한 증상을 추려 내는 작업은 연구의 끝이 아닌 시발점이며, 이는 심층적으로 이어진다. 우리는 증상의 기저에 존재하는 고유의 심리적 요인들을 식별해 내기 위해 장애가 생긴 구조를 알아내고자 한다. 증상의 내부 구조를 명확히 하고 국소적인 뇌 병변과의 관계를 설명하는 가설을 세우기 위해서는 우선 이와 같은 과정이 선행되어야만 한다(Luria & Majovski, 1977, p. 963).[19)]

지금의 연구가 소기의 목적을 달성하기 위해서는 이 후자의 작업이 중요하기에, 루리아가 자신의 방법 중 이 부분에 대해 설명해 놓은 구절 둘을 여기에 추가적으로 인용해 보겠다.

증상(특정 기능이 상실된 모습)을 명확히 하는 작업에서 해당 정신 활동을 구체화하는 작업으로 나아가기 위해서는 기나긴 여정을 지나야만 한다. 그 가운데 가장 중요한 대목은 장애가 생긴 구조를 심리학적으로 자세하게 분석하고 그 기능 체계가 붕괴한 직접적인 원인을 파악하는 일이다. 다시 말하자면, 관찰되는 증상을 질적으로 자세히 규정하는 것이다(Luria, 1973, p. 35).

이 '자세한 심리 분석'의 목적은 발현된 증상 이면에 놓인, 근본적인 장애가 가진 속성에 대해 가설을 세우는 데 있다.

연구자에게 있어 시급한 일은 관찰된 결손의 구조를 연구하고 증상을 질적으로

---

19) 루리아는 우연하게도 이런 식의 심리학적 분석이 필연적으로 이론에 맞춰지게 됨을 여실히 깨달았던 것이다(Luria & Majovski, 1977, 여러 곳).

> 규정하는 것이다. 반드시 그 이후에야 관찰된 증상 이면에 놓인 기본 요소를 찾아내게끔 해 주는 작업을 통해 결손의 근원이 되는 지점의 위치가 어디인지 결론을 내릴 수가 있게 된다(p. 38).

메카치가 꿰뚫어 보았듯(1988), 루리아의 임상 방법에서 이 대목, 즉 '증상의 질적 규정'이 프로이트의 정신분석적 접근법과 일치한다는 것은 쉽게 알아볼 수 있다. 신경학에 있어서 루리아의 방식은 정신의학에 있어서 프로이트의 방식과 같다고 해도 과언이 아니다. 그 목적은 증상을 확인하고 표시하는 데 있는 것이 아니라 핵심적인 심리학적 근원을 밝히기 위해 내적 심리 구조의 세세한 모습을 얻는 데 있다.

그렇다면 곧바로 루리아식 방법의 두 번째 단계로 들어가게 된다. 이름하여 증후군 분석이라는 단계이다.

> 증상을 질적으로 규정하는 작업은 정신 과정을 뒷받침하는 대뇌 구성체를 분석하는 첫 번째 단계에 지나지 않는다. 이 분석 과정의 결과가 정신 과정의 구조를 파악하는 작업 및 그 과정에 해당하는 인간 대뇌 피질 내의 '위치를 특정하는 작업' 모두에 있어 신뢰할 만한 결론을 도출할 수 있는 근거가 되도록 하기 위해, 그다음 단계는 반드시 한 가지 증상의 질적 규정으로부터 완벽한 증상-복합체를 기술하는 일 혹은 일반적으로 말해서 국소적인 뇌 병변으로부터 초래되는 행동상의 변화들에 관한 증후군 분석으로 넘어가야만 한다(Luria, 1973, p. 38).

목표로 삼은 기능 체계 장애의 밑바탕이 되는 요인을 찾아내는 것(증상의 질적 규정)뿐만 아니라 동일한 병변으로 인해 장애가 일어난 다른 기능 체계에는 어떤 것들이 있는지 그리고 이렇게 장애가 일어난 다른 기능 체계들의 기저에 있는 요인들은 무엇인지 확인하는 일 또한 필요하다. 이를 통해 연구자는 하나의 특정한 병변에 의해 생기는 모든 증상의 근간이 되는 단 하나의 기본 요소를 파악할 수 있게 된다. 공통되는 기저의 요인은 결국 뇌의 특정 부위에 깃든 기본 기능을 말해 주게 되는 것이다.

다음 단계는 뇌의 서로 다른 부위에 병변이 생길 때 각각의 기능 체계에 생기는 장애의 여러 가지 방식에 대해 연구하는 일이다. 서로 다른 뇌 부위에 병변이 있을 경우 기능 체계는 서로 다른 방식으로 장애가 생긴다. 장애의 다양한 유형은 위의 절차를 반복함으로써—즉, 각각의 병변 부위로 인해 초래되는 증상을 질적으로 규정하고, 그 후 동일한 병변에 의해 초래되는 다른 증상 복합체들에 대해 증후군 분석 절차를 반복함으로써—알아낼 수 있다. 이와 같은 단계를 밟아 나가는 과정을 통해 다양한 기능 체계에 기여하는 기본 요소를 식별해 낼 수 있으며, 동시에 각기 다른 뇌 부위의 서로 다른 기본 기능들을 확인할 수 있다.

이런 방식으로 각각의 기능 체계를 이루는 구성 요소 부위를 뇌 조직상에서 확인하고 위치를 특정할 수 있게 된다. 이것이 '역동적 위치특정법'이라는 용어가 뜻하는 바이다. 기능 자체의 위치를 특정하는 것이 아니라 그 기능을 뒷받침하는 기구의 구성 요소 부분들의 위치를 특정하는 것이다. 이는 각각의 정신 능력 한 덩어리의 위치를 지정하려는 시도(즉, 고전적 신경학자들의 편협한 위치특정주의)와는 굉장히 다른 것이다.

> 증후군을 분석함으로써 정신 과정에 해당하는 대뇌 구성물이 밝혀질 것이며 정신 과정의 내부 구조에 대한 통찰 역시 상당 부분 얻게 되리라는 것은 자명하다. 이는 수 세기 동안 심리학자들이 해내지 못한 일이다.…… 모든 복잡한 정신 활동은 각기 다른 구성 요소 수준에서 장애가 발생할 수 있는 일종의 기능 체계이자 각기 다른 위치의 뇌 병변에 의해 손상될 수 있는 기능 체계라는 점에서(비록 각기 다른 식의 손상이 생기더라도), 우리는 그 체계를 구성하는 요인들을 좀 더 정확히 묘사할 수 있으며, 결국 정신 과정의 내적 구조를 신경심리학적으로 분석하는 새로운 방법을 찾아낼 수 있게 된다.…… 앞서 이야기한 것 전부로 미루어 볼 때, 국소적인 뇌 병변에 의해 발생한 정신 과정의 변화 양

> 상을 관찰하고 활용하는 일은 정신 활동에 해당하는 대뇌 구성물에 대한 지식을 얻는 데 가장 중요한 자원 가운데 하나가 될 수 있다. 하지만 이 방법을 올바르게 사용하기 위해서는 반드시 정신 과정의 위치를 직접적으로 특정하려는 유혹을 이겨 내야만 하며, 고전적인 작업 방식을 다른 방식으로 바꾸어야만 한다. 즉, 각기 다른 국소적 뇌 병변들에 의해 정신 활동은 어떻게 변하는지, 정신 활동의 구조나 정신 활동의 복잡한 양상 안에는 각 뇌 시스템의 어떤 요소들이 도입되는지 분석하는 일이 필요한 것이다(Luria, 1973, p. 42).

루리아의 접근법과 고전적인 임상-해부학적 위치특정법의 차이점은 다음의 비유로 가장 잘 표현된다.

> 피질 국재화 문제를 연구하는 대부분의 학자는 기능이라는 용어를 '특정한 한 조직의 기능'이라는 의미로 이해해 왔다…… 담즙을 분비하는 일은 간의 기능, 인슐린을 분비하는 일은 췌장의 기능이라 여기는 것은 지극히 당연하다. 빛을 지각하는 일이 망막 내 감광성을 띠는 구성 요소들 및 그와 연결된 시각 피질 내의 고도로 분화된 뉴런들이 하는 기능이라 여기는 것도 똑같이 논리적이라 하겠다. 하지만 이와 같은 정의는 기능이라는 용어를 사용할 때 언제나 적절한 것만은 아니다. 만일 우리가 '호흡 기능'을 이야기한다면, 이를 특정 조직 하나의 기능으로 이해할 수는 없는 노릇임이 분명하다. 호흡의 궁극적인 목적은 허파 내 폐포들에 산소를 공급하고, 폐포벽을 통해 산소를 확산시켜 혈액으로 보내는 일이다. 이 모든 과정은 특정 조직 하나가 지닌 단순한 기능으로서 일어나는 것이 아니라 각기 다른 수준의 분비, 운동 및 신경 기관들에 속해 있는 다양한 구성 요소를 포함하는, 하나의 온전한 기능 체계로서 일어나는 것이다. 그런 '기능 체계'는…… 그 구조의 복잡성뿐만 아니라 그 구성 요소 부분들의 역동성에 있어서도 이질적인 것이다(Luria, 1979, pp. 123-124).

프로이트 역시 고전적인 임상-해부학적 방법을 통해서는 기초적인 지각 과정들의 위치만을 특정할 수 있음을 이해하고 있었다. 루리아가 개선한 가장 핵심적인 업적은 더 복잡한 과정, 즉 정신 기구 내 깊숙한 부분에서 일어나는 과정들에도 적용할 수 있는 방법을 고안해 내었다는 것이다.[20] 이 방법은 명백히 프로이트가 마땅히 그러해야 한다고 주장했던 것처럼 복잡한 정신 과정들에서 보이는 역동적인 속성에도 적용할 수 있는 것이다.

어떤 한 가지 복잡한 심리적 능력이 다양한 뇌 부위의 손상에 따라 망가질 경우, 그때 나타나는 갖가지 양상을 이 방법을 통해 전부 파악한다면 그 능력을 뒷받침하는 복잡한 기능 체계에서 어떤 뇌 부위가 어떤 식으로 기여하는지, 신경학적인 역동적 표상을 발견하게 될 것이다. 그렇게 함으로써 그 능력을 뇌 속 어느 한 부위에 국한시키는 것이 아니라 역동적인 상호작용을 통해 그 사이에 놓인 다양한 구성 요소, 즉 그 심리적 능력이 탄생했음을 말해 주는 생리적 과정들을 식별하게 될 것이다.

만약 우리가 루리아의 방법을 충분히 명확하게 설명하였다면, 아마 독자들은 그의 방법을 통해 그 밖의 또 다른 소득 역시 얻을 수 있음을 알아차렸을 것이다. 그것은 심리적 능력들의 구조에 관해 몰랐던 점을 알려 줄 것이다. 즉, 각각의 정신 능력이 만들어지는 토대가 되는 기본 구성 요소 기능들을 물리적 관점에서 식별해 낼 수 있을 것이다.

우리는 이러한 루리아의 방법이야말로 진일보를 위한 주된 수단이라고 믿는다. 왜냐하면 그것은 어떠한 정신 능력이라도 그것이 얼마만큼 복잡하든 간에 정신분석이 세워진 근본 가정과 모순 없이 신경학적 구성 양상을 식별해 낼 수 있게 해 주기 때문이다. 이 방법을 통한다면 심리 기능은 여전히 그 자체의 심리학적 용어들로 이해할 수 있다. 그것들의 핵심인 역동적인 속성은 무시되지 않고 충분히 고려될 것이다. 비록 그것들의 신경학적 표상은 발

---

20) 정신분석 또한 증후군 분석의 한 방법이다. 실로 이런 의미에서 프로이트의 임상적 방법은 샤르코의 임상적 방법을 넘어섰고, 기술의 수준에서 설명의 수준으로 옮겨 간 것이다(이 언급을 참조하라. "정신분석은 거의 임시적인 '인격의 신경심리학'이라 불려도 될 것이다."; Solms & Saling, 1986, p. 413).

가벗겨질지라도 그것들은 해부학과 생리학으로 환원되지 않을 것이다. 그리고 그 내부 구조에 관한 새로운 사실들이 밝혀질 것이다.

다음 장에서 우리는 구체적인 사례를 들어 이 방법을 설명하겠다.

제3장

예시: 꿈의 신경 역동

이 장에서 우리는 역동적 위치특정법이라고 하는 루리아의 방법이 실제로 어떻게 활용되는지를 보여 주고자 한다. 우리가 추천하는 이 방법은 정신분석과 신경과학을 재결합하기 위한 자연스러운 방법이다. 우리는 정신분석가들이 특별히 관심을 두는 주관적인 정신 과정, 즉 꿈꾸기라는 기능을 신경학적으로 구성하는 일을 최근 마무리지었는데(Solms, 1997a) 그 연구의 일부를 예시로서 골랐다.

꿈과 같은 복잡한 정신 기능이 신경학적으로 어떻게 구성되어 있는지 파헤치기 위해서는, 우선 뇌 속 다양한 위치에 병변이 생길 때 꿈이 어떤 식으로 다양하게 장애를 입는지 알아내는 것이 필수적이며, 그다음 이 장애를 심리학적으로 자세히 분석하는 것이 필요하다. 제2장에서 언급하였듯, 루리아는 이러한 분석 과정을 '증상의 질적 규정'이라고 불렀다. 단순히 뇌의 이러이러한 부분에 손상이 있을 때 꿈이 망가진다고 말하는 것은 충분하지 못하다. 우리는 각각의 병변에 따라 정확히 어떤 식으로 꿈의 심리학적 구조가 변하는지 알아내어야만 한다. 이는 해당 기능 장애를 설명할 수 있는 근본적 요소를 추출해 내려고 시도하면서 동시에 일차적으로 탐구하고자 한 증상

이외에 함께 장애가 발생한 여타의 정신 기능에 대한 분석을 접목함으로써 이루어진다. 루리아는 이 과정을 '증후군 분석'이라고 불렀다. 단 하나의 한정된 뇌 병변으로 인해 다양한 정신 능력이 망가질 경우, 망가진 정신 능력 전부에는 무언가 공통점이 있어야만 하며, 이 공통된 요소는 병변에 의해 손상된 뇌 부위가 기저에 가지고 있던 기본 기능임을 뜻한다. 이 기저에 깔린 요인을 찾아내는 데 있어서, 우리는 특정 영역에 손상이 있을 경우 어떤 식으로 꿈이 부서지는지 뿐만 아니라 왜 그렇게 되는지까지도 밝히겠다. 이것이야말로 궁극적으로 꿈을 뒷받침하는 기능적 체계의 근본적 구성 요소들을 명확히 해 준다.

이 방법을 통해 부분적인 뇌 병변을 지닌 환자들의 꿈을 연구한 결과, 우리는 뇌 속의 각기 다른 여섯 부위에 손상이 생길 경우 꿈에 여러 가지 다양한 방식의 장애가 나타난다는 것을 알게 되었다. 이 영역들은 [그림 3-1](75쪽 참조)에서 색칠된 영역으로 식별할 수 있는데, 이는 CT(전산화 단층촬영) 스캔을 토대로 한 것으로, 뇌의 기저부(그림의 위쪽 왼편 단면)부터 꼭대기(그림의 아래쪽 오른편 단면)까지 훑는 횡단면들을 보여 주고 있다.

A, B 혹은 C 구역으로 표시된 뇌 영역—즉, 편측 반구 하두정 영역inferior parietal region of either hemisphere이나 심부 복중측 전두 영역deep ventromesial frontal region(역주: 'ventromedial'이 아닌 'ventromesial'로 표기하고 있기에 '복내측'이 아닌 '복중측'으로 번역하였다. 저자들이 지칭하는 ventromesial에는 안와전두엽orbitofrontal의 일부도 포함되는 것 같다)—에 손상을 입으면([그림 3-1]의 표시 참조) 꿈을 꾸는 의식적 경험이 완전히 중단된다. 이것은 이러한 뇌 부위 안에 꿈을 꾸게 만드는 기능이 한정적으로 배치되어 있다는 뜻이 아니다. 오히려 이러한 세 가지 뇌 부위 속에 깃든 구성 요소 기능이 꿈꾸기라는 전체 과정에 핵심이 된다는 사실을 말해 줄 따름이다. 그리하여 그중 하나라도 손상을 입을 경우 꿈을 꾸는 의식적 경험이 불가능해지는 것이다. 그 구성 요소들의 기능적 속성을 밝혀냄에 따라 그리고 꿈꾸기 전체 과정에서 그 요소들이 맡은 역할에 대해 알아냄에 따라 어째서 이런 결과가 초래되는지가 밝혀질 것이다. 이

는 해당 병변에 의해 완전히 소멸하지는 않은 여타의 기능에 그 병변이 미치는 영향을 분석함으로써만이 가능하다. 다시 말해, 꿈꾸기 과정 전반에서 이 세 가지 영역이 이바지하는 기능적 역할을 식별하기 위해서는 오로지 각각의 경우에서 드러나는, 꿈이 사라진 현상을 아우르고 있는 심리적 증후군들을 분석해야만 한다는 것이다. 이 각각의 경우에서 보이는 증후군을 분석하면 과연 어떤 사실들이 드러날까?

첫 번째 증후군: 중단된 꿈꾸기(좌측 두정엽 손상)

좌측 하두정엽 병변([그림 3-1]의 A 구역)에 의해 꿈꾸기가 사라지는 현상은 좌/우 지남력 상실(공간적으로 오른쪽과 왼쪽을 구분하지 못하는 증상) 및 손가락 실인증(한 손 안의 손가락들을 구분하거나 인식하지 못하는 증상)이라는 증후군들과 연관되어 있다. 고전적인 거스트만 증후군Gerstmann syndrome의 일부에 해당하는—이 증상들을 심리학적으로 분석해 보면 이 부위가 가진 핵심적인 구성 요소 기능은 공간적으로 조직화된 이종異種유형heteromodal 정보로부터 추상적 개념을 추출해 내는 능력임을 추정할 수 있다. (루리아는 이 기능을 '준공간적 합성quasi-spatial synthesis'이라고 불렀다.) 이와 같은 기본 기능에 장애가 생길 경우 지각 정보를 상징적으로 표상할 수 없게 된다(Luria, 1973, 1980). 이러한 환자들에게 일차적인 지각 능력은 멀쩡하다. 다만 온갖 유형의 지각 정보로부터 더 고위의 관념을 추출해 내는 능력을 잃어버린다. 다시 말해, 구체적인 정보를 개념화하고 그것을 상징적으로 운용하는 능력이 사라진다는 것이다. (이러한 기능들이 심하게 손상된 증례는 제7장에 수록하였다.) 이 증후군 속에 파묻혀 있는 사실, 즉 좌측 하두정엽의 손상이 꿈꾸기의 상실을 초래한다는 사실은 추상화 개념화 및 상징화가 꿈꾸기라는 복잡한 과정에서 핵심이 되는 중요한 구성 요소 기능임을 보여 준다. 아울러 흥미로운 점은 또 있다. 좌측 하두정엽에서 운용되는 기전이 준공간적 속성을 띤다는 사실은 이 영역에서 나타나는 정신 과정들이 순차적 과정[이는 전두엽([그림 3-1]의 C 및 H 영역)에서 표상되는 방식이다; Luria, 1966, 1973 참조]이 아니라 동시적 패턴의 형태로 표상됨을 말해 준다.

좌측 하두정 영역의 손상에 의해 추상화, 개념 형성 및 상징화와 같은 과정들에 장애가 생긴다고 해서 이러한 기능들을 뇌의 이 부위에 한정적으로 위치시킬 수 있다는 뜻은 아니다. 이는 단지 정신 활동에 있어 좌측 하두정 영역이 기여하는 기본 기능이 이러한 모든 복잡한 기능 속에 참여한다는 것만을 의미한다. 그러한 이유로 이 영역에 손상이 생길 경우(꿈꾸기를 포함한) 온갖 기능이 망가진다. 반면에, 꿈을 꿀 수 있으려면 여타의 뇌 영역에서 이바지하는 다양하고 많은 기본 기능이 공히 참여해야 하는 것과 마찬가지로(다음 참조), '추상화' '개념 형성' 및 '상징화'와 같은 기능들 역시 다양한 많은 구성 요소 기능간 협응이 작용해야 하는데, 그 각각의 기능은 다양한 뇌 영역에서 제공된다.

두 번째 증후군: 중단된 꿈꾸기(우측 두정엽 손상)

우측 하두정엽 병변([그림 3-1]의 B 구역)에 의해 꿈꾸기가 사라지는 현상은 시각공간적 작업 기억visuospatial working memory의 결손(즉, 단시간 동안 마음속에 시각공간적 정보를 잡아 두지 못하는 증상)과 연관된다. 이는 꿈꾸기라는 복잡한 기능에 있어 이 부위가 기여하는 핵심 요소가 시각공간적인 매개물로써 정보를 구체적으로 정신 내에 표상하는 능력임을 시사한다. 이러한 환자들 역시 그 어떤 유형에서도 일차적인 지각 결손은 보이지 않는다. 다만 그들은 의식 속에서 지각적 정보를 동시적인 시각공간적 패턴으로 붙잡아 두지 못한다. 이는 외부에서 창출된 정보뿐만 아니라 내부적으로 창출된 정보에서도 동일하게 일어나는 현상이다. 이 기본적인 심리 기능 역시 꿈꾸기라는 의식적 체험의 밑바탕이 된다는 사실을 깨닫는다면 이는 그리 놀라울 일이 아니다.

다시 말하건대, 이것이 '시각공간적 작업 기억'을 우측 두정엽에 한정적으로 위치시킬 수 있다는 뜻은 아니듯이 '꿈꾸기'를 그곳에 위치시킬 수 있다는 뜻 역시 아니다. 다만 꿈꾸기와 시각공간적 작업 기억은 이 뇌 부분이 이바지하는 기본적인 구성 요소 기능을 공유한다는 의미일 뿐이다.

세 번째 증후군: 중단된 꿈꾸기(양측 심부 전두엽 손상)

복중측 전두 영역ventromesial frontal region 내 양측성 백질 병변([그림 3-1]의 C 구역)이 있는 증례들을 심리학적으로 분석해 보면, 꿈꾸기의 상실은 다양한 정신 증상과 함께한다는 것이 드러나는데, 그중 가장 저명한 것은 무력증adynamia(즉, 자발적인 동기적 충동motivational impetus의 결여)이다. 이 증상을 세심히 분석할 경우(이는 신경심리학자들에게 잘 알려져 있다) 이 뇌 부위가 손상받을 때 장애가 일어나는 핵심적인 구성 요소 기능—즉, 무력증 및 (이러한 형태의) 꿈꾸기 상실에 공히 밑바탕이 되는 공통 요소—이 자발적인 동기부여에 영향을 끼친다는 사실을 짐작할 수 있다.

이는 '꿈은 거품이다.'라는 관점에 반대한 프로이트의 주장(Freud, 1900a)[1]을 뒷받침해 주는 중요한 증거 가운데 하나이며, 꿈이 의미가 있는 심리학적 사건이라는 대안적인 관점을 지지해 주는 증거이기도 하다. 이러한 관찰 결과는 그 자체만으로도 신경심리학적 접근에 있어서 가치를 지니는데, 이를 통해 꿈의 기능에 대한 주된 오해—꿈은 '동기에 있어서 중립적인' 사건(McCarley & Hobson, 1977, p. 1219)이라는 것—즉, 거의 50년 동안 꿈에 관한 신경과학적 사고를 지배해 왔던 오해이자 심리학적 질문에 답하는 것이 불가능한 생리적/해부학적 방법을 사용함에 따라 불거졌던 오해를 바로잡을 수 있기 때문이다(Solms, 1995a, 1999s, 출판 중 [a] 참조).

지난 세기의 중반 무렵 심한 정신 질환의 치료법으로써 흔히 시행된 한정

1) 참고로, 맥컬리와 홉슨(McCarley & Hobson, 1977)이 이 비유에 대해 언급하였다.

적 전전두 백질 절제술modified prefrontal leucotomy procedure에서 수술적 목표 지점이 되던 영역과 이 증후군을 유발하는 병변의 위치(전두엽의 복중측 백질)가 정확히 일치한다는 사실은 주목할 만하다. 백질이 절제된 환자들에게서 신경증이나 정신증적 증상을 멈추게 만든 요인이 무엇이든 간에, 수술은 그 환자들에게서 꿈꾸기 역시 멈추게 만들었다.[2)]

이러한 결과가 복중측 전두 영역의 심부 백질에 어떤 식으로든 '동기'(또는 '리비도적 욕동')의 기능을 위치시킬 수 있음을 뜻하는 것은 아님을 거듭해서 언급해야만 하겠다. 단지 이 영역을 지나는 신경 섬유들이 인간의 동기에 결정적인 기본 기능에 기여한다는 것만을 이야기할 수 있을 뿐이다.

다른 뇌 부위에 손상을 입는 경우 좀 더 미묘한 꿈의 장애가 발생하는데, 이를 통해 전반적인 과정을 신경심리학적으로 조직화하는 데 한 걸음 더 나아갈 수 있겠다. 이러한 경우 일차적인 증상을 질적으로 규정하여 핵심적인 심리학적 결손을 분간해 내는 일이 더 용이해진다. 증후군 분석은 단지 애초의 결론을 확정하거나 부연해 줄 따름이다.

네 번째 증후군: 비시각적 꿈꾸기(후두-측두 손상)

복중측 후두-측두 영역([그림 3-1]의 D 구역)의 손상은 굉장히 기괴한 증후군을 만들어 낸다. 이 환자들에게는 여느 측면에서도 특별할 것이 없는 꿈꾸기 경험이 이어진다. 단, 그 꿈에 시각적 장면 혹은 시각적 장면 가운데 특정 양상(예: 얼굴이나 색깔 또는 움직임을 시각화시키는 능력)이 결여되어 있다는 사실만 빼면 말이다. 꿈에서 고도로 선택적인 장애를 보이는 것과 마찬가지로 이들에게서는 깨어 있을 때에도 특정한 장면의 결손이 나타난다. 이는 신경심리학자들에게 이레미니슨스irreminiscence(정신적 이미지를 형성하지 못하는 현상)

2) 꿈이 없어지는 일은 전전두 백질 절제술prefrontal leucotomy의 흔한 부작용이었다(Solms, 1997a, 출판 중 [a] 참조).

라고 알려진 증상이다. 이때 깨어 있거나 꿈꾸는 동안 시각 장면에서 장애가 생기는 현상을 설명하는 핵심적 구성 요소 기능은 시각 패턴 활성visual patten activation이라고 알려져 있다(Kosslyn, 1994). 이는 프로이트(1900a)가 '시각적 표상화성visual representability'이라 부른 현상의 필수적인 전제 조건이다. 이 기능은 내인적 지각 표상 활성화에 관여하는 것으로 생각된다. 앞서 다루었던 하두정엽 증례들과는 달리, 이 증례(후두-측두)에서는 환자들에게서 시각적 지각 정보를 구체적으로 표상하는 능력에 장애가 생기는 것이지, 상징적 인지에 장애가 생기는 것은 아니다. 꿈속 시각적 환각이 만들어지는 과정에 이 구성 요소 기능이 연관되어 있음을 염두에 둔다면 이 또한 그리 놀랄 일은 아닐 것이다.

그럼에도 불구하고 특별히 흥미를 끄는 사실이 존재하는데, 현대의 신경심리학자들은 시각 패턴 활성이 '후향성 투사backward projection'라고 알려진 과정과 밀접하게 연관되어 있으리라 생각한다는 점이다(Kosslyn, 1994). 이 과정은 프로이트가 '지정학적 퇴행topographical regression'이라고 묘사한 기전과 일치한다. 이러한 사실과 더불어 (비시각적인 성격만 제외한다면) 모든 면모에서 환자들의 꿈이 정상적이라는 사실을 함께 놓고 유추해 볼 때, 꿈에서 '패턴 활성화'를 일으키는 구성 요소는 환각이 만들어지는 과정 중 마지막 단계에 자리해야 할 것이다. 즉, 꿈이 만들어지는 과정에서 추상적 · 상징적 인지 및 개념화 단계는 구체적 지각 표상 단계보다 선행한다는 뜻이다(즉, 꿈에서는 정상적인 지각적 인지 순서가 역전된다).[3]

다섯 번째 증후군: 꿈/현실 혼동(전두 변연 손상)

전두 변연 영역([그림 3-1]의 E 구역)[4]에 손상이 있으면 마찬가지로 기괴하

3) 참고로, 프로이트(1900a, p. 543)는 "꿈속에서 '꿈-사고라는 직물은 그 날것의 재료로 올올이 풀려 나간다."라고 비유하여 언급하였다.

4) 이 영역에는 기저 전뇌 핵들basal forebrain nuclei, 중간 변연주위 전두 피질medial paralimbic frontal

지만 전혀 다른 증후군이 발생한다. 이 영역에 손상을 입은 환자들에게서는 꿈이 계속해서 이어진다. 정말로 환자들은 과도할 정도로 꿈을 꾸고, 때로는 밤 내내 꿈을 꾸는 것처럼 보인다. 하지만 이들은 꿈인지 생시인지 구별하는 능력을 잃어버린다. 이런 환자들을 대상으로 한 심리학 연구에 따르면, 이들에게서는 현실을 감시하는 그 밖의 측면들에 있어서도 판단력이 손상된다. 결과적으로 그들에게는 연관된 광범위한 증상군들이 나타나는데, 이를테면 질병인식불능증anosognosia(질환에 걸린 것을 알아차리지 못함), 무시neglect(좌측 공간에 관심을 보이지 않음), 이중적 기억착오reduplicative paramensia(두 가지 다른 현실이 하나로 뭉쳐져 경험됨), 작화증적 기억상실confabulatory amnesias 등이다. 증후군 분석에 따르면 이러한 증례들의 기저에 놓인 공통 요인은 현실 검증력의 장애라고 한다. 신경심리학적 분석을 통해 좀 더 파고 들어갈 경우 이는 '경로들 간의 흥분성이 균등화equalization of the excitability of traces'됨에 따른 것임을 추측할 수 있다(Luria, 1973). 이는 정신적 선택성에 근본적인 결손이 생긴 것으로서 지각, 생각, 기억, 환상 및 꿈들을 서로 분간할 수 없게 만든다. 다음은 그 같은 결손을 여실히 보여 주는 임상 면담의 일부이다(Solms, 1997a, p. 186).

환자: 제가 실제로 밤에 꿈을 꾸던 중은 아니었어요. 다만 생각이 그림들로 보였죠. 마치 제 생각이 현실로 나타난다고 해야 할까요. 제가 뭔가를 떠올리면요, 제 눈앞에서 그게 실제로 일어나는 걸로 보여요. 그러고 나면 굉장히 혼란스럽지요. 어떨 땐 실제로 일어난 일은 무엇이며, 그냥 제가 생각한 것은 무엇인지 헷갈리기도 해요.

검사자: 그런 생각을 했을 때는 깨어 있었나요?

환자: 모르겠어요. 제가 전혀 잠들지 않았던 것 같기는 해요. 그런 일이 제게 너무 많이 일어났거든요. 하지만 분명 그게 실제로 일어나지는 않았어요.

---

cortex, 전측 대상회anterior cingulate gyrus 그리고 전측 및 중배측 시상 핵들anterior and mediodorsal thalamic nuclei이 포함된다.

그런 것들을 그저 꿈꾸는 중이었지요. 하지만 그 어떤 꿈도 정상적이지는 않았어요. 마치 그런 것들이 저한테 정말로 일어난 것 같았달까…….

예시 1: 사별한 남편을 보았어요. 그는 제 방으로 들어왔고 제게 약을 건네어 줬어요. 그러고는 몇 마디 말을 했죠. 다음 날 저는 딸에게 물었어요. "진실이 뭔지 말해 줘. 그가 정말 죽은 게 맞아?" 그러자 딸이 말했어요. "맞아요, 엄마." 그러니깐 그건 틀림없이 꿈이었겠죠…….

예시 2: 저는 침대에 누워서 생각하고 있었어요. 그런데 뜬금없이 남편이 저기에 앉아 제게 이야기를 하고 있지 않겠어요? 저는 애들한테 가서 아이들을 씻겼어요. 그런데 그때 갑자기 제 눈꺼풀이 떠졌답니다. "내가 어디 있는 거지?" 저는 혼자였어요!

검사자: 잠이 들었던 건가요?

환자: 그렇지는 않다고 봐요. 제 생각들이 그냥 현실로 바뀐 것이랄까요.

결국 이 증례들에서 우리가 마주하고 있는 것은 '꿈꾸기의 장애'라기보다는 정상적일 때 '꿈꾸기 및 꿈과 비슷한 사고'를 억제하는(즉, 퇴행을 막아 주는) 요소이다. 그것이 손상된 결과로 깨어 있을 때의 인지와 꿈꾸기를 구분할 수 없게 된다.

여섯 번째 증후군: 거듭되는 악몽(측두엽 뇌전증)

측두 변연 영역([그림 3-1]의 F 구역)으로 방전되는 병변과 관련된 증후군은 거듭되는 상동증적 악몽이라는 형태로 나타난다. 이 악몽들은 복합 부분 뇌전증complex partial epilepsy과 연관되어 있고, 실제로 발작의 등가물이라 표현하는 것이 타당할지도 모르겠다. 이것이 동등하다는 것은, 예를 들면 이 환자들에게서 상동증적인 꿈속 장면들은 또한 기상 시의 발작이나 전조증상aura의 형태를 띈 경험으로도 나타난다는 사실을 통해 알 수 있다. 더군다나 측두엽을 인위적으로 자극할 경우에도 동일한 꿈 장면이 생성될 수 있다는 사실—그리고 증상을 유발하는 뇌전증을 약물이나 수술을 통해 성공적으로 치료할 경우 거듭되던 악몽이 사라진다는 사실—로 미루어 보아 변연계 방전이야말로 이러한 꿈들을 만들어 내는 실제적인 원인임을 추측할 수 있다. 이는 꿈 과정이라는 기능적 설계망 안에 정동의 각성이라는 요인이 포함되어 있어야 함을 시사한다. 아울러 이 요인은 꿈 과정이 시작되고 발생하는 쪽 말단—즉, 앞서 논의한 시각공간적 표상 기전이 위치한 곳에서 과정상 반대되는 쪽 끝 부분—에 위치하여야만 한다.

결론: 꿈꾸기의 기능적 해부학

이 여섯 가지 임상-해부학적 증후군에 대한 분석을 마무리하면서, 우리는 꿈꾸기 기능이 일어나는 신경 역동적인 부위를 특정해서 밑그림을 그려 볼 수 있는 위치에 이르렀다. 꿈이 만들어지는 과정이 여섯 가지 핵심 구성 요소 부분을 지닌 하나의 기능적 시스템 위에서 그 모습을 저명히 드러내었다. 이는 좌측 하두정 영역, 우측 하두정 영역, 심부 복중측 전두 영역, 복중측 후두-측두 영역, 전두 변연 영역 및 측두 변연 영역이었다([그림 3-1]의 A~F 구역).

꿈꾸기 기능이 이 영역들 중 어느 부위 속에 깃들어 있다는 뜻은 아님을 상기해야 한다. 오히려 한 덩어리로서의 기능적 시스템 내에 이렇게 다양한 구성 요소 부분이 존재하고, 꿈은 그 부분들 사이에서 일어나는 역동적인 과정이라고 인식해야 마땅할 것이다. 이 과정은 다음과 같이 역동적으로 위치를 특정해 볼 수 있다([그림 3-1] 참조). 꿈은 각성 자극과 함께 시작하는데, 이는 복측 중뇌ventral midbrain(C 구역 병변으로 망가진 섬유들의 핵이 위치한 곳) 또는 측두 변연temporal limbic 영역(F 구역으로 거듭되는 악몽을 일으키는 병변이 방전을 일으키는 위치) 내에서 유래한다. 꿈꾸기가 REM 수면이라고 알려져 있

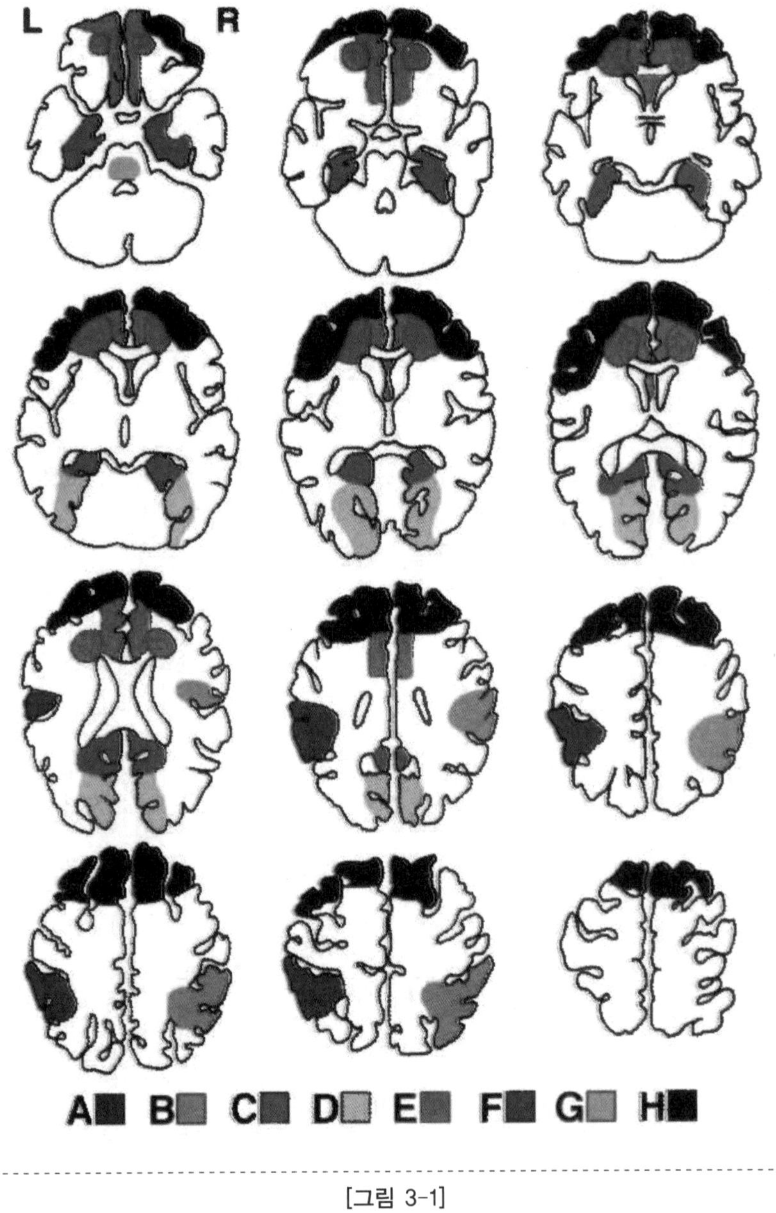

[그림 3-1]

는 생리학적 상태(즉, [그림 3-1]의 G 구역에 위치한 교뇌 뇌간pontine brainstem 기전에 의해 발생하는 것으로 알려진 상태)와 굉장히 빈번히 동시에 일어난다는 사실로 미루어 보아, 이 부위 역시 꿈 과정을 유발하는 기전들 가운데 하나로 포함시켜야만 하겠다. 이를 포함한 기타 증거들(Solms, 출판 중 [a])은 잠자는 뇌를 각성시킬 수만 있다면 그 어떤 것이든지 꿈 과정을 유발할 잠재력이 있음을 시사한다. 하지만 이 영역들 가운데 오직 심부 복중측 전두 영역에 손상이 생겼을 경우에만 꿈꾸기가 완벽하게 중단된다는 사실은 곧 이 뇌 부위야말로 꿈 과정 자체를 시작하게 만드는 최종적인 공통 경로임을 말해 준다. [프로이트(1900a)의 용어로는 '꿈 작업'이라고 한다.]

우리는 심부 복중측 전두 영역이 정상적인 동기부여에 핵심이 되는 부위임을 보아 왔다. 이 영역의 심부 신경 섬유들이 손상될 경우 꿈꾸기가 중단된다는 사실은, 결국 꿈꾸기란 정상적으로 깨어 있을 때 인지를 일으키거나 자발적인 행동을 개시하게 만드는 힘과 똑같은 힘들에 의해 이끌려 나오는 과정, 즉 동기에 의한motivated 과정임을 시사한다. 이와 더불어 방금 살펴본 내용, 즉 꿈 과정의 유발과 관련된 다른 증거들을 함께 살펴볼 때 애초에 이 동기 체계가 활성화되는 일은 잠자는 뇌를 깨우는 자극(예: REM 활성화)에 대한 반응임을 시사한다. 그런데 동기 체계가 무력화될 때에는 꿈이 완전히 사라지는 반면 각성 체계 자체가 손상을 받을 때에는 꿈이 사라지지 않는다는 것도 사실이다. 따라서 잠자는 동안 각성 자극이 동기를 유발할 만큼 흥미를 끌 수 있을 때에만 꿈은 생겨나는 것이다. 잠자는 동안 운동 시스템([그림 3-1]의 H 구역)—혹은 최소한 그와 연결된 출력 채널들[5]—이 억제된다는 사실은 이런 식으로 활성화된 동기적 계획이 의도적인 운동 활동으로 마무리될

---

5) REM 수면 동안 뇌교의 뇌간 기전들이 작동해 척추의 운동 뉴런들이 억제된다는 사실은—신경생리학적인 방법을 통해—이미 오래전에 확립되었다. 하지만 신경심리학적인 방법을 이용한 최근의 연구에 따르면 운동 시스템의 피질쪽 말단 역시 꿈꾸는 수면 동안 억제될 가능성이 있다(Braun et al., 1997; Solms, 1997a). 만일 이 결과가 확정된다면, 이는 꿈꾸기의 심리학에 있어서 중요한 함의를 가지게 된다[페히너(Fechner, 1860)의 언급을 풀어 쓰자면]. 다른 어떤 부위보다도 뇌 속 이 부위야말로 정상적인 관념적 활동이 일어나는 '현장'이라 지칭해도 과언이 아닐 것이기 때문이다. 뇌 속의 이 부위가 꿈꾸기 과정에 참여하지는 않는 것 같다는 사실은 꿈 사고에서는 논리가 결여되어 있고 의심 없이 쉽게 믿게 된다는 성질을 설명하는 시발점이 된다. 각성 시 정상적인 사고를 만드는 데 이 부위의 역할이 절대적으로 핵심이 되기 때문이다.

수 없는 이유를 부분적으로 설명해 준다. 다시 말해, 자의적인 활동 및 수면 상태는 서로 간에 공존할 수 없는 상태인 것이다. 이런 이유로 동기적 계획은 운동 활동이 아닌 지각 활동에서 끝이 나는 것으로 보인다.[6)] 이는 일상적으로 전두 영역에서 기여하는 순차적 계획들이 두정엽 기능의 특징인 동시적 패턴으로 치환되었음을 의미한다. 그리고 각성 자극에 대한 반응은 공간적 매개물(B 구역)을 통해 상징적으로 나타난다(A 구역).[7)] 또한 꿈은 잠자는 동안 전두 변연 영역(E 구역)에서 만연한 기능적 상태에 의해 반추적인 판단력이 흐려져 있다는 사실에 기인한 것이기도 하다. 결국 꿈을 꾸는 동안 주목 카텍시스는 무비판적으로 지각 영역들을 향해 치닫는데, 그곳에서는 두정엽 내에서 활성화된 기억 패턴이 시각적 완충 지대(D 구역) 위로 후향성으로 투사된다. 따라서 이 과정은 구체적 지각 표상으로 종결되는데, 이때 반추 시스템들(E 구역)로 인해 마치 실제 경험인 양 과도한 카텍시스가 붙은 채로 마무리된다. 이것이 꿈이 가진 망상적 · 환각적 속성에 대한 설명이다.

이 증례를 통해 임상에서 루리아의 역동적 위치특정법이 어떤 식으로 쓰일 수 있는지 최소한 그 일부만이라도 독자들이 깨달았으면 한다. 더 완전한 설명을 원한다면 이 짤막한 개요가 바탕을 두고 있는 원전 연구(Solms, 1997a)를 참조해야 할 것이다. 비록 이 개요는 간략하게 쓰였으나 그것을 통해서 어째서 우리가 정신 기능을 협소하게 배치시키는 고전적인 임상-해부학적 방법에 대한 프로이트의 비판을 극복할 수 있으리라 믿는지가 명확히 전달되었으면 한다. 루리아의 방법을 적용함으로써 드러나는 꿈 작업이라는 그림은 "정신 구조 전반이 신경 체계를 이루는 유기적 구성 요소들 속에 배치되어 있다고 여겨서는 결코 안 된다. 오히려 그것들 사이에 존재한다고 말할 수는 있을지언정"(1900a, p. 611)이라고 말한 프로이트의 가정과 완벽하게 맞아떨어진다. 아울러 다음과 같은 그의 권고와도 일치한다.

6) 이는 프로이트(1900a)가 가정하였던 꿈의 '잠의 수호자' 기능과 일치한다.
7) 이는 압축과 전치라는 심리 과정들에 대한 신경 역동적 매개체일지도 모른다.

> 마음의 활동을 일으키는 미지의 기구를 상상할 때는 다양한 부분(우리가 기관agency이라고 부르는 것들)으로 구성되어 있는 도구와 꼭 닮은 것으로 그려야만 한다. 그 각각은 특정한 기능을 수행하며, 서로 간에는 확고한 공간적 관계가 서 있다(Freud, 1926e, p. 194).

꿈꾸기의 신경 역동에 관해 루리아의 방법을 통해 알게 된 것은 또한 프로이트가 설명한 전체 정신 기구가 인간의 뇌 조직 속에서 어떤 식으로 역동적으로 자리 매겨질 수 있을지에 대한 중요한 몇 가지 원론적인 이정표를 제시해 줄 것이다(제10장 참조).

심리학에서 기초 신경과학으로 통하는 관문

제1장에서 우리는 신경과학이 광범위한 하위 학문 분야들을 아우른다고 말했는데, 그 각각의 분야는 신경 체계가 보이는 다양한 양상을 연구하는 데 쓰이는 고유의 방법들(예: 신경해부학, 신경생리학, 신경심리학, 임상 신경학)을 갖고 있으며, (시스템 전체의 기능적 활동 수준에서부터 개별적인 세포의 분자 생물학에 이르기까지) 다양한 수준에서 생물학적인 유기체를 탐구한다. 우리는 신경심리학이라는 학문이야말로—더 구체적으로 말하자면, 신경심리학 내부에서 전해 내려오는 역동성이야말로—정신분석과 신경과학을 적절히 아우를 수 있는 접점이라고 주장해 왔다. 신경심리학은 인간의 정신 기능을 신경학적으로 표현하기 위한 목적으로, 신경 체계를 기능적 유기체라는 관점에서 완전히 심리학적 방법을 사용하여 연구하는 학문이다.

하지만 정신분석과 신경과학적 지식의 상관관계를 밝히는 것은 단지 신경심리학적 수준의 분석에서 그치는 일이 아니다. 역동적 위치특정법이라는 방법을 사용하여 복잡한 정신 기능을 지탱하는 기능 체계 속 근본적인 구성 요소 부분들을 밝혀냄으로써, 실로 심리학과 신경학적 과학 사이의 관문—개념적인 징검다리—이 정립될 것이다. 그런 다음에야 신경과학 내 다양한 하위 학문 분야들 사이에 존재하는, 정립된 여러 가지 방법론 및 개념적 연결고리를 사용할 수 있게 된다. 이는 정신분석적 개념과 그 신경생리적 상관물들이 신경 역동적 유기체라는 광역적인 수준에서부터 분자 생물학의 세세한 부분에 이르기까지 그 사이를 빈틈없이 훑어보는 일을 가능하게 만들 것이다.

예를 들어, 루리아의 임상-해부학적 증후군 분석이라는 역동적 방법을 사용하면, 꿈꾸기를 보장하는 기능적 시스템의 핵심 구성 요소 부분으로 복중측 전두엽들 내의 백질을 지목하는 것이 가능해진다. 아울러 시스템 내에서 이 부분이 하는 기본 기능을 알아내는 것도 가능하다. 이 영역에 병변이 생길 경우 꿈꾸기가 사라진다는 심리학적 증례 분석을 통하면 여기서 보이는 궁극적인 결손은 동기적인motivational 것임이 드러난다. 신경심리학적 수준의 분석에서 신경생리학적인 분석으로 옮겨 감에 따라 다음 질문에 답하는 것이 가능해진다. 어째서 이 특정 영역이 특정 기능을 나타나게 하는 데 이바지하는가? 해부학적인 방법을 통한 연구로부터 이 증후군에 관련된 백질은 복측 중뇌 핵들과 변연계(예: 대상회cingulate gyrus 및 중격핵nucleus accumbens)를 이어 주는 섬유로들의 핵심을 이룬다는 사실을 알 수 있다. 이어서 생리학적 방법 및 화학적 방법을 통하면 이 해당 섬유들은 상행 도파민계의 일부를 구성함을 알 수 있는데, 이는—임상적 · 약리학적 연구가 말해 주듯—뇌 속 '호기심-흥미-기대' 혹은 '추구' 명령 체계로 알려져 있는 회로의 일부를 구성한다(Panksepp, 1985, 1998). "이 체계들은 목표 지향적 행동을 유발하거나 유기체로 하여금 세상과 육욕적 관계를 맺게끔 만든다."(Panksepp, 1985, p. 273)

이러한 상관관계는 또한 우리가 신경심리학적 방법들을 통해 도달한 이론적 결론을 확인시켜 주기도 한다. 예를 들어, 심부 복중측 전두 영역의 손상 증례에서 꿈꾸기가 중단되는 결과에 대해 우리는 진성proper 꿈 작업의 시발점이 되는 '최종 공통 경로'가 차단된 것이라고 결론 내렸으며, 꿈꾸기의 기능적 체계 중 이 구성부는 따라서 꿈 과정을 표상해 내는 말단이라기보다는 만들어 내는 말단에 위치해야 한다고 결론지었다. 이는 (L-도파L-dopa를 사용해) 도파민성 '추구' 회로를 화학적으로 자극할 경우 과도한 꿈꾸기 및 (앞서 설명한 다섯 번째 증후군과 매우 유사한) 꿈 같은 사고를 유발한다는 사실로 확인된다. 더 나아가 이 결론은 중뇌 피질-중뇌 변연 도파민 회로의 활성을 억제하는 약물들(예: 할로페리돌haloperidol)이 과도한 꿈꾸기 및 꿈 같은 사고를 억제시킨다는 사실로도 다시금 입증이 된다.

결론적으로 이는 '꿈에 관해 우리가 정신분석적으로 이해하고 있는바' 및 '정신병적 증상을 만들어 내는 도파민성 회로의 역할에 대해 최근 축적된 정신약물학적 지식의 광범위한 총체' 사이를 이론적으로 연결시킬 수 있게끔 해 준다. 프로이트는 항상 그 기능적 유기체에 있어서 꿈은 정신증과 비슷하다고 주장했는데, 따라서 정상적인 꿈과 정신병이 해부학적 · 생리학적 그리고 화학적 수준에서 연결될 수 있음을 알게 된다 할지라도 그리 놀라운 일은 아니다. 이런 방식으로 현재 가용한 정신약물학적 지식들의 광대한 총체를 초심리학적 관점에서 활용하는 일이 가능해진 것이다. 이것들은 루리아의 신경심리학적 방법이 어떻게 정신분석을 모든 신경과학과 궁극적으로 결부시킬 수 있게 해 주는지를 보여 주는 예시들이며, 따라서 우리의 초심리학적 개념은 해부학뿐만이 아니라 생리학, 생화학 그리고 궁극적으로는 분자 생물학에 이르기까지 연결될 것이다.

요점이 분명히 전달되었으면 좋겠다. 우리가 증후군 분석이라는 루리아의 방법이 정신분석과 신경과학 사이의 접점을 만드는 데 적합하다고 주장할 때, 이는 정신분석적 지식에 상응하는 물리적 지식을 얻는 데 다른 신경과학적 방법들을 사용할 수 없다고 말하는 것은 아니다. 단지 우리는 루리아의 방법이 그 접촉점에 적합하다고 말할 뿐이다. 일단 이 (임상적 · 심리학적) 수준에서 상응점들이 광범위하게 수립되기만 한다면—이는 정신분석적 개념들을 운용해 볼 수 있는 유일한 단계이다—그 이후로는 심경심리학적 수준을 넘어서 현재 가용한 신경학적 과학 분야들 내의 방법이나 개념들 전 범위에서 진일보한 연결고리들을 수립하는 일이 가능해질 것이다.

제4장

신경과학 속 정신분석의 미래: 방법론적 제안

루리아가 직접 고안한 '역동적 위치특정법'을 인간의 정신 과정들에 적용하던 30여 년의 기간 동안, 그는 여러 가지 복잡한 정신 기능의 신경학적 구조에 대해 설명하였다. 작고하기 얼마 전에 쓴 책(Luria, 1973)에서 그는 여섯 가지 장 제목, 즉 '지각' '움직임과 행동' '주의' '기억' '말하기' 그리고 '사고'라는 제목 아래 자신이 연구한 결론을 요약해 놓았다. 이 장들 안에는 정신분석가들이 관심을 가지는 주제가 여럿 실려 있다. 하지만 결론을 맺는 장에서 루리아는 다음과 같이 썼다.

> 신경심리학은 막 첫걸음을 뗀, 아직도 굉장히 젊은 과학이며 30년이라는 기간은 그 어떤 과학의 발전사에서도 그리 긴 시간이 아니다. 굉장히 중요할 법한 몇몇 장, 이를테면 동기나 복잡한 감정들의 형태 그리고 인격의 구조에 관한 장이 이 책에서 빠진 것은 그 때문이다. 아마도 이후에 출간될 판본들에서는 실릴 수 있을지도 모르겠다(pp. 341-342).

슬프게도, 루리아 생전에 이후의 판본은 나오지 못했다.[1] 더욱이 그의 죽음(1977년) 이후 신경심리학은 명백히 다른 방향으로, 루리아(그리고 프로이트)가 언제나 반대했던 편협한 위치특정주의적(국재주의적) 전통으로 한동안 회귀해 버렸다. 그 결과, 신경심리학적 방법은 프로이트가 탐구하던 정신적 삶의 측면들에, 즉 인간의 주관성에 관한 심층 구조에 적용이 되지 않게 되었다. 이러한 풍조를 두고 올리버 색스[2]는—딱 알맞은 표현으로—"신경심리학은 감탄할 만하지만 정신을 잃어버렸다."라고 언급하기에 이르렀다. 그는 다음과 같이 상술했다.

> 고전적인 신경학과 마찬가지로 신경심리학은 전적으로 객관적인 학문이 될 것을 목표로 하고 있으며, 그 위대한 힘, 진보는 바로 이 목표로부터 나온다. 하지만 살아 있는 존재, 특히나 인간이라는 존재는 처음부터 끝까지…… 주관적인 존재이지 객체가 아니다. 신경심리학에서 배제된 것은 다름 아닌 주관성, 즉 살아 있는 '나'인 것이다(Sacks, 1984, p. 164).

'감정적 뇌'에 관한 신경심리학적 연구들이 쏟아져 나온 것으로도 짐작할 수 있듯, 이와 같은 불균형을 시정하고자 힘을 모은 시도들이 최근 들어 나타나고 있다. 하지만 이러한 연구 결과들을 정신분석이라는 영역과 연결 짓기에는 무리가 있다. 그 연구들이 정신분석과는 완전히 이질적인 개념적·방법론적 토대 속에서 수행된 것이기 때문이다. 예를 들어, 헤일먼과 새츠(Heilman & Satz, 1983, p. 1)는 감정의 신경심리학에 관한 일련의 근작 가운

---

1) 그러나 루리아의 유명한 증례 연구인 『기억술사의 마음The Mind of a Mnemonist』(1968b)(역주: 국내에서는 『모든 것을 기억하는 남자』로 출간되었다)을 참조하라. 이는 그가 인격 연구에 증후군 분석법을 적용하려고 한 시도가 담긴 유일한 출간 서적이다. 아울러 『산산조각 난 세상 속의 남자The Man with a Shatterd World』(1972)(역주: 국내에서는 『지워진 기억을 쫓는 남자』로 출간되었다)도 참조하라.

2) 올리버 색스는 오늘날의 그 어떤 신경과 의사들보다도 뇌에 장애를 가진 환자가 주관적으로 느끼는 경험의 중요성에 대해 주의를 기울여 왔다. 비록 그의 작품들이 일반적으로 과학적 연구보다는 대중적인 작품처럼 여겨지긴 하지만 말이다.

데 첫 번째 책의 서문에서 감정에 대한 정신분석적 설명은 "뇌의 신체적 상태에 대해 고심하지 않는다." 그러므로 "신경심리학과 직접적으로 연관되어 있지 않으며, 따라서 본서에서는 논의하지 않는다."라고 썼다. 그러한 연구의 결과물들은 제1장에서 언급된 문헌들이 그랬던 것처럼 간접적인 번역이라는 수단을 통해서만 정신분석과 연관 지을 수 있을 뿐이다(Panksepp, 1999; Solms & Nersessian, 1999a, 1999b 참조). 이는 추측에 근거한 방법론이라는 풀리지 않는 문제를 야기했다.

명백히도, 신경심리학적 방법에 있어 필요한 것은 정신분석적 연구가 품은 목표(즉, 인간 주관성)와 신경과학의 목표(즉, 뇌의 구조와 기능) 모두를 담아낼 수 있고, 아울러 각각의 분야에서 말하는 개념적 전제들을 위반하지 않은 채 이 두 가지 목표를 연결 지을 수 있는(즉, 동시에 두 가지 모두를 관찰하는) 방법론인 것이다.

방법론적 제안

복잡한 심리적 구조 및 그 심리 구조를 뒷받침하는 신경학적 조직 사이의 관계를 직접적으로 조사하기 전까지는—현재까지 인간의 모든 정신 기능 가운데 가장 중요하고 흥미로운 것인—인격이나 동기 그리고 복잡한 감정이 어떤 식으로 뇌 조직 속에서 표상되는지를 알 길이 없을 것이다.

제1장에서 보았듯, 프로이트 자신은 언제나 이러한 종류의 상관관계 연구가 이론적으로는 실현 가능하다고 믿었다. (비록 당시 그에게 가용한 방법들의 한계를 고려할 때 실제적으로는 불가능했지만 말이다.) 그는 모든 정신 과정이 어떤 식으로든 반드시 뇌 조직 속에서 일어나는 생리적인 과정으로서 표현되어야 함을 잘 인식하고 있었다. 하지만 복잡한 정신적 능력들을 구획진 신경학적 '중심부들' 안에 위치시키는 것은 그릇된 일이라는 견해 또한 견지하고 있었다. 이러한 견해의 바탕이 되는 이유는 정신 과정들이 복잡한 역동적

실재들로서 이를 개별적인 대뇌 해부 구조물들에 결부시킬 수는 없다는 것, 즉 정적인 '중심부들'이라는 식으로 동일한 모형을 상정할 수는 없다는 것이었다. 그리하여 정신 현상을 신경학적 용어로 이해하는 일은, 첫째, 그것들의 역동적인 심리적 하부 구조들이 명백히 밝혀지고, 둘째, 신경과학이 그 복잡한 역동적 실재들의 물리적 상관물을 식별해 낼 수 있기 전까지는 불가능할 것이라고 결론 내렸다. 그러자 프로이트는 자신의 과학적 열의를 전자의 (순수하게 심리적인) 작업에 쏟게 되었고, 미래의 방법론적 진보를 기대하면서 후자의 연관된 (신경심리학적) 작업은 미래의 연구자들의 몫으로 남겨 두었다.

제2장에서 우리는 필요했던 진보의 순간에 이제는 다다랐다고 주장했다. (프로이트가 애초에 받아들이지 않은) 임상-해부학적 방법을 루리아가 수정하자, 프로이트가 제기한 주된 방법론적 이의 두 가지를 모두 수용하는 방식으로 신경해부학적 '활동 무대'와 복잡하고 역동적인 정신 기능을 짝짓는 일이 가능해졌다. 루리아의 역동적 위치특정법은 위치를 특정하기 이전에 정신 과정의 기저 심리적 구조가 해명되어야만 하며, 이러한 복잡한 역동적 과정들은 개별적인 해부학적 구조물들과 동일한 모형으로 결부될 수는 없음을 인지하고 있다. 그리하여 프로이트의 심리학적 개념들(인간의 인격, 동기, 복잡한 감정에 관한 기능적 하부 구조에 관한 그의 연구 결과물)을 신경학적으로 표현하는 일은 닿을 수 있는 거리에 들어오게 된다. 이 연구를 위한 방법론적 제안은 이와 같은 돌파구에서부터 시작된다.

루리아식의 방법은 정신분석에서 관심을 두는 깊은 정신적 삶의 측면들에 적용된 적이 없었으며, 그러한 정신적인 삶의 측면들은 뭔가 독특한 속성들을 간직하고 있기에 적용하기 위해서는 방법의 수정이 필요하다.

프로이트는 인간의 인격이나 동기 그리고 복잡한 감정의 구조를 연구함에 있어서 과학적 연구자가 주관적인 정신적 삶의 내용에 쉽게 접근할 수 없다는 것을 발견했다. 개개인의 마음속에 든 사적인 내용을 낱낱이 밝히려는 연구자의 시도에 대항하는 강력한 힘들이 작동하기 때문이다. 프로이트는 이러한 힘들을 구분하였다. 그것들은 임상적으로 수치심이나 죄책감, 불안감과 같은 것으로 '저항'이라는 미명하에 그 모습을 드러낸다. 이러한 저항의 존재로 인하여 인간의 주관성 연구를 위한 일차적인 관찰 자료들마저도 이례적일 정도로 얻기가 쉽지 않다. 게다가 일차적 관찰 자료들에서 추정되는 인과적 결정 요인들(즉, 의식적 사고 과정 기저의 무의식적 정신적 사건들)은 그 정의상 의식적인 것이 아니라는 사실로 인해 어려움이 더 배가된다. 프로이트는 이렇게 더 깊숙한 결정 요인들을 의식적으로 알아차리게 하려는 시도가 가능한 최대치의 저항과 맞닥뜨리게 된다는 것을 발견했다. 하지만 이러한 저항은 정신분석적 연구자들이 가장 관심을 갖고 있는 바로 그 과정이기도 하다. 그런 까닭에 그는 이러한 저항을 극복하기 위한 다양한 기법(예: 최면과 '압박'법)을 실험했고, 그런 경험을 바탕으로 자유연상이라고 하는 완벽한 정신분석적인 기법을 서서히 만들어 나갔던 것이다. 프로이트는 여러 곳에서 세심히 윤곽을 그려 나가며 이 기법에 대해 설명하고 당위성을 주장하였다(예: 1900a, 1904a, 1910a, 1912e, 1913m, 1914d, 1923a, 1924f, 1925d, 1937d).

프로이트와 루리아 두 사람은 항상 복잡한 심리 과정의 내적 구조가 이해되기 전까지는 심리적 과정과 그 대뇌 표상을 짝지을 수 없노라고 주장했다. 그런 까닭에 정신분석에서 우리가 인간의 정신 기구로 이해한 것에 상응하는 신경학적 구성물을 찾아내기 위해서 취해야만 하는 첫 번째 수순은 다양한 대뇌 구조물에 손상이 생겼을 때 뒤따르는 인격이나 동기, 복잡한 감정의 여러 가지 변화의 심리적 내부 구조를 해부하는 것이다. 그 이후에야 이러한 증상이나 증후군들을 야기하는 여러 가지 기저 요인을 식별해 낼 수 있고, 그 각각을 해부학적 '활동 무대'와 짝지을 수 있는 것이다.

하지만 앞서 이야기한 저항이라는 힘들로 인하여 이러한 요인들은 전통적인 신경심리학적 기법들로는 밝혀낼 수가 없다. 심리검사들과 임상 행동 기법들은 신경학적으로 이환된 환자들의 정신 상태를 평가하기 위해 신경심리학자들이 사용하는 수단으로서 '표면적' 인지 기능(예: 언어, 계산, 시각적 지각)을 조사하기 위해 고안되었으며, 감정적인 저항과는 상대적으로 무관하게 시행할 수 있다. 반면, 자유연상이라는 기법은 저항에 의해 모호해져 있는 기능적 내부 구조들을 밝혀내기 위해 특별히 고안된 것이다. 그러므로 신경학적으로 이환된 환자들의 인격, 동기나 복잡한 감정들의 기저에 놓인 심리적 장애 구조를 파헤치기 위해서는 루리아의 신경심리학적 방법 내에 자유연상 기법이 반드시 도입되어야만 한다.

이는 루리아의 표준적 접근법에서 동떨어진 출발선이 아니다.[3] 다만 정신분석가들이 가장 관심을 두는 정신 기능들의 내적 구조가 대개 통상적인 신경심리학적 기법들로는 접근할 수 없음을 상기해 볼 때 이런 식의 수정을 거치는 것이 필요할 따름이다. 단순히 병상에서 환자를 조사하는 것만으로 여타 질환을 가진 환자의 인격 변화의 내적 심리 구조를 충분하게 밝혀낼 수는 없는 것과 마찬가지로, 신경학적으로 이환된 환자의 경우에도 역시 그러하다. 뇌 병변이 있건 없건 어떠한 환자의 내적인 정신적 삶 속으로 들어가기 위해서는 전문가적인 환경 속에서 요령과 이해로 환자의 신뢰를 얻어 내고, 환자로 하여금 자신의 저항을 서서히 깨닫게 만들며 신뢰할 만한 인간관계를 맺음으로써 한 인간으로서의 환자를 알아 나가야만 한다. 그런 다음 환자의 개인적인 생각이나 느낌, 기억들에 비교적 자유롭게 접근할 수 있게 됨에 따라 전이 관계상에서 그러한 생각이나 느낌, 기억들을 무의식적으로 결정짓는 요인들이 드러나는 방식을 탐색하고, 그와 관련하여 적절한 해석의 형태로 떠오르는 가설들을 검증할 수 있는 것이다. 이와 같은 방식을 통해서만이 그리고 이어지는 연상 자료들에 끼친 해석의 영향력을 세심히 관찰함으로써만이 지금 우리가 관심의 초점을 두는 심리적 증상들의 내적 구조를 밝혀낼 수 있다.

모든 정신분석가는 이것이 심리 증후군을 밝혀내는 손쉬운 방법이 아니라

3) 참고로, 메카치(1988)는 다음과 같이 언급했다. "그가 환자를 대하는 접근 방식은 순전히 임상적인 것으로, 행동에 대해 실험주의자적 태도보다는 정신분석적 스타일에 더 가까운 태도를 취하였다. 그가 환자와 면담을 하거나 검사를 할 때는 정해진 스케줄이 없었으며, 단지 그 회기에서 튀어나온 내용에 따라 질문거리 또는 시행할 검사를 추려 내는 자유연상 기법을 적용할 따름이었다."(p. 269)

는 점을 알고 있다. 하지만 신경심리학이 연구하지 않고 남겨 둔 정신적 삶의 더 깊숙한 측면들을 연구할 때에는 그것이야말로 가용한 최선의 방법이며, 언제나 정신분석의 주된 관심사가 되어 왔던 것임을 우리는 또한 잘 알고 있다. 실로 인격이나 동기 그리고 복잡한 감정의 내적 구조를 감추는 감정적 저항의 존재는 현재까지 모든 정신 기능 중 가장 중요하다고 여겨지는 것들의 신경학적 구성이 어째서 아직까지도 신경심리학적 방법을 통해 체계적으로 탐구되지 못하였는지 그 까닭을 말해 주는 듯싶다. 이 대목에서 우리는 이제 정신분석이 신경과학에 과학적으로 기여할 수 있는 여지가 있다고 믿는다.

역설적이게도, 주관적인 정신적 삶의 심층 구조를 분석하는 임상적 기법은 프로이트가 정신 과정의 역동적이고 '가상적인' 속성을 신경과학적 연구법으로는 다루기 어렵다는 사실을 깨닫고서 그것을 포기한 데서 말미암았다. 이제는 프로이트의 노력으로부터 얻어진 과실果實들을 본래의 토양을 넘어 신경과학이라는 영역에 다시 소개할 시점이 도래하였다. 그렇게 함으로써—비록 그 과업이 녹록치 않다는 것을 과소평가하지는 않기를 바라지만—우리는 이제 정신분석과 신경과학이 탄탄한 임상적 토대 위에서 서서히 양측 모두에 유익한 방식으로, 그토록 오랫동안 정신분석의 개척자들이 씨름하고 어렵사리 깨우친 값진 교훈들을 어느 하나라도 무시하지 않은 채 다시금 합쳐질 수 있다고 믿는다.

따라서 우리가 권고하는 것과 우리가 믿는 바는 정신분석과 신경과학을 영속적으로 통합하는 시금석이 될 터인데, 이는 국소 신경학적 병변들을 가진 환자들을 전적으로 정신분석적으로 연구한 것이다. 다시 말해, 우리는 '정신분석이 파헤쳐 낸 인간의 정신 과정들'을 나타내는 신경학적 구성을 수정된 루리아식 증후군 분석법을 이용하여 그려 내자고 제안하는 것이다. 정신분석적 환경 속에서 식별 가능한 구조, 즉 신경학적 환자가 보이는 정신적 변화의 심부 구조를 연구함으로써 말이다.

타당한 정신분석적 연구들은 오로지 정신분석적 치료라는 맥락에서만 시행될 수 있기에, 우리가 권하는 연구 방법에는 잠재적인 부수적 이득이 존재한다. 정신분석적 치료가 국소 신경학적 손상과 관련된 장애, 즉 인격, 동기 그리고 감정의 다양한 장애를 재활하는 데 도움이 되는지 그리고 어느 정도까지 도움이 되는지는 두고 보아야 할 일이다. 희망적이게도, 현 연구는 굉장히 중요한 이 임상적 의문에 또한 예비적인 서광을 일부 비춰 줄 수 있을 것이다.

현 연구의 밑그림

이 책의 뒷부분에서 우리는 정확히 이 방법을 사용하여 14년 전 시작한 연구의 예비적인 결과를 보고하겠다. 지금까지 우리는 두뇌 손상 이후 인격, 동기나 감정에 변화가 생긴 서른다섯 가지의 신경학적 증례를 정신분석이나 정신분석적 치료를 통해 연구해 왔다.

잘 알려져 있다시피, 정신분석적 방법이 적절히 시행되었다고 하기 위해서는 다음과 같은 기본적인 조건을 따라야만 한다. 환자는 의지할 수 있고 신뢰할 만한 환경 속에서 자유롭게 연상하게끔(즉, 마음속에 떠오르는 것이라면 무엇이든 숨김없이 털어놓도록) 지시받아야 한다. 이는 주 4~5회의 규칙적인 50분의 회기 동안 환자가 누운 상태에서 그리고 분석가는 시야에 들어오지 않는 상태에서 행해진다. 환자가 분석가와 맺게 되는 관계는 곧 중요한 치료적 초점('전이')이 된다는 것은 경험적인 사실이다. 이러한 식으로 작업해 나가면서, 분석가는 일견 우연적으로 보이며 환자의 인격, 동기 그리고 복잡한 감정들을 단편적으로 드러내게끔 결정짓는 기저의 (무의식적인) 기능적 구성을 발견해 내고자 한다. 그것들이 분석가와의 전이 관계에서 떠오름에 따라서 말이다. 분석가는 특정 회기(혹은 회기의 특정 부분)에서 나타난 자료들의 기저에 놓인 요인들에 대해 가설을 세울 수 있을 때까지 주의를 균등히 분배evenly suspended attention해야 한다. 가설은 회기 중 적절한 시점에 환자에게 그와 연관된 측면들을 말로 표현함(해석)으로써 검증되며, 그 후 가설은 환자의 반응과 기타 이어지는 전개에 따라 수정되게 된다. 이런 식으로 긴 시간에 걸쳐 서서히 특정한 임상 양상을 결정짓는 다양한 기저 요인을 (논리적인 도식 또는 '구조' 속에서) 맞춰 나갈 수 있는 것이다. 독자들은 제2장에서 설명한 루리아의 '증상의 질적 규정'과 '증후군 분석'을 이 방법 안에서 확인할 수 있을 것이다.

파악하기가 쉽지 않게 복잡하게 얽혀 있는 인간의 인격에 관한 자료들 그리고 탐색을 거부하는 강력한 저항들은 바로 이러한 수고스러운 방식들을 통해서만 제대로 다룰 수 있음이 경험적으로 증명되었다. 이 기법에서 조금이라도 벗어날 경우 증상 복합체들을 이해하는 데 제한이 생기고, 결론을 신뢰하기가 힘들게 된다. 하지만 지난 100여 년간 수없이 많은 환자가 이러한 방식으로 연구되어 왔기에 이제 특정 유형의 전형적인 증상과 증후군들이 지닌 구조는 잘 정립되어 있으며, 따라서 어떤 임상 양상의 핵심적 실체는 100년 전의 경우와 비교할 때 상당히 적은 노력으로 훨씬 짧은 시간 안에 정립될 수 있다. 이런 측면에서 개인 정신분석의 과학적인 목표와 치료적인 목표 간의 차이를 구분해야만 한다.

앞서 언급한 바와 같이 본 연구의 목적은 이상적으로 다음의 절차를 적용하는 것을 포함해야 한다. 적절한 통제하에 병리적·해부학적으로 그리고 임상적으로 온갖 양상이 다 나타나는 국소 뇌 병변을 가진 여러 신경학적 환자에게 표준적인 임상 신경학적 조사 및 신경심리학적 조사가 이루어져야만 한다. 그다음 환자들은 완전한 주 5회 정신분석적 배경 속에서 연구되어야 한다. 따라서 다양한 증상과 증후군은 그것들의 내적 구조가 노출되기 위해 관찰되고 질적으로 규정되어야 하며, 그 후 분석 결과 각각은 연관된 병리-해부학적 소견이나 여타의 임상적 소견과 짝지어질 수 있다. 이 절차를 통해 인격, 동기 그리고 복잡한 감정의 신경원성neurogenic 증후군들에 관한 지식을 완전히 알아낼 수 있으며, 그로부터 그 증후군들의 심층 정신 구조의 종합적인 그림이 그려지게 된다. 이는 인간의 인격 기저에 놓인 정신 과정들을 해부학적 표상으로 완벽히 설명하는 길을 닦아 줄 것이다.

하지만 단 하나의 정신분석을 시행하고 보고하는 데 드는 시간과 노력을 고려해 본다면, 이와 같은 이상을 실현하기 위해서는 두 명의 개인 연구가가 평생을 걸어도 모자랄 것임은 명백해 보인다. 따라서 이 연구의 목적에 맞게, 최소한 이 광대한 영역에 예비적인 발판을 마련하기 위해서 또 다른 수정이 도입되었다. 이 방법론적인 수정은 주로 회기의 빈도를 줄이는 것(대부분의 우리 증례는 주 5회보다 적게 만났다)과 분석 기간에 제한을 두는 것(대부분의 우리 증례는 단지 수개월 동안 치료한 것이다)으로 이루어져 있다. 각 증례에 있어 이런 식으로 수정된 세세한 부분은 제2부(제5~9장)의 임상 보고들에 수록되어 있다.

이 책의 뒷부분에 실린 보고 소견들과 주창된 가설들은 더 많은 환자를 대상으로 우리가 한 것보다 훨씬 더 철저히 수행되는 부가적인 연구를 통하여 충분한 입증과 확장 그리고 개정이 필요하다. 그럼에도 불구하고 비록 현 예비 연구의 한계 속에서도 우리는 연구를 통해 풍부한 미가공 자료들과 독자들로 하여금 굉장한 주의와 흥미를 요구하는 회기마다의 보고서를 산출해 내었다. 따라서 이 책에서는 단지 우리가 발견한 소견들의 대략적인 개요만을 수록하기로 결정하였다.[4)]

제5, 6, 7장에서는 좌측 실비안열 주변부의 뇌 영역([그림 4-1] 참조)에 손상을 입은 세 가지 증례에 대해 정신분석 치료적인 설명을 요약해 놓았다. 이 장들의 목표는, 첫째, 신경학적 환자들에게 정신분석적 치료를 수행하면서 얻어진 일종의 자료들에 최초의 방향성을 제시하고, 둘째, 뇌 속 서로 다른 부분이 손상을 입을 때 환자들이 보이는 판이하게 다른 양상을 처음으로 묘사하는 것에 있다. 이 장들에서 우리가 보고하는 세 가지 증례에서 이러한 양상은 특히나 명백한데, 비록 증례들 속 병변들은 뇌의 같은 반구 내에서 서로 단지 몇 센티미터만큼 떨어져 있을 뿐인데도 완전히 다른 임상 증후군을 일으키기 때문이다. 제8장과 제9장에서 우리는 두 가지 환자군의 보고서

---

4) 선별된 증례들은 가까운 장래에 논문의 형태로 훨씬 더 세세히 발표될 예정이다(Kaplan-Solms & Solms, 출판 중).

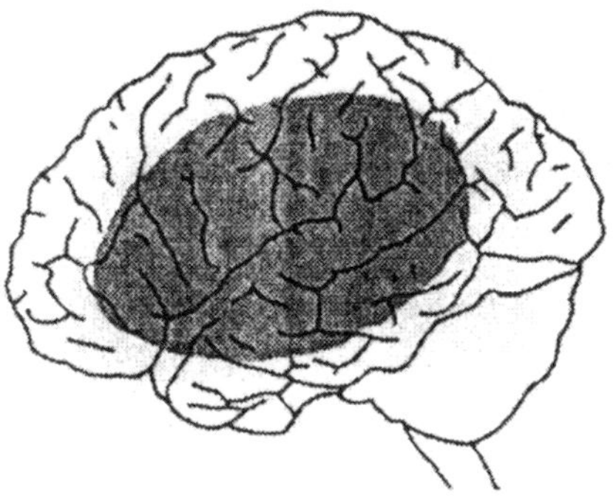

[그림 4-1]

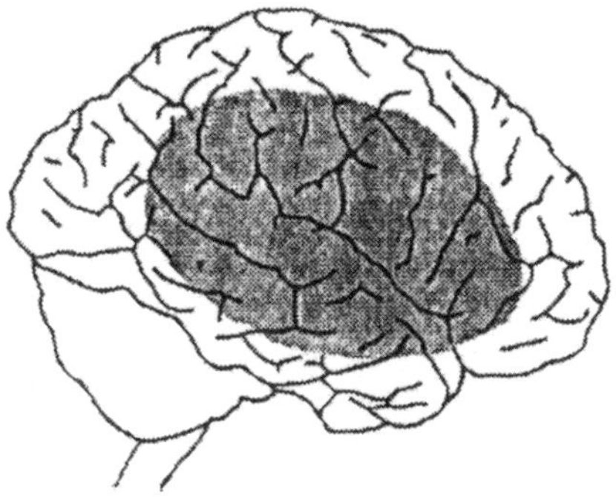

[그림 4-2]

를 요약해 실었다. 제8장에서 우리는 우측 실비안열 주변 뇌 영역([그림 4-2] 참조)에 손상을 입은 다섯 증례에 관한 정신분석적 소견들을 상술하였으며, 제9장에서는 복중측 전두 영역([그림 4-3] 참조)에 양측성 손상을 입은 네 명의 환자에 대한 기술이 비슷한 비중으로 이어진다.

이 세 가지 군을 비교함으로써 우리가 정신분석에서 이해한 바와 마찬가지로 정신 기구의 신경학적 구성에 관해 여러 가지 중요한 통찰을 얻을 수 있다. 하지만 이는 연구되어야 할 광범위한 영역에서 단지 첫 번째로 표본들을 추출한 것 이상을 의미하지는 않는다. 제10장에서 언급하겠지만, 우리는 이 책에서 언급한 자료들을 다른 신경 체계의 영역으로 확장시키기 시작

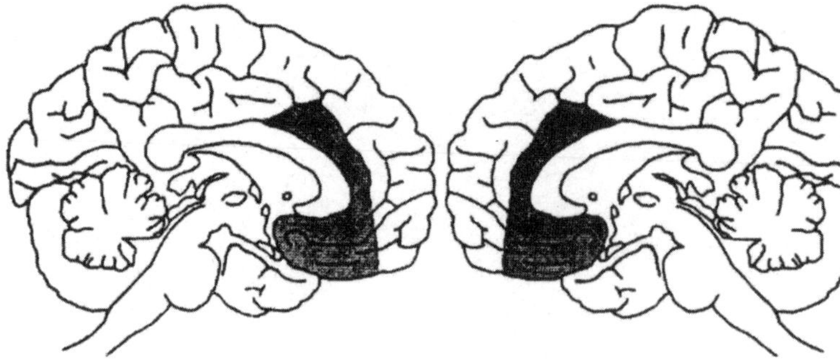

[그림 4-3]

했다. 하지만 이 소견들의 첫 발표에서 품은 목표에 맞추어 우리는 방금 언급한 세 가지 해부학 영역에 국한해 이야기하기로 한다. 좌측 실비안열 주변 영역, 우측 실비안열 주변 영역 그리고 양측성 복중측 전두 영역([그림 4-1] [그림 4-2] [그림 4-3] 참조)이 그것이다. 우리는 이것이 이제 독자들이 인간의 마음 구조를 정신분석적으로 이해한 것에 상응하는 신경학적 상관물을 발견할 수 있다는 원칙을 납득하기에 충분하기를 희망한다. 한 자리에서 소화하기에 너무나도 많은 임상 자료에 압도당하지 않은 채로 말이다. 마지막으로, 제3부에서 우리는 인간의 정신 구조가 뇌 속에서 나타나리라 추정되는 방식에 대해—현재 가용한 모든 증거를 기반으로 해서—그 개요를 소개하겠다.

하지만 이 최초의 개요는 완벽과는 거리가 멀며 상당한 개정이 있어야 할 것임을 다시 한 번 강조하고 싶다. 우리는 극히 복잡한 영역에 관한 연구를 막 시작했을 뿐이다. 우리가 정신분석에서 이해한 것처럼, 인간의 정신 기구에 상응하는 신경학적 상관물을 과학적으로 신빙성 있게 설명하게 되기까지는 훨씬 더 많은 연구자가 훨씬 더 철저히 더 많은 환자를 치료해야만 할 것이다.

이 단계, 즉 정신분석적 마음 모델이 뇌 조직에서 어떤 식으로 표상될지 처음으로 밑그림을 그리려 시도하는 단계에서는 추측성의 과감한 공식으로부터 수줍어하며 도망쳐서는 안 되겠다. 이제 우리는 이러한 공식들을 검증할 수 있는 수단으로서의 방법을 가지고 있으며, 그 과정에서 우리의 오류들을 바로잡을 수 있다. 바로 이러한 이유로 과학에서는 오류가 입증된다 할지라도 수치스러워할 필요가 없는 것이다.

제2부

관찰

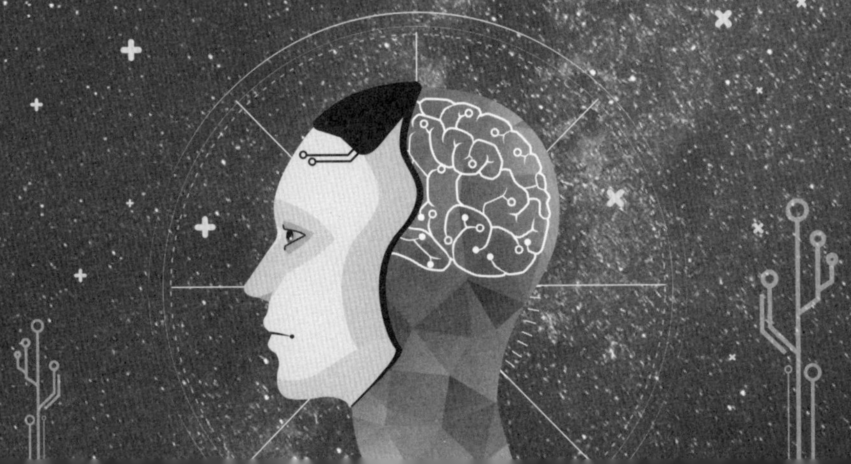

제5장

브로카 실어증 증례에 대한 정신분석적 관찰: 정상적인 애도*

이 장에서는 특정 뇌 부위를 다친 한 환자의 증례를 분석적으로 관찰함으로써 얻어진 결과를 요약해 보겠다. 이 장의 목표는 신경학적 환자들을 대상으로 한 분석 작업에서 도출된 일련의 자료를 통해 최초의 방향감각을 제시하는 데 있다. 그다음으로 이 환자에게서 관찰된 바들은 다른 증례들과의 비교 작업에 있어서 그 출발점이 될 것이다. 다른 증례들, 즉 뇌의 다른 부위를 다친 증례들은 이후의 장에서 소개하겠다.[1)]

이 환자의 증례에서 가장 주목할 만한 점은, 독자들도 보게 되겠지만 그가 상대적으로 정상적이었다는 것이다. 심각한 신경인지적 결손을 보였다는 사실에도 불구하고—다시 말해, 언어적으로 자신을 표현하는 능력이 사라졌음에도 불구하고(그리고 우측 편마비라는 형태로 신체 능력의 상실 역시 있었음에도 불구하고)—인격, 동기 혹은 감정에서는 그 어떠한 극적인 변화도 일어나지 않았다.

---

* 이 장은 1998년 12월 5일 뉴욕 정신분석 연구소의 신경정신분석 센터에서 캐런 캐플런-솜즈와 마크 솜즈가 발표한 「브로카 실어증 일례에 관한 정신분석적 관찰Psychoanalytic Observations on a Case of Broca's Aphasia」이라는 논문을 바탕으로 하고 있다.

1) 환자의 신상 노출을 방지하기 위해 이 책에 실린 증례들은 일부 사소한 개인 정보가 수정되었다.

그의 모습은 근본적으로 커다란 상실을 겪고 정상적인 애도 과정(즉, 상실을 받아들이고 상실에 대해 기능적으로 적응하려는 과정)에 놓여 있는 여느 환자와 다를 바가 없었다. 이러한 측면에서 그는, 예를 들어 우리가 정신분석적으로 치료했던 일곱 명의 편마비 및 사지마비 환자와 차이가 없었다. 이는 그 자체로도 흥미로우면서 중요한 과학적 발견이다. 그러므로 우리는 이 환자에 대한 설명을 필두로 하여 일련의 증례 보고를 시작하는 것이 적절하리라 생각하였다. 이 환자의 증례는 이어지는 장들에서 소개할 증례들과 비교하는 데 일종의 '대조군' 역할을 할 수 있을 것이다.[2)]

이 첫 번째 보고와 더불어, 독자들에게 모든 '뇌 손상' 환자가 똑같지는 않다는 것을 본격적으로 제시하고자 한다. 이러한 환자들 중 일부는 뇌에 영속적으로 남는 상당한 손상을 입어 운동, 감각 및 인지 기능에서는 심각한 손상이 초래되었으나, 그럼에도 불구하고 근본적으로는 정상적인 자아ego(그리고 초자아superego) 기능을 유지하고 있다. 다른 환자들의 경우 뇌의 다른 부위에 비슷한 정도의 손상을 입었다 할지라도 광범위한 인격의 변화가 일어나고, 극심한 비정상적 감정 변화 및 동기 변화가 임상적으로 나타난다(제7~9장 참조). 이와 같은 주된 차이를 결정하는 요인은 한 가지이며 오로지 그것뿐이다. 그것은 바로 신경학적 손상이 일어난 위치이다. 이는 신경심리학에 관한 어떤 궁극적인 사실 하나를 말해 준다. 뇌 속 각기 다른 부위는 각기 다른 정신 기능에 이바지한다는 것이다. 이 단순한 사실이야말로 본 연구에 있어 핵심적인 과학적 근거인 것이다. 우리의 과제는 하나의 인간 정신 기구 전체로서의 총체적 기능적 구성에 있어 우리가 연구하는 각 영역들이 기능적으로 이바지하는 바를 발견하고—정신분석적 용어로—기술하는 것이다.

이 첫 번째 증례 보고를 정독하는 동안, 독자들은 이러한 점들 모두를 유념해 주기 바란다. 이어지는 장들에서 우리는 점점 더 심층적인 정신 기능

2) 이 증례로 우리의 증례 소개를 시작하는 것이 적절하다고 생각하는 또 다른 이유로는 역사적인 고려가 있다. 환자는 브로카 실어증Broca's aphasia이라는, 최초로 현대 신경심리학의 시대를 이끌어 낸 바로 그 장애를 앓고 있었다(제1장 참조).

장애를 보이는 증례들을 소개할 것이다. 정신 기구의 기능적 표면에서부터 그 무의식적 깊이로 나아가면서 말이다.

J 씨 증례

J 씨는 22세의 오른손잡이 남성으로 미혼이었다. 그는 하위 중산층 출신이었으며, 뇌졸중을 앓았을 무렵에는 군대의 하급 장교로 복무 중이었다. 그는 12년의 정규 교육을 받았다. 뇌졸중(즉, 좌측 중대뇌동맥Lt. middle cerebral artery 영역 내, 피질 및 시상선조cortical and thalamostriate 분지 내의 혈전)이 생겼을 때는 스무 살이었다. 이는 아급성 세균성 심내막염에 의한 것이었다. 그 결과, CT 스캔에서 좌측 하전두엽과 전측두엽 및 그 기저 백질부까지로 확장된 경색이 관찰되었다. 이는 [그림 5-1]에 표시되어 있다.

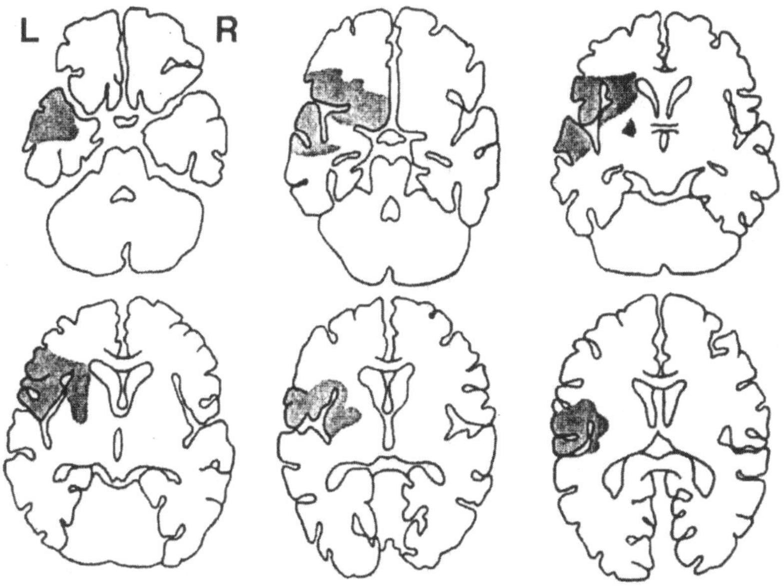

[그림 5-1]

뇌졸중으로 인하여 젊은 J 씨는 심한 우측 편마비(즉, 얼굴과 팔, 다리에 이환된 마비)가 생겼으며, 그보다 좀 더 심한 불편을 끼치는 장애—심한 비유창 실어증non-fluent aphasia이 남았다. 그는 복무할 능력이 마땅치 않은 상태로(청소 감독관이라는 직책으로) 군에 돌아갔으나, 말하기 능력과 오른편의 운동 기능이 충분할 정도로 회복되지 않을 것임이 곧 명확해졌다. 그리하여 그는 완곡히 표현해 명예 제대라고 불리는 전역을 명받았다.

신경심리학적 평가

집중적인 언어치료, 물리치료 및 작업치료 기간 이후, J 씨는 신경심리학적 평가를 받았다. 평가는 뇌졸중 후 20개월이 지났을 때 시행되었다. 이 시점에서는 만성적인 비유창 실어증 및 심한 우측 상지 마비가 관찰되었다. 실어증은 브로카 실어증이라는 고전적 증후군과 일치하였다. J 씨가 자발적으로 말하는 경우는 드물었고, 심각한 전보식telegraphic, 비문법적 말하기를 보였다. 따라 말하기는 자발적 언어 표현에 비해 약간 더 나을 뿐이었다. 사물 이름 대기는 불량했다. 쓰기 검사와 읽기 검사에서 실어증적 실서증aphasic agraphia(쓰기는 말하기와 마찬가지로 심각한 비유창성, 전보식 그리고 비문법적이었다) 및 문자 실독증literal alexia(즉, 그는 각각의 문자를 읽지 못하였다)이 드러났다. 하지만 쓰기는 말하기에 비해 약간 나았는데, 이는 그의 말하기 장애에 구두 실행증적oral apraxic(즉, 복합 조음) 요소가 있음을 시사하였다. 이는 직접적인 검사를 통해 확인되었다. 이해력은 근본적으로 보존되어 있었으나, 단어와 뜻을 동떨어지게 파악하는 사례들(단어의 이례적인 용례를 이해하지 못하는 일)이 드문드문 있었다. 이러한 순수 실어논리적aphasiological 결손과 더불어 중등도의 계산불능증acalculia(계산을 수행하지 못하는 증상) 및 심각한 사지-운동 실행증limb-kinetic apraxia(즉, 마비되지 않은 손의 숙련 동작에 복합 장애를 보이는 증상)이 존재하였다. J 씨는 계속해서 정상적으로 꿈을 꾸었다. (실은 꿈에서 그는 다시금 온전한—정상적으로 말하고 정상적으로 움직일 수 있는—자신의 모습을 보았다.) 그 밖에는 언급할 만한 신경심리학적 증상이나 징후가 관찰되지 않았다. 특히 전전두엽, 내측두엽 혹은 두정엽 기능 이상을 시사하는 증거는 존재하지 않았다.

평가가 끝난 후, J 씨에게 (주 2회의) 정신분석적 정신치료를 권고했는데 그는 기꺼이 응했다. 이후의 장들에서 소개할 대부분의 환자와는 달리, 그는 외래로 통원하며 정신치료를 받았다. 그가 회기에서 보여 주었던 주된 양상은 다음에 요약되어 있다.

정신분석적 관찰

브로카 실어증 환자일지라도 어쨌든 정신분석적 정신치료를 이용할 수 있다는 이야기는 놀랍게 들릴지도 모르겠다. 결국 정신치료란 말하기 치료이기 때문이다. 이전의 정신분석 문헌에서 이러한 유형이 묘사된 경우를 우리는 고작 단 하나 알고 있을 뿐이다(Weitzner, 1987). (비록 좀 수정된 치료이긴 했으나) J 씨가 얼마나 기꺼이 정신분석적 상황에 들어오기 시작했는지 그 모습을 보는 일은 정말로 인상적이었다. 그는 작은 테이블 맞은편에 앉았고, 왼손에 펜을 쥐고서—다채로운 몸짓 및 풍부한 억양이 담긴 비언어적 소리와 더불어—도표나 복잡한 그림을 그렸고 경우에 따라 글을 쓰면서 전하고 싶은 바를 표현했다. 그는 놀라울 정도로 쉽게 이를 풀어 나갔는데, 특히나 치료자(캐런 캐플런-솔즈)에게 전하고 싶어 하던 내용의 상당 부분이 복잡하고 추상적인 것들이었음을 고려한다면 그랬다. 어떻게 그럴 수 있었는지 설명하기란 쉽지 않은 일이다. 치료자는 대개 J 씨가 자신의 생각이나 느낌을 정말 솔직하게 전하고 있다고 느꼈다. 물론 분명치 않은 순간들도 있었지만, 정신치료에 있어서 그 비슷한 순간이 존재하지 않는 경우가 있을까? 그런 순간이면 때로 J 씨는 전달하려는 노력을 단념하였으나, 치료자가 계속해서 물고 늘어지면 그 역시 이어 나갔고, 결국—다양한 수단을 통해—자신의 의사를 가까스로 표현할 수 있었다.

무엇보다도 이 모든 장면이 말해 주는 바는, 이미 언급하였다시피 역시 J 씨가 보여 준 전반적인 임상 양상의 주된 모습에 해당하는 것이라 생각한다. 지금 우리는 그의 자아 기능이 놀라우리만큼 통합되어 있었다는 말을 하고 있다. 그는 의사소통에 문제가 있음을 완전히 인식하고 있었고, 이러한 어려움을 극복하는 데 노력을 아끼지 않았다. J 씨는 치료자가 제대로 이해를 하는지—혹은 이해하지 못하고 있는지—알기 위해 그녀의 얼굴 표정과 언어적 반응을 줄곧 확인해 가며, 다음 주제로 넘어갈 것인지 혹은 현재의 주제에 머물러 있을지를 정했다. 적재적소에 맞게 의사소통 방법을 이리저리 바꿔 가며, 때로는 그 과정에서 기발한 독창성이나 굉장한 창의력을 사용하며, 마침내 전달하고자 하던 그 엄밀한 부분까지 치료자가 정말로 이해하게 됨에 따라 자신이 만족할 수 있을 때까지 계속하였다.

그가 전달하는 내용 또한 그의 자아 기능이 여전히 온전함을 보여 주었다. 다시 말해, J 씨가 장황히 전하고자 했던 생각들을 살펴본다면, 기저의 지능이 정상적이고, 문제 해결 능력이 뛰어나며, 높은 수준으로 의식적 자기인식이 유지되고, 정신적으로 명민하며, 유연하고, 감정의 범위가 온전하다는 것 등을 충분히 알 수 있었다. 그의 언어 및 말하기 장애의 심각함 정도를 고려할 때 그리고 자아라는 초심리학적 개념에서 언어 과정을 중심부에 놓는 것에 익숙한 우리로서는, 심각한 브로카 실어증의 증례에서 자아가 높은 수준으로 통합되어 있다는 사실이 실로 놀라웠다. 이 사실을 통해 전반적인 정신기구의 심층 심리적 구성에 있어서 브로카 영역이 수행하는 역할에 관해 유추할 수 있는 첫 번째 중요한 단서를 얻었다. 그 역할이 무엇이든 간에 전반적으로 볼 때 자아가 하는 일에서 분명 지나치게 중심적인 일을 할 리가 없었다. (고전적인 초심리학적 배경을 가진) 사람들이 '언어 기구'의 심각한 손상을 입은 환자들에게서 보이리라고 예견할 만한 종류의 자아 결손은, 제9장에서 살펴보겠지만 전혀 다른 뇌 부위를 다친 환자들에서 나타난다.

J 씨는 치료 회기에 적극적으로 그리고 심층적으로 임했다. 치료 중 특정 시점에 다다랐을 무렵의 내적 저항과 명백히 연관이 있었던 예외적인 시기

를 제외하면, 그는 항상 제시간에 도착했고 자신에게 주어진 분석 회기들을 최대한 활용했다. 치료적 동맹은 전적으로 정상적이었으며, 초기의 '허니문' 시기 이후 모습을 드러낸 전이 저항에 의해 한 차례 방해를 받았을 뿐이었다(거듭 이야기하지만, 이는 비신경학적 증례들에서 나타나는 것과 다를 바 없었다).

애초부터 J 씨는 이 치료를 회복을 위한 자기동기화 프로그램의 일부로 활용하려 마음먹었음이 분명했다. '회복'이라고 말할 때 이는 J 씨가 비현실적인 믿음, 즉 정말로 정신분석적 치료라는 수단을 통해 자신의 심각한 신체적 장애를 극복할 수 있다는 믿음을 품었다는 뜻이 아니다(물론 실제로 놀랍지 않게 이 소망이 무의식적으로는 나타났지만 말이다). 오히려 그 뜻은 장애에 적응하는 법을 배우고, 그 장애를 감정적으로 받아들이는 데 도움을 받고, 자신이 처한 비극적 상황 속에서 가능한 정상적이고 충만한 삶을 살기 위해 새롭고 현실적인 방법을 찾으려 할 때 힘을 보태 주는, 이러한 형태의 치료가 제공하는 기회를 이용하고자 했다는 것이다. 다시 말해, J 씨는 정상적인 애도 과정을 돕는 용도로 이 치료를 활용했다. 제8장에서 살펴보겠지만, 이러한 측면에서 그는 브로카 영역과 대칭되는 우측 대뇌 반구 부위를 다친 환자들과는 전적으로 달랐다. 그 환자들은 상실로 인한 고통의 정도가, 만약 있었다면 더 적었다.

초반 회기들에서 J 씨는 치료자에게 자기가 누구인지, 뇌졸중 이전의 삶은 어땠는지 그리고 이전의 가족력은 어땠는지에 대해 이야기하는 데 대부분의 시간을 할애하였다. J 씨는 3형제 가운데 맏아들이었으며 동생들은 두 살씩 터울이 있었다. 그는 자신의 여동생과 가까웠던 적이 없었으며, 어릴 적에는 남동생과도 줄곧 싸웠다고 말했다. 그러나 최근 들어 그와 남동생은 정서적으로 떼려야 뗄 수 없는 사이가 되었고, 특히나 이는 2년 전 뇌졸중을 앓은 이후부터 그러하였다. (J 씨는 둘의 현재 관계가 어떠한지 나타내기 위해 손가락 두 개를 '‖'와 같이 내보였다.) 어린 시절의 가족 환경에는 문제가 있었다. 아버지는 폭음을 했고, 취하면 난폭해졌다. J 씨의 어머니가 폭력의 주된 타깃이 되었다. 하지만 J 씨 역시 빈번히 휘말려 들었는데, 특히나 나이가 듦에 따라 어머니를 보호하는 역할로서 개입하게 되었다. 두말할 것 없이 이는 그에게 굉장히 중요한 일이었다. 그는 어머니를 지키고자 한 단호한 노력에 대해 그리고 힘과 체구에 있어 아버지와는 비교도 되지 않았지만 그럼에도 불구하고 물리적으로 기꺼이 맞섰던 일에 대해 남성적인 자긍심을 드러내며 이야기하였다. 맞서 싸우는 것은 J 씨의 주된 성격적 특성 가운데 하나인 것처럼 보였으며, 이는 뇌졸중의 후유증과 맞서 싸우는 모습에서도 잘 드러났다.

집안의 불화로 인해 J 씨가 열다섯 살이 될 무렵 부모는 이혼을 하였다. 이후 그는 아버지와 거의 왕래하지 않았고, 자신의 아버지에 대해 갖고 있던 인물상과는 정반대의 모습을 한 남성상을 본보기로 하여(반동형성) 자신의 정체성을 만들어 나가는 여정을 떠났던 것으로 보였다. 그는 아버지와 같은 사람이 되지 않기로—특히 이유를 불문하고 절대 여자를 때리지 않겠다고—맹세하였다. 직업 선택 역시 적어도 어느 정도는 도덕적으로 '훌륭한' 사람—전반적으로 자기 자신과 사회가 자랑스러워 할 남자—이 되어야겠다는 바람으로부터 나온 것처럼 보였다. 다시 말해, 그의 자아 이상ego ideal은 아버지라는 인물의 자기애적 반대상像이었다.

학교를 졸업하자마자 그는 입대를 하였고 헌병대의 하급 장교로서 보직을 맡게 되었는데, 주된 임무는—최소한 그의 말에 따르자면—사병들 사이의 부조리를 찾아내어 뿌리 뽑는 일이었다. 그는 자신의 주된 업무가 무단 탈영을 한 어린 병사들을 잡아 오고, 그들에게 책을 주고, 임무 중의 실수를 교정하는 일이라고 했다.

J 씨의 입장에서 볼 때 뇌혈관 사고에 담겨 있는 중대한 의미는 성인 남성의 정체성을 만들어 온 여태까지의 노력, 즉 자긍심을 갖게끔 해 주고 전혀 좋은 점이 없던 아버지와 선을 긋고자 했던 노력을 위태롭게 만드는 것이었다. 초기 몇몇 회기에서 그는 군생활에서 좋았던 일들에 대해, 얼마나 그 일을 즐겼으며 무엇보다도 얼마나 그 일을 그리워하는지에 대해 세세히 말했다. 이야기는 굉장히 비통하고 슬픔으로 가득 찬 듯 느껴졌는데, 이는 한때는 누렸지만 이제는 돌이킬 수 없이 잃어버린 그 생활의 따스한 기억 때문만은 아

니었다. 이는 군대—즉, 그의 또 다른 아버지—로부터 쫓겨나게 된 과정에서 J 씨가 느꼈던 굴욕감 때문이기도 했다. 그는 이 사건을 시민 사회 속에서 자신의 값어치나 효용성이 어느 정도인지 뼈아프게 재단당한 일로서 경험했고, 따라서 남성성이라는 기준에서 자신이 받아들여질 수 있는지 여부를 개인적으로 판단하게 만드는 사건인 셈이었다. 그는 이제 스스로를 말하자면 무단 탈영병인 양 느꼈고, 환상 속에서 군사 법정에 상응하는 내적 기관에 의해 끊임없이 그런 식의 판결을 받을 위험에 놓여 있다고 비통하게 표현했다. 이 영역을 분석하자 J 씨에게 있어 군대 내의 '부조리', 즉 임무상 훈육하고 재활시켜야 했던 이는 무의식에서 표상된 바로 그 자신의 나쁜 아버지임이 쉽게 드러났다. 비슷하게, 그 자신이 얼마나 아버지가 된 것처럼 느끼는지 스스로 알아차리기란 쉬운 일이었다. 그 역시 삶 속의 감정적인 불구자 가운데 한 사람이자 공명정대한 사회에서의 골칫덩이 그리고 모두의 짐인 존재가 되어 버렸다. 이러한 감정적 맥락에서 신경학적 회복이 J 씨에게 뜻하는 바가 무엇인지 짐작하기란 어렵지 않았다. 그것은 굉장히 단순하게도 자기존중감의 회복을 뜻하는 것이었다.

지금까지 묘사한 바를 바탕으로, 일부 독자는 어째서 J 씨의 경우에는 자아 이상이나 초자아와 같은 이름으로 정신분석에서 개념화한 모든 기능이 뇌 손상에도 불구하고 온전히 남아 있다고 했는지 그 이유를 알아차렸을 것이다.

치료 초기에 나왔던 내용들은 J 씨가 처음에는 헌병대로 다시 돌아가 근무할 수 있기를 얼마나 바랐는지, 군대—그의 좋은 내적 아버지—가 여전히 자신을 원하고 있기를 얼마나 상상하고 고대하고 믿었는지에 대한 이야기였다. 이와 같은 일이 불가능해지자 J 씨는 조그마한 농장을 경영하는 자신의 친척에게로 희망을 돌렸다. 그는 대체로 시골과 자연을 사랑하였고, 이 친척이 자신의 고난에 대해 동정을 표해 일자리를 제안해 오기를 굉장히 고대하고 있었다. 어느 한 회기에서 J 씨는 특별히 가슴 아픈 이야기를 남겼다. 그는 뇌졸중 이후 동물들에 대한 친밀감을 느꼈다고 했는데, 이유인즉 동물들은 자신과 마찬가지로 스스로를 말로 표현할 수 없기 때문이었다. 하지만 한참 동안 친척의 농장에 머물도록 초대받기는 했으나, 고대했던 일자리 제안은 실현되지 않았다.

J 씨가 분석 치료로 막 들어왔을 무렵, 그는 자신 정도의 장애를 가진 사람이 세상 속에서 홀로 헤쳐 나가는 일이 얼마나 어려운가에 대해 더 이상 어떠한 환상도 품고 있지 않았고, 따라서 치료자와 함께 해 나가야만 하는 작업—즉, 한 번도 해 본 적이 없던 삶 속 상실에 대해 애도하는 일—에 잘 준비된 상태였다. 초반부에 이 과정은 치료자에게 자신이 얼마나 독립적이며 자급자족할 수 있는지 증명해 보이려는 모습의 기간으로 나타났다. 특히나 그는 자신이 여전히 두드러지는 남성적 활동들을 하고 있다고, 예를 들면 당구나 내기 볼링을 치고 심지어—한번은—술집에서 싸우기까지도 했다고 강조하였다. 하지만 이런 식으로 남성성이 여전하다고 우길 수만은 없다는 사실이 환자와 치료자 두 사람 모두에게 점차 명확해지자(당시는 부정denial을 기반으로 하고 있었다) 이는 깊은 우울을 느끼는 기간으로 대치되었다.

이 치료 시기는 비극적 상실로 인해 고통을 겪는 수많은 사람의 생각 속에서 두드러지는 비통한 질문—즉, "어째서 나야?"라는 질문—에 몰두하는 일련의 회기로 시작되었다. 이 회기들 동안 J 씨는 얼마나 자신이 운명에 버림받았다고 느꼈는지(그리고 그 운명이 표상하는 판타지 속의 아버지가 얼마나 자신을 무자비하고 불공정하게 대했는지)에 대해 생생히 묘사하였다. 끝끝내는 자신의 형제 한 사람이 자기 대신 뇌졸중에 걸렸으면 하는 바람을 언어로—아니, 상징으로라고 하는 편이 옳을 듯하다—떠올릴 수 있는 지경에 이르렀다. 이러한 감정들은 그의 여동생이 곧 결혼식을 올리게 될 무렵 우연한 계기로 인해 전면에 드러났다. 이 사건에 대한 감정적 영향은 J 씨가 결혼식 당일 아침에 일어날 때까지 동생이 결혼한다는 사실을 까먹고 있었음을 깨닫게 되어서야 비로소 뚜렷이 온전히 드러나게 되었다. 이 무렵 회기 중 그의 기분은 무겁고 뿌연 안개가 낀 것처럼 거의 둔주 상태에 있는 듯 보였다. 그는 여러 회기에 지각했는데, 이는 그에게서 좀처럼 보기 힘든 행동이었고, 아예 한 회기를 통째로 빠지기도 했다. 이 둔주 같은 시기에서 벗어나자, J 씨는 자신이 여동생에 대해 얼마나 깊이 질투심을 느끼고 있는지 그리고 그녀가 건강하고 행복하다는 사실에 얼마나 분개하는지를 처음으로 자각하게 되었다.

이후 그는 자신이 결혼을 하고 자식을 가지는 것을 절대 원치 않는다고 말했는데, 이유인즉 모든 가족 구성원이 실망하고 고통받는 결말을—자신의 부모에게 일어났던 일과 꼭 마찬가지로—맞을 것임을 알고 있기 때문이라고 했다. 그에게 결혼이란 언제나 겉보기엔 그럴듯하게 시작하지만, 결국 파국으로 끝나는 것이었다. 그는 그와 같은 실수를 범하지 않을 셈이었다. 파경은 자식들이 겪기에 온당하지 못한 일이었다. 이러한 판타지의 자기파괴적인 측면들은 (분석적으로) 그 기원을 추적하기가 상대적으로 쉬운 편이었는데 (그것은) 앞서 언급한, J 씨가 그토록 격렬히 저항한 아버지와의 동일시 identification였다.

이토록 어려웠던 치료 시기는 (J 씨가 여전히 어머니와 함께 살던) 집 안에서 난폭하게 행동하는 시점이 되면서 극에 다다랐다. 그의 어머니는 그의 공격성을 견뎠다. 그는 집안의 장남이자 부양자였던 과거의 지위를 잃어버린 일에 대해 그리고 그 후 특히 어머니에게 의존하게 된 것에 대해 비통해하며 분개했다. 그의 여동생은 결혼을 했고 남동생은 최근에 (그가 그랬던 것처럼 입대를 하며) 역시 집을 떠났다. J 씨는 너무나도 그리운 남동생에게 편지를 쓰려면 어머니의 도움에 의지해야 한다는 데서 오는 좌절감을 받아들여야만 했다고 표현하였다. 그의 어머니는 새로이 짊어진 예상치 못한 책임을 완수하기 위해 이전 그 어느 때보다도 더 긴 시간 동안 일을 해야만 했고, 그가 편지를 쓰는 것을 도와 달라고 거듭 부탁했음에도 도움은 차일피일 미루어졌다. 뒤따라 터져 나온 어머니를 향한 폭발은 유아적인 성질의 것임이 틀림없었고, 어머니에게 의존하는 자신의 축소된 역할에서 J 씨가 느끼는 굴욕감 역시 그러한 것이었다.

회기 기간 중 한동안 어쩔 수 없이 이러한 폭발을 회고한 이후, J 씨는 서서히 크나큰 상실을 애도하고 자신의 비극적 상황을 받아들이는 길고도 고통스러운 과정을 시작할 수 있었다. 이 과정의 철저한 면모는 몰라 볼 수가 없었다. J 씨는 자신이 얼마만큼을 잃었고, 현실이 아니었으면 하고 얼마나 많이 바랐으며, 더 이상은 가질 수 없는 것들을 얼마나 많이 그리워하고 갈망하는지를 온전히 인정하였다. 그가 처한 상황의 순전한 고통은 그가 이 치료 시기 동안 반복해서 읊조리던 단 두 단어로 가장 통렬히 전달될 수 있었다. "난 그리워요." 유창하게 말하지 못했기에 그는 문장을 완성하지 못했고 목적어object를 덧붙일 수 없었으나, 바로 그 이유로 대상이 없는objectless "난 그리워요."라는 그의 감정 상태의 핵심을 전달해 주는 듯 보였다.

J 씨는 자신이 잃어버린 것들에 대한 완전한 인식을 밑바탕 삼아 마침내 삶의 새로운 열정과 상실을 벌충하려는 새로운 의지를 발견할 수 있었다. 이는 더 이상 가질 수 없는 것들을 대체하려 애씀으로써가 아니라 구체적이고 현실적이며 적당한 목표 네 가지, 첫째, 일자리 구하기, 둘째, 자동차 사기, 셋째, 궁극적으로 집을 마련하기, 넷째, 그 무엇보다도 깊은 소망으로 배우자 찾기—비록 장애가 있는 사람을 의미하는 것일지라도—를 스스로 정함으로써였다. 우리가 마지막 단서에 조항을 붙인 이유는 그가 정상적이고 건강한 여성이라면 그 누구도 자신을 받아들이지 않을 것이라는 시각을 종종 견지했기 때문이다. 오로지 자신과 동일한 종류의 시련을 겪었거나 겪으며 살아가는 사람만이 신체적 장애를 가진 사람도 여전히 가치 있고 바람직한 삶의 동반자가 될 수 있음을 이해할 수 있다고 믿었다. J 씨에게 있어 정상적인 여성은 자신의 마비된 팔과 실어증 너머의 면모를 절대 알아차리지 못할 것이었으며, 그가 되고자 했던 사랑스럽고 열정적이며 야심찬 젊은이를 알아보지 못할 것이었다. 슬프게도 이 점에 대해서는 물론 그의 말이 완전히 틀린 것은 아니었다.

곧 보게 되겠지만, 이 모든 것은 전이에서도 동시에 살아 나왔다. 처음 J 씨는 치료자를 향해 애정 어린 감정을 꾸밈없이 드러내었다. 그는 자신의 외모에 대해 상당히 고민하고 있었음이 틀림없었고, 유행하는 옷을 입고 있었으며, 치료자가 얼마나 멋져 보이는지, 치료자의 스웨터가 얼마나 부드러운지, 치료자가 얼마나 친절하고 사려 깊은지 등에 대해 빈번히 언급하였다. 치료자가 자신이 찾고 있던 배우자가 되었으면 하는 희망을 (심지어 의식 수준에서도) 키워 나가고 있었던 것이 명백하였다. 다시 말해, 치료자와 함께하는 자신의 치료는 말 그대로 그녀와 결혼하는 것으로 끝을 맺는 것이었다. 이는 일견 느껴지는 것만큼 구체적이거나 미성숙한 판타지가 아니었다. 그는 지극히 고립된 삶을 꾸려 나가고 있었고, 자신의 직계가족을 제외하고는 사람들과 대화할 기회가 정말로 거의 없었다. 그가 자신의 치료자와 엮어 나가는 관계를 가리켜 어떤 여성과 감정적으로 친밀한 관계를 만들어 나갈 몇 안 되는 기회 중 하나로 생각한 것은 그의 건강한 자아 자원이 만들어 내는 증상이었다. 그에게 있어 그녀는 분명 자신이 꼭 필요로 하는 인물, 자신의 장애 이면을 바라보고, 내부에서 잠겨 버린 이의 진실한 사람됨을 찾아낼 수 있는 인물이었던 것이다. 그가 만났던 대부분의 젊은 여성과는 달리, 치료자는 말을 못한다거나 팔이 마비되었다는 이유로 그를 거부하지 않았다. 직업적으로 볼 때 그녀의 그러한 태도는 당연한 것이었다. 그가 자신 안에 그런 소망적인 판타지를 키워 나가고 서서히 사로잡히게 된 것은 이와 같은 배경에 어긋나는 일이었다. (우리는 지금 치료자가 진짜로 그와 사랑에 빠지고 그의 모든 꿈에 대한 대답이 되리라는 판타지에 대해 언급하는 것이다.)

두말할 필요도 없이, 결과적으로 이 꿈에 대해 낙담하게 되자 긍정적인 전이는 저항이라는 위험한 자원으로 급속히 변해 갔고 치료적 동맹에 심각한 위협이 되었다. 더 이상 그의 치료자는 자신이 직면한 어려운 감정적 · 사회적 업무들을 마음놓고 도움 청할 수 있는 전문가로 보이지 않았다. 이제 그녀는 여타의 모든 이와 똑같을 뿐이었다. 편할 때만, 즉 곤궁하고 의존적인 작은 꼬마로 생각될 때만 자신을 돌보는 척하는 자기중심적인 여자였다. 반면, 이성으로서의 존재라는 실제와 마주해야 할 때면 치료자는 즉시 입을 다물고 그를 버렸다. 그에 있어서 이러한 여자와 분석 작업을 계속 해 나간다는 것은 참을 수 없는 모욕이었고, 어머니에게 향했던 예전의 공격성이 때때로 치료자를 향한 태도 속에 스며들었다.

특별히 어려웠던 어느 한 회기에서 J 씨는 격앙된 태도를 보이며 자신이 어떤 식으로 치료자를 바라봐야 하는지를, 한때 자신도 이성적으로 매력 있는 사람이었음을 치료자는 진정으로 믿지 못할 것임을 그리고 현재 인생 최대의 목표가 된 것들은 과거에 이미 다 가졌던 것들임을(혹은 최소한 그중 가지지 못했던 것—즉, 집과 배우자—은 금방이라도 손에 넣을 수 있으리라 여겼음을) 그녀에게 말했다. 뇌졸중에 걸릴 무렵, 그는 직장과 자동차, 임대 아파트가 있었고 2년간 만나 온 어여쁜 여자친구가 있었다. 아울러 뇌졸중 이후 깨어났을 때, 그는 자신이 마비되었으며 말을 할 수가 없음을 알아차렸고, 집을 떠나 자수성가한 사람이 되기 위해 스스로 쌓아 올렸던 모든 것이 단 한순간에 모두 사라졌음을 깨달았다. 그의 얘기에 따르면, 그 무렵 그는 이 모든 것을 다시금 서서히 되찾아 올 수 있으리라 여기며 여전히 희망을 놓지 않았다. 여자친구는 곁을 지켰지만 그리 오래는 아니었다. 이후에 사귄 여자친구들에게서도 똑같은 경험이 계속 반복되었으며, 현재는 극에 다다라 그가 거의 완전히 세상과 고립된 상황에 놓이게 되었다. 분석 작업 중 이 시기 동안 두드러졌던 저항과 부정적 양상의 정도는 J 씨가 자신의 남동생의 여자친구를 치료실 안으로 데려오기까지 한 회기의 일화로 잘 전달될 수 있을지도 모르겠다. 그는 치료자를 앞에 두고 아무런 내막도 모르는 그 불쌍한 아가씨에게—절대 장애인과 결혼할 수 없는 이유를 치료자에게 이야기해 주라는 듯—다그쳐 물었다.

J 씨가 이 어려운 시기를 훈습해 넘어가고 (전이 소망들로 인해 끔찍이 낙담했음에도 불구하고) 정신치료를 활용할 방도를 찾을 수 있었다는 사실은 그의 인격에 순수한 결의와 강인함, 고유의 맞서 싸우는 투지가 존재했다는 것 그리고 앞서 언급하였듯 그 밑바탕에 잘 통합된 자아 기능이 있다는 것을 말해 주었다. 분석 작업 중 이 시기를 겪은 직접적인 결과로 그는 핵심적으로 엮이고 있는 판타지, 즉 뇌졸중 및 후유 장애와 무의식에서 결부된 판타지와 직접 맞붙을 수 있게 되었다. 다시 말해, J 씨의 무의식에서 뇌졸중은 거세 행

위로 경험되었다. 이 판타지는 J 씨가 반쪽짜리 사람을 그린 다음—표면적으로는 마비된 자신의 오른편을 이야기하고 있었다—'반쪽이'라고 말한 어떤 한 회기를 시작으로 해서 살펴볼 수 있었다(그는 분명 그 표현의 비유적인 의미를 알고 있었다). 이는 그가 당시 처해 있던 모습 그대로였다. 이 인물상에 대해 이야기를 나눔으로써 장애나 취약한 상황이 (과거나 현재에 있어) J 씨에게 끼친 감정적인 영향을 속속들이 살펴보고 훈습하는 일이 가능해졌다. 아울러 J 씨가 어린 시절 이례적인 방식으로 해결했으리라 추정되는 오이디푸스적인 투쟁이 다시 불거져 나온 것도 이 작업을 통해서였다. 그는 아버지와 자신의 관계를 역전시켰고, 좋은 점이 아무것도 없는 아버지를 거세된 작은 꼬마와 동일시했으며, 자신은 끝내 어머니를 쟁취하고 집안의 가장이 되는 강력한 아버지로 동일시하였다.

이러한 이유로, 뇌졸중으로 인해 그러한 지위를 내려놓아야만 하게 되자, 그는 충분한 남근을 갖지 못한 작은 꼬마의 열등한 위치로 되돌아가야 한다고 느꼈을 뿐만 아니라 동시에 그토록 경멸하던 아버지, 결함이 있고 패배자였던 아버지가 된 듯이 느꼈던 것이다. 이와 같은 자아/초자아 구성의 결과, 분석 작업의 마지막 시기에 떠올랐던 내용은 J 씨가 깊은 무의식 수준에서 (뇌졸중 이후) 뭔가 편집증적인 느낌을 가진다는 것이었다. 그는 사람들이 분명 자신의 장애를 경멸하고 비웃고 있으며, 특히나 남자들은 계속해서 자신을 공격하고 때려눕히고 싶어 하는 것처럼 느껴졌다. 추정컨대, 이는 치료 초기에 그가 가져온 마초스럽고 남근기적인 자료의 이면에 깔려 있던 주된 판타지로 보였다. 따라서 초기의 "난 그리워요."에 새로운 표현 한 가지—즉, "난 무서워요."—가 더해졌다. 뇌졸중이 남기고 간 대단히 취약하고 두려운 느낌 및 연관된 거세 판타지들을 훈습함으로써 마지막 치료 기간 동안 J 씨는 자신이 속한 사회적 환경에 훨씬 더 수월히 적응할 수 있게 되었다.

적응력이 나아졌다는 것은 무엇보다도 그가 장애인을 위한 사교 모임, 대개 남성들로 이루어진 모임을 찾아내어 가입할 수 있었다는 사실로 잘 증명된다. 처음 참석하기 전에는 불안감이 엄습했지만, 이후 그 모임은 그에게 있어 굉장히 큰 즐거움을 주는 곳으로 변했다. 그곳에서 그는 자신과 비슷한 상황에 놓인 다른 '사내들(그들 모두 어떤 식으로든 장애가 있었다)'과 어울려 당구를 치거나 다트를 던지고 카드 게임을 하면서 대부분의 저녁 시간을 보냈다. 또한 모임에서 그는 굉장히 좋은 친구 몇몇을 만들었다. 결국에 그는 이 모임의 임원이 되어 행사를 조직하는 일을 맡았을 뿐만 아니라 이전에 자신이 겪었던 것과 같은 우울과 불안으로 고통스러워하고 있는 신입 회원들에게 굉장한 친절을 베풀고 돌보며 도움을 주는 인물이 된 듯 보였다.

J 씨의 정신치료가 종결되기 전, 우리는 그가 직접 세웠던 네 가지 인생 목표 가운데 첫 번째를 달성했음을 알릴 수 있어 기쁠 따름이다. 그가 장애인 모임에서 새로이 만났던 한 사람을 통해 일자리를 구한 것이다. 치료가 끝날 무렵, 그는 자신의 두 번째와 세 번째 목표—즉, 차와 자신의 명의로 된 집을 사는 것—를 이루기 위해 깐깐히 저축하고 있었다.

논의

결국 앞의 내용은 브로카 실어증 증례를 우리가 분석적으로 살펴본 것이다. 이어지는 장들을 통해 독자들은 이 증례가 뇌의 그 밖의 부위, 즉 베르니케 영역(제6장), 좌측 두정엽(제7장), 우측 대뇌 반구(제8장)와 전두엽의 가운데 표면들(제9장)이 손상된 환자들의 증례와는 엄청나게 다르다는 사실을 깨닫게 될 것이다. 하지만 그러한 증례들로 넘어가기 전에 이 증례에서 드러난, 뇌의 좌측 하외측 전두 영역(브로카 영역; [그림 5-2] 참조)이 인간의 정신 기구 전체의 기능에 기여하는 바를 매우 간략히 살펴보는 것도 의의가 있을 것이다.

우반구 병변을 가진 환자들이 자신의 상태에 무관심한 반면 좌반구 병변을 가진 환자들은 우울증으로 고통받는다는 이야기는 신경정신과 문헌들에서 흔히 찾아볼 수 있다. 아울러 (그런 문헌에서는) 우반구 환자들의 '무관심'

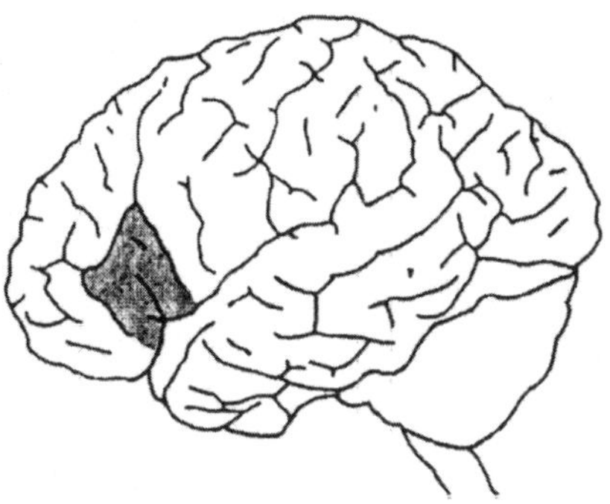

[그림 5-2]

과 대비하여 좌반구 환자들의 '우울증'은 기저에 있는 기능적 비대칭성을 반영한다고 언급된다. 즉, 우반구는 '부정적' 감정에 우세한 반면 좌반구는 '긍정적' 감정에 우세한 것으로 추측된다. 우리는 이후 장들에서 이렇게 회자되는 가정이 과연 옳은 것인지에 대해 정신분석으로 알게 된 점들을 통하여 다시 생각해 볼 기회를 갖겠다. 다만 여기서는 임상적으로 볼 때 J 씨는 우울하지 않았다는 점만을 지적하려고 한다. 그가 보인 반응은 전혀 병적이지 않았다. 오히려 앞서 이야기하였듯, 그의 경우 치료 과정은 주로 정상적인 애도 작업으로 채워졌다.

정상적인 애도는 정상적인 자아와 초자아 기능이 없을 경우 불가능하다. 이는 이 증례에서 우리가 일차적으로 내린 결론을 말해 준다. 즉, 그의 자아 및 초자아 기능은 근본적으로 손상이 없었다는 것이다. 그의 자아는 기본적인 일들—즉, 한편에서는 소망(이드)과 이상(초자아) 사이를 중재하고, 다른 한편에서는 외부 현실 사이를 중재하는 일—을 너끈히 수행하였다. 이는 자신이 상실한 바를 애도하는 매우 어려운 과정에서 J 씨가 보여 준 타협의 방식 및 새로이 대단히 축소된 상황을 바탕으로 자신에게 알맞은 대안적인 삶을 만들어 나가는 방식에서 잘 드러난다.

이 사실은 정신분석에서 널리 퍼져 있는 관점, 즉 자아 기능이 '언어적으로 매개되는 생각'과 동일한 것이라는 관점에서 볼 때 굉장히 놀라운 것이다.

이는 프로이트(1915e)가 '단어 표상'과 '사물 표상'을 구분한 데서 비롯되는데, 그는 전의식Pcs.계와 무의식Ucs.계가 각각 '단어 표상'과 '사물 표상'이라는 기능적 영역에 있다고 생각했다. 하지만 이런 식으로 자아 기능이 마치 언어적으로 매개된 정신 활동과 같다고 간주한 관습적인 등식은 그릇된 것이다. 이는 프로이트가 전의식계와 대부분의 무의식계 둘 다를 향후, 즉 1923년 이후 '자아'라고 명명하게 되는 것에 포함시켰다는 사실을 간과한 데서 말미암은 것이다(Freud, 1923b 참조).

이 중요한 주제는 이후 우리가 좌반구 환자와 우반구 환자들이 보이는 양상을 분석적으로 비교할 수 있는 시점이 되었을 때 다시 돌아오겠다. 정신분석적 문헌에서 흔히 자아가 '단어 표상'이라는 기능적 영역과 혼용되는 것만큼이나 흔히 전의식계와 무의식계 역시 각각 좌반구와 우반구의 비대칭적 기능과 동일한 것으로 (잘못) 간주되어 왔다.

하지만 '단어 표상'이 자아와 겹치는 것이 아니라 할지라도 이 증례에서 자아 및 초자아의 기능에 어떤 심각한 손상이 없다고 간주할 수 있을까? 단어 표상이 자아 및 초자아에 있어 극히 중요한 어떤 기능을 수행하지는 않을까? 예를 들어, 무의식적 사고 과정은 말을 통해서 의식화된다고(Freud, 1915e), 초자아 기능은 일차적으로 내재화된 언어적 명령이라고(Freud, 1923b) 프로이트는 말하지 않았던가? 그렇다면 어째서 말하기와 언어 능력이 극명하게 망가져 버린 J 씨의 경우에는 이렇게 근본적인 자아 및 초자아 기능들이 붕괴되지 않았을까?

질문의 해답은 실상 프로이트가 1891년에 이미 알고 있었던 사실에 담겨 있다. 즉, '단어'는 복잡한 기능적 체계에 의해 만들어지는데, 이 체계는 수많은 구성 요소 부분으로 이루어져 있으며, (다른 많은 것과 더불어) 네 가지의 일차적인 언어 양상, 즉 시각, 청각, 운동감각kinaesthetic 및 운동motor 양상과 연결되어 있다는 것이다(Freud, 1891b). 이 일차적인 요소 각각은 서로 다른 대뇌 표상을 가진다. J 씨의 증례에서 이환되었던 영역인 브로카 영역은 주로 언어의 운동 요소와 연관되며, 다른 세 요소와는 다만 간접적으로 연관될 뿐이다. 그리고 프로이트에 따르면 운동 요소는 앞서 언급한 자아 및 초자아의 주요 기능에 이바지하는 언어 요소가 아니다.

> 언어적 잔유물들은 일차적으로 청각에서 기인하며, 그런 관계로 전의식Pcs.계는 이른바 특별한 감각 출처를 가지고 있는 것이다. 읽기에서 얻어지는 단어 표상들의 시각적 구성 요소들은 이차적 요소이며, 한쪽 편에 내버려진 채로 시작될 것이다. 단어들의 운동적 심상들도 마찬가지로 귀머거리-벙어리가 아닐 경우 보조적인 지표 정도로 그 역할을 할 것이다. 본질적으로 단어란 결국 이전에 들었던 단어의 기억 잔유물인 것이다(pp. 20-21, 강조 추가).

그렇다면 말의 운동적 측면, 즉 언어 기구의 운동 요소—브로카 영역—는 자아에 있어 감각운동적 변방에 놓여 있다. 이는 자아가 하는 복잡한 작업의 출력 채널에 불과하다. 언어적 사고에 있어 그 역할은 표피적인 것이다. 자아가 외계와 소통하는 이 채널이 사라지더라도 그 내적 작업(그러므로 자아 그 자체)은 근본적으로 멀쩡히 남아 있다. 자아는 쉽게 대체 요소들을 사용할 수가 있다. 하지만 다음 장에서 보게 되게 될 언어 기구 중 청각적 요소가 수행하는 기능적 역할은 완전히 다르다. 이는 마음이라는 기능적 구성체 속으로 한 발짝 더 깊게 들어가도록 우리를 이끌 것이다.

제6장

베르니케 실어증 증례에 대한 정신분석적 관찰: 구멍 난 의식*

앞 장에서는 브로카(운동) 실어증 증례에 대해 정신분석적으로 살펴본 바를 논의하였다. 이 장에서 설명하게 될 증례는 베르니케(감각) 실어증에서 회복되고 있는 환자에 관한 것이다. 정신분석적 관점에서 볼 때 앞선 증례에서 눈에 띄었던 점은 그가 비교적 정상이었다는 것이다. 정신분석적으로 관찰한 결과, 비록 그가 말하기나 언어에 있어서 심각한 장애를 보였고 여타의 신체적 장애를 가지고 있긴 하였지만, 문제의 그 젊은이는 한 인간으로서 본질적으로는 변하지 않았다는 결론에 도달했다. 우리가 느끼기에 이는 놀랄 만한 발견이다. 정신분석적 초심리학에서 항상 '말'을 정신 기능의 구조나 역동에 있어서 중심부에 놓고 있었음을 고려한다면 말이다. 그런 까닭에 '말'이란—수많은 구성 요소 부분으로 이루어져 있는—복잡한 신경심리학적 실체로서 그 각각의 부분이 인간 정신 기구라는 기능적 구성체에서 각기 다른 역할을 한다는 사실을 제5장의 마지막 부분에서 상기시켰던 것이다. 곧 살펴

* 이 장은 1999년 1월 23일 뉴욕 정신분석 연구소의 신경정신분석 센터에서 캐런 캐플런-솜즈와 마크 솜즈가 발표한 「베르니케 실어증 일례에 관한 정신분석적 관찰Psychoanalytic Observations on a Case of Wernicke's Aphasia」이라는 논문을 바탕으로 하고 있다.

보겠지만, 이 장에서 소개할 환자의 정신 기능은 분명 말하기 및 언어 장애의 영향을 받고 있었다.

K 부인 증례

K 부인은 67세였다. 그녀는 세 번 결혼을 했는데 세 번 모두 배우자와 사별하였다. 성년이 된 세 자녀—아들 둘, 딸 하나—가 있었다. 그녀는 조그마한 농촌 마을의 비교적 못 사는 중산층 가정에서 태어났다. 그녀의 표현을 빌리자면, 비록 그녀가 여러 가지 면에서 '좀 더 잘 살게' 되었지만 생활을 유지하기 위해서는 언제나 힘겹게 일해야 하였다. 그녀는 자신이 떠안아야 할 몫보다도 더 고된 삶을 살았으나 절대 굴복하지 않았다. 그녀는 자신이 삶 속에 쏟아부은 만큼만을 바라는 듯 보였다. 그 결과, 여러 가지 힘든 일에도 불구하고 그녀는 충만하고 활기 넘치며 즐거운 삶을 살았다.

한 가지 일화가 불굴의, 모험심 넘치는—그리고 정말로 장난기 가득한—그녀의 병전 성격의 핵심을 충분히 전달해 주었으면 한다. 세 번째 남편이 암으로 죽었을 때 그녀는 금전적인 곤경에 빠졌다는 사실을 깨달았고, 따라서 동시에 두 직장에서 일을 할 수밖에 없었다. 낮에는 비서직 사무원으로, 밤에는 웨이트리스로 근무했다. 따라서 그녀는 매주 6일, 매일 16시간씩 꼬박 일을 했다. 1년 이상 그렇게 근무한 뒤, 그녀는 정신적으로나 신체적으로 탈진하기에 이르렀는데, 더 이상은 해 나갈 수 없다고 느낄 지경이었다. 무너지기 직전 그녀는 웨이트리스 일을 그만두었으며, 자신의 형편을 훨씬 뛰어넘는 고급 호텔에 체크인했다. 그녀는 거의 한 달 동안 그곳에서 쉬었다. 밤이 늦어서야 잠자리에 들었고, 목욕을 길게 즐겼으며, 텔레비전을 보았고, 네 가지 코스가 나오는 식사를 하는 식이었다. 그녀는 굉장히 사교적인 인물이었기에 그 와중에 접수 직원, 식당 직원, 심지어 당직 지배인 한 사람과도 친해졌다. 그리하여 체크아웃을 할 무렵에는 호텔의 거의 모든 직원과 그들의 사적인 생활에 대해 알 만한 거의 모든 것을 알게 되었다. 그리고 그들도 그녀의 신상에 대해 알게 되었다. 그래서 그녀는 쉴 만큼 쉬었다고 느끼고 다시금 자신을 짓누르는 책임과 마주해야 할 때가 되자 손쉽게 당직 지배인과 약속을 잡고서 호텔에서 일하게 해 달라고 청했다. (그녀는 주방 직원에게 들어 한 자리가 비었다는 것을 알고 있었다.) 그리하여 그녀는 단번에 소중한 고객에서 평판 좋은 종업원으로 변신하게 되었고 (주방 관리인으로) 처음에는 임시직, 나중에는 정규직으로 일하게 되었다.

그녀가 우리의 신경재활 병동에 입원했을 무렵, 그녀는 준은퇴 상태였고, 수수한 주거 호텔에서 묵으며 자선을 목적으로 일하고 있었다. (약간의 수수료를 받고 기금 마련 복권을 팔았다.) 그녀가 머리를 어떻게 다치게 되었는지 아무도 확실히 알지 못했다. 하지만 어느 날 아침 식사에 모습을 보이지 않았고, 뒤이어 다음 날 왼쪽 두정부에 깊게 찔린 상처가 크게 난 채로 정신을 잃고 쓰러져 있는 모습이 숙소에서 발견되었다. 바닥은 사방이 피로 얼룩져 있었고, 소지하고 있던 복권 판매금과 몇 가지 값나가는 물건들이 없어진 상태였다.

그녀는 우리 신경재활 병동과 연계되어 있는 병원 응급 외상 센터를 통해 입원하였다. CT 촬영에서 (뇌중격이 약간 밀려난) 좌측 전두-두정부의 급성 경막하 혈종과 좌측 측두-두정부의 뇌내 출혈이 보였다. 혈종 제거를 위해 그녀는 즉시 신경외과로 이송되었다. 수술장 내 소견에 따르면 중측두 영역의 상당한 출혈성 병변이 후방으로는 연상회supramarginal gyrus를 포함하는 부위까지 이어져 있었다. 수술 후 추적 촬영에서는 좌측 측두엽의 광범위한 저음영 부위가 보였다. [그림 6-1]은 병변부의 위치와 범위를 어느 정도 보여준다.

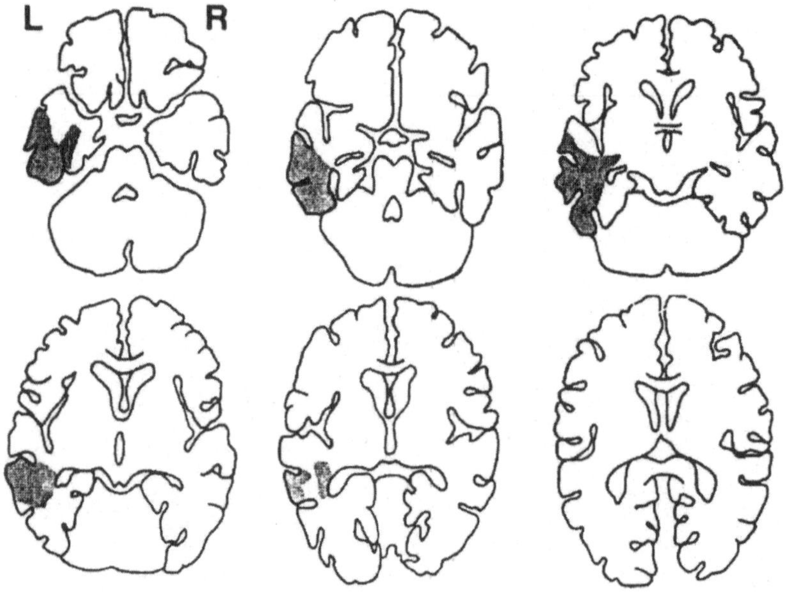

[그림 6-1]

● 신경심리학적 평가

K 부인은 최초의 외상 이후 3주째가 되어서야 의식을 완전히 되찾았는데, 그때가 되어서야 처음으로 언어적 지시에 반응을 보이기 시작하였다. 하지만 당시에는 거의 이해하지 못하는 듯 보였고 그녀의 말은—유창하기는 했으나—거의 완전히 무의미한 것이었다. 이를 '횡설수설 실어증jargonaphasia'이라고 한다. (곧 살펴보겠지만, 이 급성기 동안 그녀가 느낀 주관적인 체험은 대단히 흥미롭다.) 그녀는 대단히 빠른 속도로 회복되었고, 우리가 처음으로 그녀와 만났을 무렵, 즉 외상 후 5주째가 될 무렵, 그녀의 말은 빈번한 착어증paraphasias(단어를 잘못 사용하는 증상)이 동반된, 유창하지만 '공허한 말하기'(명사 없이 이어지는 말의 흐름)로 특징지을 수 있었다. 평가가 이루어질 무렵 K 부인은 (J 씨와는 달리) 폭행당한 이후 꿈꾸는 일이 완전히 없어졌다고 말

했다(제3장의 '첫 번째 증후군' 참조).

1개월 후 정신분석적 치료가 시작되었다. 그동안 베르니케 실어증은 좀 더 호전되어, 아마도 심한 기억상실성amnestic 실어증—혹은 루리아(1947)의 표현으로는 '청각-기억acoustico-mnestic 실어증'—이라고 묘사하는 것이 가장 적절할 법한 상태로 변했다. 곧이어 명확해지겠지만, 이 장애의 핵심 양상은 작업 기억 속에(즉, 의식 속에) 청각언어적 자료를 잡아 둘 수가 없는 것에 기인한다. 그 무렵 그녀의 말하기는 여전히 유창하였으나, 텅 비어 있다기보다는 좀 더 우원증적으로circumlocutory 변해 있었다. 또한 K 부인은 쉽게 읽을 수 있었으나 제한적으로 이해했고, 글쓰기는 말하기와 마찬가지로 유창했지만 착어증적이었다. (아울러 그녀가 무엇을 쓰려 했는지 계속해서 까먹는다는 사실 역시 글쓰기에 지장을 주었다.)

K 부인은 '생각을 할 수가 없다.'고 표현하며 계속해서 어려움을 호소했다. 이는 곧 보게 되겠지만 그녀가 자신의 실어증을 주관적으로 경험하는 주된 방식이었다. 하지만 공식적인 신경심리 평가에서는 그녀가 간단한 계산 문제를 쉽게 풀 수 있다는 결과만이 나왔다. (문제가 인쇄되어 있기만 한다면 말이다.) 실제로 두정엽 기능의 이상이라고 볼 결정적인 징후는 없었다. 계산 능력뿐만 아니라 좌우 지남력, 손가락 인식, 구성 실행 및 피부 그림감각 모두 정상적이었다. (좌측 두정엽 손상이 있을 경우, 일반적으로 이 기능들에 이상이 생긴다.) 시각공간적 기억 역시 그녀의 시각공간적 지각 기능과 마찬가지로 완벽히 정상적이었다. 우상부 4분맹(시야의 우상부 측이 안 보이는 증상)만 제외한다면 말이다. 우반구 기능 이상이나 전두엽과 관련된 다양한 집행기능의 이상 징후 역시 전혀 없었다. 요컨대, K 부인은 임상적으로 우상부 4분맹, 유창 실어증 및 청각언어 자료에 국한된 작업 기억 장애를 나타내었다. 이때 청각언어 자료에 국한된 작업 기억 장애는 큰 틀에서 보자면 그녀의 실어증과 동일한 것이었다.

정신분석적 관찰

K 부인의 정신분석적 치료는 겨우 몇 개월 남짓 진행되었기에 정신분석적으로 그녀를 이해한 것은 제한적일 따름이다. 우리가 소개하려는 자료는 다소 단편적으로 보일 수 있으나, 그것이야말로 그녀가 겪는 어려움의 본질적인 속성을 반영하는 것임을 알게 될 것이다. 우리는 K 부인이 (제9장의 복중측 전두 영역 환자들처럼) 모든 면모에서 분열되고 연결이 끊어졌다고 말하려는 것이 아니다. 그와는 거리가 멀다. 실상 K 부인의 병전 성격은 거의 변하지 않았다고 말하는 것이 옳을 듯싶다. 이런 점에서 그녀는 제5장에서 논의한 브로카 실어증 증례와 별반 다르지 않다. 그녀는 항상 그래왔던 것처럼 여전히 변치 않은 오랜 불굴의 정신을 지니고 있었고, 변치 않는 유머 감각을 보였으며 자립에 대한 자긍심을 간직한 채로 남아 있었다.

그녀의 인격에 대한 세세한 분석으로 들어가지는 않을 작정이다. 그녀의 증례에서 이는 그다지 과학적으로 흥미를 끌 만한 것이 아니기 때문이다. 대신에 우리는 그녀의 모습에서 나타난 두세 가지 놀라운 양상, 즉 그녀의 뇌 병변이 그녀의 정신적 삶에 끼친 영향의 핵심을 보여 주는 듯한 양상을 간략히 요약하겠다. 이 양상들은 기저의 한 가지 이상 소견이 나타내는 두 가지 측면인 듯 보인다. 이 이상 소견은 여타의 다른 측면에서는 근본적으로 정상적인 인격이라고 우리가 표현했던 것에 붙어 있을 따름이다.

우리는 임상적 자료로부터 우리가 주목하고자 하는 주된 양상을 잘 나타내는 대목들을 간략히 발췌하여 연속해서 보여 주는 식으로 이 증례에 대해 소개하겠다. 먼저 K 부인이 혼수상태에서 빠져나오는 주관적인 경험에서부터 시작하겠다.

그녀는 그 경험을 다음과 같이 묘사했다(착어증이나 그 밖의 언어장애로 인한 실수는 여기에 나타내지 않았다).

"처음에는 제가 어디에 있는지 몰랐죠. 처음에는 천국인 줄로만 알았어요.

사람들이 하고 있는 말을 알아들을 수가 없었거든요. 천국에서는 다른 말을 하는 게 분명해서, 제가 배워야만 할 거라고 생각했어요." [웃음] "천국에서는 사람들이 저렇게 입고 사는구나라고 생각했다니까요. 하지만 그 후로 천국 밖일지도 모르겠구나 하는 생각이 들기 시작했어요. 천국에 들어갈 수 있을지, 지옥으로 떨어져야만 하는지 판결을 들으려고 앉아서 기다리는 곳 말이죠. 있잖아요, 생전에 티끌만 한 잘못 하나만 지어도 지옥에 간다고들 하잖아요. 그래서 전혀 나쁜 짓을 하지 않으려고, 천국에 갈 수 있게끔 애를 쓰면서 살았어요. 물론 사는 동안 나쁜 짓들도 좀 했겠죠. 뭔지 정확히 기억나지는 않지만!" [다시 웃음]

치료자(캐런 캐플런-솜즈)의 질문에 대해 그녀는 자녀들이 병문안을 왔을 때에야 처음으로 자신이 살아서 이승에 있다는 사실을 깨달았다고 말했다. "애들이 온 걸 처음 본 순간에는 제가 여전히 천국에 있고, 애들이 저와 함께 있는 것이라 믿었어요. 하지만 아이들이 모두 다 함께 죽었을 리는 없잖아요. 그래서 제가 틀린 게 분명하다고 알아차렸죠."

독자들은 제9장에서 복중측 전두엽 증례에서도 뇌졸중 이후 의식을 되찾았을 때 자신이 죽어서 천국에 갔다고 믿는 어떤 남자 환자를 보게 될 것이다. 실제로 죽어 있다는 망상은 지칭하는 전문적인 용어, 즉 코타드 증후군 Cotard's syndrome이라는 명칭이 따로 있을 만큼 흔한 것이다. 이 증례에서처럼 장시간 동안 의식이 갑자기 소실되고 자신의 존재 연속성이 극적으로 중단될 경우, 개인의 정체성 감각이 장애를 받을 수 있다. 이러한 장애를 이해하는 데에는 환자의 뇌가 더 이상 정상적으로 작동하지 않기에 더 이상 예전과 같은 방식으로는 현실을 표상하지 못하게 됨에 따라 세계가 급격하게 변한 것처럼 보일 것이라는 사실이 분명 도움이 될 것이다. 예를 들어, K 부인의 경우 처음 혼수상태에서 깨어날 무렵 베르니케 실어증으로 인해 모든 사람이 외국어로 이야기하고 있는 것처럼 들렸다. 아울러 이후에서 설명하게 될 의식상의 또 다른 중요한 변화가 존재했다. 그러므로 죽었다는 판타지는 애초에 자신에게 벌어진 일을 이해하고자 하는 방식이었던 것이다. 하지만 그녀는 점차로 드러나는 증거들의 조각조각을 이성적인 방식으로 한데 모으기 시작하면서 재빨리 그러한 해석을 포기해 버렸다.

사실 자신에게 무슨 일이 벌어졌냐 하는 주제는 그녀가 사로잡혀 있던 주된 질문이었으며, 그 해답을 구하는 것이야말로 그녀가 정신치료 회기에 임하는 목적이었다. 그녀는 일어난 일에 대한 주관적인 경험(즉, 단지 기억이 안 나는 기간과 존재감의 단절감이 있을 뿐 전혀 아무런 일도 일어나지 않은 듯한 느낌)과 객관적인 증거(즉, 정말로 심각한 일이 벌어졌고, 아무것도 기억나지 않는 이 사건으로 인해 자신이 영원히 변해 버렸다는 현실) 간의 괴리를 좁히는 일이 굉장히 어려운 듯 보였다. 예를 들어, 그녀는 치료자에게 정말 자신이 3주를 통째로 혼수상태에 있었는지 거듭 물었고, 정확히 언제 자신이 다쳤는지, 수술 날짜는 언제였는지 등을 알고 싶어 했다. 그러고는 되풀이하여 그 기간 사이에 자신이 믿고 있는 일이 분명 일어났으리라고 말했는데, 이런 식으로 그녀는 자신의 삶 속 연속적인 경험 중간중간에 난 구멍을 메우려 노력했고, 무슨 일이 일어났는지에 대한 그럴듯한 설명으로 구멍을 채워 넣으려 했다.

이와 같은 재구성은 언제나 그녀가 상해를 당하기 전 의식적으로 떠올릴 수 있는 마지막 장면에서부터 시작되었다. 그녀가 기억하기로 자신은 거울 앞에 앉아 머리를 빗고 있었다고 했다. 이 대목에서 그녀는 반 삭발 상태인 지금의 모습과 비교하며 당시에는 길게 늘어뜨린 검은 머리칼이 있었음을 거의 매번 강조하는 편이었는데, 마치 지금의 모습을 자신에게서 떼어놓고 싶은 눈치였다. 그다음으로는 어떤 일이 벌어졌는지 알지 못했다. 다만 그녀는—사람들이 해 준 이야기를 통해—자신이 다음 날 침대 위에서 발견되었고, 지팡이가 자신의 옆에 놓여 있었다고 했다. 분명 폭행범이 지팡이를 흉기로 사용하고서 깨끗이 닦아 놓은 것이 틀림없다고 믿었다. 지팡이에 움푹 들어간 흔적이 있고 늘 놓던 장소가 아닌 다른 곳에 세워져 있었지만, 핏자국은 바닥에만 나 있을 뿐 지팡이에는 아무런 핏자국이 없었기 때문이었다. 그녀는 어쩌면 범인이 범행 이후 언젠가 되돌아와 지팡이를 닦고 자신을 침대 위에 눕혀 둔 것이 아닌가 하고 추측했다. 그런 식이었다. 이 주제에 대해 조금씩 달라진 이야기들이 끊임없이 이어졌다.

비록 뚜렷이 의심하는 용의자가 있긴 했지만 그녀가 범인의 정체에 대해서도 확신하지 못하는 것은 마찬가지였다. 그녀는 잡역부 한 사람을 가장 의심하고 있었는데, 그녀의 일관된 평에 따르자면 그는 무례하고 저속한 인물이었다. 또 다른 주요 용의자는 여자 청소부로 그녀가 줄곧 미심쩍게 여겼던 사람이었다. 그녀가 생각해 낸 시나리오 가운데 하나에 따르면 그 잡역부는 절도가 아닌 다른 어떤 그럴듯한 이유로 그녀를 폭행하였고, 다음 날 아침 여자 청소부가 이를 발견하고는 그녀를 침대 위로 옮겨 놓고 방 안에 있던 온갖 값진 물건을 훔칠 기회를 얻었다는 것이었다. 청소부가 범죄 신고를 하지 않았던 이유는 이로써 설명이 되었다. 심지어 그녀는 잡역부가 일방적으로 자신에게 성적인 흥미를 가졌던 것 같다고 넌지시 이야기하며, 애초에 폭행의 이면에는 그러한 이유가 있었다고 주장했다.

어찌되었든 실제 무슨 일이 일어났건 그 모든 다양한 설은 매번 그럴듯해 보였다. K 부인에게 있어서 가장 중요한 일은 자신이라는 존재의 연속성에 뚫린 불안한 구멍을 어떻게든—의식적인 기억으로 불가능하다면 최소한 모든 가용한 사실에 부합하게끔 그럴듯하게 재구성하는 것으로라도—메워 넣어야만 한다는 것이었다. 그럼에도 불구하고 이러한 구멍 메우기 과정이 약간 강박적인 성향을 띠었다는 점은 주목할 만했다. 그와 더불어 흥미로운 점은 그녀가 다양하게 조합한 설 가운데 그 어떤 것에 대해서도 그녀가 정말 만족하지는 못했다는 것이다. (그녀는 그 어떤 이야기도 실제 일어났던 일과는 전혀 어떠한 개연성도 없는 것이 아닐까 하며 계속해서 불안해했다.) 이런 점에서 때때로 그녀는 여러 가지 다른 설을 마치 꿈인 것처럼—온종일 지속되어 실제로 일어났는지 아닌지조차 확실치 않은 느낌을 주는, 누구나 한번쯤은 경험한 적 있는 종류의 꿈처럼—이야기했다. 이런 꿈같이 모호한 느낌을 해결하기 위해 K 부인은 보통 치료자의 생각은 어떤지, 대개는 조금 혼란스러워하며 그러나 때로는 필사적인 모습을 내비치며 묻곤 했다. 자신이 하는 말이

이치에 맞게 느껴지는지, 그런 일이 정말로 자신에게 일어났을 수 있는지, 아니면 자신의 가설이 전부 헛소리처럼 들리는지 말이다.

구멍을 메워 넣고자 하는 욕구는 의심할 바 없이 K 부인의 모습에서 두드러지는 양상이었다. 이는 K 부인이 '생각을 할 수 없다.'고 묘사한 증상의 주요 측면을 초래하였다. K 부인의 의식에서의 구멍은 혼수상태였던 3주 동안의 기간에 국한된 것이 아니었다. 그녀는 여전히 자신의 의식에서 구멍들을 경험하고 있었다. 심지어 지속적인 자기인식과 자신의 생각에 대한 인식이 계속해서 없어져 가고 있다고 했다. 말하자면 그녀의 마음은 의식이라는 손아귀로부터 점차 빠져나가고 있었다. 이러한 장애는 그녀의 실어증과 떼려야 뗄 수 없는 관계였으며, 사실은 주관적으로 느끼는 실어증 경험의 핵심인 듯 보였다.

그녀는 첫 번째 회기에서 그 문제를 다음과 같이 묘사했다. 면담실로 들어온 후, 그녀는 굉장히 불안해하는 모습으로 치료자에게—사람들의 이름을 계속해서 까먹고 있다고 해명하며—(치료자의) 이름을 다시 알려 달라고 했다. 그렇게 이야기하자마자 그녀는 다시 물었는데, 이번에는 좀 당혹스럽고 혼란해하는 듯 보였다. 그녀는 치료자를 이전에 만났던 적이 있는 것 같다고 말했으나 어디서 만났는지는 모르겠다고 했다. "하루 전 경찰관 면담 때 봤던가요?" 치료자는 그때가 아니라고 했고, K 부인을 신경심리 평가 시간에 만났으며 아울러 회진 때도 몇 번 참석한 적이 있다고 답해 주었다. 그때에야 K 부인은 치료자가 어떤 사람인지 짐작하는 듯 보였고, 정말로 그녀를 알아보는 듯 보였다.

이윽고 그녀는 폭행에 대한 이야기를 꺼냈지만 그 와중에 줄곧 말하던 대목을 놓치고 무슨 내용을 이야기하려 했는지 잊어버리기를 거듭했다. 결국 그녀는 멈췄고 길게 호흡을 가다듬고서는 처음부터 다시 말하기 시작했다. 두세 번을 말한 끝에, 그녀는 마지막으로 기억나는 것이 거울 앞에 앉아 머리를 빗고 있던 것이라고 했다. 그녀가 범인이라고 의심하는 그 남자는 저속한 인물이라는 말을 덧붙였다. (그녀는 암묵적으로 자기 자신은 저속한 사람이 아님을 강조하고 싶은 듯 보였다.) 누군가 분명 자신을 폭행했음이 틀림없다고 설명했다. 만약 그가 아니라면 다른 누군가였을 터인데, 의사들과 경찰관의 말에 따르자면 그녀는 머리를 여러 차례 연속적으로 가격당했다고 하였다. "분명 그는 날 죽이려 들었던 것이에요!" 그녀는 생각하는 동안 불안한 기색을 내비쳤다. 그 또는 다른 누군가가 다음 날 필시 자신의 몸을 침대 위로 옮겨 놓았을 것이라고 추측했다. 그녀는 굉장히 동요하며 자신이 밤새 바닥에 쓰러져 있었을 것이라고 덧붙였다. 그리고 뭔가를 생각하는 듯 침묵의 순간이 흐른 뒤, 그녀는 자신이 굉장히 독립적인 편이었으며 온갖 일을 혼자 힘으로 해 왔다고 말했다. 하지만 지금은 이러한 일을 겪었기에 누군가 동행하지 않고서는 어디라도 가는 것이 너무나 두렵게 되었다고 했다. 심지어 그녀는 낮 시간에도 병원 앞마당에 산책하러 나가지 않았다. (이 시점에서 치료자는 그녀가 처음 면담실로 들어왔을 때 얼마나 불안한 모습을 보였는지 다시금 떠올렸다.)

이는 그녀를 요점으로 이끌었다. 그녀는 "때로는 제 자신이 미쳐 버리지는 않을까도 모르겠어요."라고 말했다. 치료자는 무슨 뜻인지 물었다. 그녀는 이렇게 답했다. "저를 한번 보세요. 저는 항상 영리하고 굉장히 말을 잘했어요. 그런데 지금은 생각을 할 수가 없어요. 뭐가 어떻게 되고 있는지, 예를 들면 동물 이름 따위 같은 간단한 것조차도 모른다고요. 저는 농장에서 커서 모르는 동물이 없었는데 말이죠. 예를 들어, 학교에 갔어요.…… 제 말은 동물원이에요. 어저께 동물원에 갔어요, 그리고…… 그 되게 큰 동물이 뭐죠?" 치료자는 코끼리를 이야기하고 있는 것인지 반문했다. 그녀가 대꾸했다. "너무나도 끔찍해요. 제일 간단한 것조차도 떠오르지가 않는다고요. 이건 그냥 제가 아니에요!" 그녀는 몇 번이고 이렇게 되뇌었다. 치료자는 지금 이 시점에서 그녀가 자신에게 일어난 구체적 사실들에 대해 실제로 얼마만큼 알고 있는지 가늠할 수 없었기에, 언어—말에 대한 그녀의 기억—를 조절하는 뇌의 일부가 손상되었다고 설명해 주었다. 하지만 K 부인은 바로 말을 끊고 끼어들었다. "제가 얼마나 멍청해졌는지 바로 증명이 되네요! 아시겠죠. 선생님 말을 전혀 못 알아듣겠어요. 영어로 말하고 계신 건 알아요. 하지만 무슨 뜻인지 도통 모르겠다고요. 도대체 무슨 뜻이에요?" 그리하여 치료자는 최대한 간결하게 훨씬 짧은 문장과 구절들로, 두드러지는 청각-기억 결손을 회피하려 노력하며 한 번 더 설명해 주었다. K 부인은 골똘히 설명을 들었고 굉장히 놀란 듯 보였다. 설명이 끝나고 잠시 침묵이 흐른 후 그녀가 탄식했다. "아! 그렇다면 저는 이렇게 될 수밖에 없군요!" 하지만 그녀가 치료자의 말을 얼마만큼 이해했는지는 여전히 분명치 않았다.

뒤이어 그녀는 자신이 굉장히 간단한 것들조차 떠올릴 수 없다는 이야기를 다시 꺼냈다. 그녀는 말을 이어 나갔다. "무슨 일이 벌어지는지 도통 모르겠어요. 제가 외출을 하게 된다면, 아마 누군가와 말을 해야 하거나 무슨 일을 처리해야만 하겠지요. 그런데 할 수가 없어요.⋯⋯ 지금 하고 있는 것처럼은 말이죠.⋯⋯ 사람들⋯⋯ 여기 병원에 있는 사람들만 제외하고는 얘기하고 싶어도 아무하고도 말하지 않아요. 이런 식으로 제 친구들조차 보지 않을 거예요. 저는 어디에서든 혼자 있는 게 너무 겁이 나요." 그녀는 말을 이어나갔다. "예전에 항상 그랬던 것처럼 일하고 독립적으로 지내고 싶어요. 저는 줄곧 일하고 춤추러 다녔어요. 하지만 지금은 모든 게 너무나도 달라졌어요. 그림을 파는 일을 했어요.⋯⋯ 아니, 제 얘기는 티켓들, 티켓북을 말하는 거예요. 최근까지도 팔았지요⋯⋯." 이 대목에서 그녀는 자신을 고용한 사람들의 이름을 떠올리려 한참 동안 애를 썼고 자신이 그들에게 기여하고 있는 일이 무엇인지 설명하려고 씨름했다. 그러고 나서 그녀는 자신의 신체적 겉모습에 관한 주제로 옮겨 갔는데, 이에 대해서는 조금 뒤에 다시 다루도록 하겠다. 하지만 보다시피 이 연상은 명백히 그녀가 묘사하던 '생각할 수 없는 증상'과—자기 자신으로부터 멀어져 버린 듯한 느낌을 연결고리로 하여—연관성을 가지고 있었다.

무엇보다도 우선 우리는 그녀가 '생각하지 못하는 증상'이라고 표현한 것이 어떤 의미였는지 좀 더 완전하게 그려 내고 싶다. 우리가 말했듯, 이는 그녀가 보인 핵심 양상이었다. 다음은 치료 2주차에서 발췌한 것이다.

어느 때와 마찬가지로 K 부인은 주저하며 면담실로 들어왔다. 사실 간호사들의 이야기로는 그녀가 가장 상태가 좋을 때라도 침대를 떠나는 것을 주저했으며, 그녀는 언제나 꽤 긴장해 있는 듯 보였다. 하지만 정신치료 회기에 나오기 위해 침대에서 일어날 때는 특히나 더 주저하는 듯 보였다. 아울러 밖으로 나가기 위해 용기를 낼 때면 그녀는 언제나 간호사에게 거기서 담배를 필 수 있는지 물었다.

그녀가 담배와 재떨이를 손에 든 채 면담실로 들어올 때, 처음에는 이 방이 어떤 곳인지 단박 알아차리지 못하는 듯 보였으며 꽤나 긴장한 채로, 미심쩍은 눈초리로 치료자를 쳐다보았다. 비록 그녀의 시각적 단기 기억은 정상적임이 틀림없었음에도 불구하고 마치 이게 도대체 무슨 상황인지 확신하지 못하는 듯 보였다. 나중에 그녀는 대개 회기가 시작하고 몇 분이 지나서야 이전 회기에 대한 의식적인 회상이 갑작스레 마음속으로 쏟아져 들어오고 그 이후가 되어서야 면담실에 머무는 일이 훨씬 더 안전한 것처럼 느껴진다고 해명했다. 그녀는 지적으로는 전에 여기에 있었다는 사실을 알고 있지만 느낌으로는 친숙하게 느껴지지 않으며, 지난 시간 둘 사이에 있었던 일들에 대해 의식적으로 회상하여 이야기하기 시작한 이후에야 비로소 그것이 가능해진다고 설명했다. 그렇게 하면 갑자기 친숙한 느낌—그리고 안전한 느낌—이 되돌아올 것이었다.

또한 이와 관련하여 그녀가 주관적으로 느끼는 시간 경과 감각이 비정상적이었다는 사실 역시 주목할 만하다. 전형적으로 그녀는 회기 간의 간격을 실제 간격인 며칠 정도보다 훨씬 더 긴 것으로 느꼈다(그녀는 주 3회 치료를 받았다).

어느 한 회기에 그녀는—여느 때처럼—자리에 앉는 것으로 시작해, 처음 한동안을 망설이다가 여러 가지 연상을 내어놓았다. 그녀는 이렇게 말했다. "정말 뒤죽박죽이에요. 이따금씩은 기억이 나지만 어떨 때는 사라지고 없어요.…… 아니면 뒤죽박죽이죠. 대개 그런 것들은 제가 굉장히 잘 아는 것이거나 예전에 잘 알았던 것이에요. 아이들 이름, 손자들 이름, 친구들 이름 같은 거요. 심지어는 아들들 이름까지 헷갈려서 다른 아들 이름을 부르고 있지 않겠습니까." 이야기하던 도중 그녀는 적당한 말을 찾지 못해 말문이 막혔다. 그리고 말했다. "보세요. 저는 굉장히 달변가였거든요.…… 최소한 저는 그렇게 생각했어요. 그런데 이제는 그게 안 돼요.…… 종종 말하려고 했던 것도 생각이 안 나 전부를 놓치고 까먹어 버리는걸요." 그러고는 특유의 혼란스러워하는 표정을 지으며 탄식했다. "어쩌다 이 꼴이 되어 버렸나 모르겠어요!"

다음으로 그녀는 생각하려 들면 두통이 생기는데 대개는 떠올려 내지 못해 포기하고 만다며 토로하였다. 심지어 휴가 때 항상 그녀가 방문했던 장소도 확실히 기억이 나지 않는다고 했다. "이를테면, 플로리다에서 제가 즐겨 하던 일은……" 순간 그녀는 멈추었고, 그저 앉은 채로 치료자를 멍하게 쳐다보며 어리둥절해했다. 플로리다에 대해 얘기하던 중이었다고 치료자가 일깨워 주었다. "맞아요." 그녀가 말했다. "그러던 중이었죠. 맞아요. 그곳에는 돌고래들이 있었는데요. 돌고래들이 있는 장소를 좋아했어요." 치료자가 '아쿠아리움'이라는 단어를 거들어 주자 비록 다른 가족들은 싫어했지만 자신은 그곳을 좋아했노라고 K 부인은 계속해서 말했다. 치료자는 방금 전 그녀가 그녀 자신과 세상에 대해 길을 잃어버린 듯 보였다고 말했다. K 부인은 이 말의 뜻을 이해하지 못했고 해외여행에 대해 언급하는 것이라 생각했다. 치료자는 '세상'이라고 표현한 뜻이 '주변에서 일어나는 일에 대해 K 부인이 경험하고 있는 바'라고 설명해 주었다. 그러자 K 부인은 머리를 가리키며 말했다. "맞아요. 나는 부스러기로 있어요. 내 마음은 부스러기로만 있어요." "종종 그냥 그대로 앉아서 아무 말도 하고 싶지 않아요. 기억이 안 나니까요. 그런데 이건 본디 제 모습이 아니에요. 저는 천성적으로 쾌활한데다 세상에 제가 이야기하고 싶지 않은 사람은 없으니까요." 그러고 나서는 자신의 외모에 대해 다시금 이야기를 이어 나갔다. 그러므로 이는 앞서의 언급과 마찬가지로 그녀의 외모에 대한 경험과 마음에 대한 경험이 연결됨을 표시하는 것이었다. 차후에 우리는 그녀가 자신의 외모를 어떤 식으로 경험하였는지 설명하겠지만, 우선은 그녀가 '생각하지 못하는 증상'이라고 말한 것이 어떤 의미인지 몇 가지 예를 더 들어 보겠다.

어느 날 그녀는 올바르게 말할 수가 없다고 했고, 과거에는 한 번도 그런 적이 없었다고 하며 회기를 시작했다. 그녀는 빠르고 수월하게 이야기하는 편이었으나, 전체적으로 말하고자 한 것을 잊어버릴 뿐 아니라 개개의 단어들조차 잊어버린다는 사실을 깨달아 가고 있었다. 그러자 그녀는 "이제는 모든 게 떠나가네요."라고 말했다. 전날 자신이 누군가와 나누었던 대화를 소개하면서, 상대방이 자신에게 단도직입적인 질문을 던졌는데 아무런 답변도 떠오르지 않았다고 했다. 그러자 그녀는 '거기에 아무것도 없음'을 깨달았다고 했다. 그녀는 더 자세히 말했다. "그리고 거기에 아무것도 없다면, 저는 아무런 말도 할 수 없고 어떠한 일도 하지 못하지요! 끔찍한 기분이에요!" 그녀는 유감스럽고 믿을 수가 없다는 듯 말을 이어 나갔다. "저는 한 번도 이런 적이 없었어요. 전에는 전혀 이렇지 않았어요. 저는 말할 수 있었어요. 아, 아니—말할 수 있다니!—뭐였죠? 제 말 뜻은…… 제가 굉장히 유창했다는 겁니다. 제 생에 이런 적은 단 한 번도 없었다니까요. 그런데 지금은 너무 말을 많이 하고 싶지 않아요. 이 호텔에 있는 사람들에게…… 아, 제 이야기는요…… 병원을 뜻하는 거예요. 그 인도분한테 요청하는 게 끔찍해요.…… 그분 성함이 뭐죠?…… 기억나지 않을 때 도와 달라고 요청하는 일이요. 이런 것들이 떠나면 모든 게 떠나지요." 치료자는 그녀에게 '모든 게 떠난다.'는 말이 무슨 뜻인지 명확히 설명해 달라고 물었다. "단어들이 떠나가면 모든 생각, 언어적이건 비언어적이건 할 것 없이 모든 생각이 단어와 함께 떠나간다는 뜻인가요?" K 부인이 답했다. "맞아요, 모든 게 떠나요. 음, 우선 모든 게 떠나고 또 그럴 때면 저는 제 집으로…… 아니, 제 침대로 가서 누워요. 뭘 제가 더 할 수 있겠어요? 게다가 아무도 보고 싶지 않거든요. 하지만 전부가 다 되돌아오지는 않아요. 모든 게 다 돌아오지는 않는다고요. 어떤 것은 되돌아오지만 어떤 것들은 안 그래요. 그러다 갑자기 그것들이 떠오르죠. 애쓰지 않고 있을 때요. 여느 때처럼 저는 제 이름을 말하고 제 주소를 알려 주고 있었는데요. 갑자기 사라져 버렸어요…… 제 집 주소가요! 심지어 때론 제 이름이 무엇이었는지조차 떠오르지 않아요. 믿겨지시나요? 그건 제 이름인데도요! 지금, 오늘은 생각이 나지만 어떨 때는 안 그래요." 그러고는 살아오면서 자신은 몇 가지 이름으로, 다양한 별명 따위로 불렸으나 그 모든 것이 이제 똑같이 사라지기 십상이라고 말했다.

다행히도, 이러한 예를 통해 K 부인이 경험하고 있는 바는 계속해서 의식 속에 구멍이 나는 것 또는 의식의 흐름에서 연속성이 붕괴되는 것임이 명확해졌다. 이런 점에서 그녀의 증례는 우리가 제5장에서 논의했던 브로카 실어증 증례와는 뚜렷이 대비된다. 그녀의 증례야말로 언어에 대한 대뇌의 기질 substrate, 즉 정신분석적인 정신 기구 개념상에서 핵심 역할을 하는 기질에 손상이 생겼을 때 벌어지리라고 우리가 (초심리학적으로) 예측했던 바와 훨씬 더 맞아떨어진다. 이 문제에 대해서는 조금 있다 논의하기로 하고 우선 한 가지 일화를 더 소개하겠다.

치료가 3개월째 접어들던 어느 회기에서 K 부인은 자신이 그렇게 이상한 장애를 가진 세상 유일한 사람이 아니란 것을 알게 되어 얼마나 안심이 되는지 모른다고 말하였다. 그녀는 병동 내의 다른 실어증 환자가 자신과 비슷한 어려움을 겪고 있음을 알아차렸던 것이다. 과거에 자신은 그 어떠한 사교적 문제도 없었지만, 외상을 입고 난 이후로는 말을 할 수가 없기에 때로는 홀로 있는 편을 더 좋아한다고 말했다. 그녀는 계속해서 말했다. "때로는 괜찮지만 때로는 그렇지 못해요. 제 마음이 완전히 텅 비게 되는 때가 있어요. 아무 단어도 존재하지 않지요. 그럴 때면 저는 그저 침대에 누워 있고 마음에는 아무것도 없죠. 그러고는 제 맞은편 탁자를 바라보면서 단어들이 돌아오기만을 기다려요." 사라진 것이 단지 단어뿐이었는지, 아니면 모든 것이 다 사라진 것인지 명확히 하기 위해서 치료자는 재차 물었다. K 부인은 맞장구치며 종종 자신의 마음속에 아무것도 남지 않는다고 답했다. 다시 말해, 그녀의 마음속은 완전히 텅 비게 되는데, 그녀로서는 이에 대해 무력할 뿐이란 것이었다. 그녀가 할 수 있는 일이란 그저 앉아서 그것들이 뒤죽박죽인 상태로, 부분 부분 조각난 채로 되돌아오기만을 기다리는 것뿐이었다. 그녀의 얼굴에서 특유의 곤혹스러움이 보였다. 그러자 그녀는 다시 한 번 자신의 용모에 대해 이야기를 이어 나갔다.

지금까지 우리는 그녀가 느끼는 외모에 관한 이야기를 거론하지 않은 채 남겨 두었다. 의식에 관한 일차적 장애를 먼저 소개하고 싶었기 때문이다. 하지만 앞서 언급했듯, 그녀는 말이 잘 나오지 않는 문제 그리고 생각이 잘 안 나는 문제를 굉장히 자주 자신의 외모에 관한 느낌과 결부시키곤 했다. 자신의 외모에 관한 이야기는 항상 비슷한 내용이었다. 그녀가 마지막으로 기억하는 것은 거울 앞에 앉아 머리를 빗질하는 자신의 모습이라고 했다. 다음으로 그녀가 떠올릴 수 있었던 장면은 천국처럼 보이는 곳에서 자신이 눈을 떴던 것으로, 그곳에서는 자신의 가족을 위시해 모든 사람이 외국어를 쓰고 있었다. 그러고 나서 그녀는 깨어났고 거울로 향했으며 거울에 비친 모습을 보고서 '하지만 저건 내가 아닌데.'라고 생각했던 일을 기억해 내었다. 그녀는 머리칼 위로 두른 붕대와 부어오른 얼굴 따위를 보았을 터이고, 지금 바라보고 있는 사람이 자기 자신이라는 것을 진심으로 믿을 수가 없었을 것이었다.

다음이 일례이다.

나(치료자)는 더 이상 마음이 당연하게 존재하는 것이라 여기지 못하는 듯 보인다고 K 부인에게 말했다. 그녀가 탄식했다. "그래요! 더 이상은요. 저는 무슨 일이 벌어지고 있는지 전혀 몰라요. 외출을 하면, 아마도 누군가에게 말을 걸어야만 하거나 제가 할 수 없는 어떤 일과 맞닥뜨려야하겠지요.…… 이렇지는 않겠죠.…… 저는 제가 좋아하는 누군가와 이야기하지 않아요.…… 제 말은 모든 사람이에요, 누군가가 아니라. 그리고 너무 불안해요. 이런 머리로 뭘 할 수 있을지 모르겠어요. 이런 식으로 해서 도대체 무얼 알 수 있겠어요? 더 이상은 제가 아닐 뿐이에요. 다른 것은 또 어떻고요.…… 제 머리카락을 보세요. 이걸 돌돌 말거나 스타일을 바꿀 수가 없어요. 지금은 끔찍한 모습이죠. 선생님이 보시기에도 끔찍해 보이나요? 저는 끔찍하다고 느껴요. 아무도 이런 시선으로 저를 바라보지 않았으면 좋겠어요.” 그녀는 치료자에게 자신의 사진을 보여 주었는데, 훨씬 젊어 보이는 모습으로 미루어 보아 족히 수년 전에 찍은 것이 분명해 보였다. “몇 년 전에는 제 머리가 흑발이었어요. 염색을 했거든요. 하지만 이제는 그 근처에도 못 가겠어요. 심지어 붕대를 할 수도 없어요. 아, 저 좀 보세요.…… 제 말은 마스카라였어요.” 그녀는 자신이 예쁘지 않다는 것을 알았지만, 언제나 굉장히 눈길을 끌었고 대단히 두드러졌노라고 계속해서 말했다. 그녀가 말을 이어 나갔다. “머리 모양을 이런 식으로 한 적은 단 한 번도 없었어요. 이건 제가 아니라고요. 이런 길이로 있어 본 적이 없어요. 선생님처럼 머리칼이 더 길었으면 좋겠어요. 그러니 안 다친 쪽도 자를 수가 없어요. 앞머리가 없으면 얼굴이 항상 끔찍한걸요.” 그녀는 이야기하는 도중 계속해서 생각을 까먹고 있었다. 그녀가 설명했다. “제가 뭘 말하고 싶은지 알지만, 단어를 찾을 수가 없어요. 단어들은 그저 거기에 존재하지가 않아요. 그러면 제가 그 단어들을 찾기도 전에 생각이 사라져 버려요. 그저 더 이상 생각할 수가 없어요. 아시겠어요. 제 마음은 작동하지가 않아요. 저는 항상 달변가였는데 말이에요.” 그녀는 계속해서 말했다. “이건 제가 아니에요.…… 제가 아니라고요!”

그녀는 계속했다. “거울을 볼 때 제일 먼저 눈에 들어오는 건 제가 아닌 다른 사람이에요. 저는 완전히 충격을 받았어요. 제가 전혀 다른 사람으로 보였거든요. 거울을 바라보면 그 속에는 다른 누군가가 있어요. 필시 제가 붕대를 하고 있었기 때문인 것 같아요. 설상가상으로 제 머리 절반은 면도로 밀려 나가 있어요. 게다가 얼굴이 굉장히 부어 있죠. 저는 거울에서 고개를 돌려요. 충격으로 견딜 수가 없거든요. 그런 다음 저는 점 두 개를 찾아요.…… 몸에 난 점 말이에요. 제 오른 뺨에는 점이 두 개가 있거든요. 제가 여전히 똑같은 사람이란 걸 제 자신에게 상기시키려고요. 게다가 저는 제가 얘기하던 것처럼 말하고 있는 게 아니에요. 저는 굉장히 유창했어요. 항상 꿰고 있던 온갖 단어를 알지 못한다는 게 믿기지가 않아요. 진짜 제가 아니에요. 저는 제가 아니라고요.” 이런 식으로 그녀는 계속 말했다.

그녀는 분명 '적절한 말을 찾을 수가 없고 생각을 할 수가 없기에 스스로가 자신으로 느껴지지 않는 점'에서부터 '거울 속 비친 자신의 모습을 자신이라고 인지할 수 없는 점'을 계속해서 연상하고 있었다. 주관적으로는 그것들이 동일한 어떤 것의 두 가지 측면처럼 보였다. 하지만 개인의 정체성에 관한 장애 안에는 좀 더 깊은 단일 요인이 존재했는데, 이는 그녀에게 자신의 이름이나 주소를 기억하지 못하는 증상도 함께 있다는 점이 암시하는 바이기도 했다. 때때로 K 부인은 마치 스스로를 정말로 자기 자신이라 느끼지 않는 듯 보였다. 이는 단어와 사물 간의 관계에 대한 굉장히 중요한 초심리학적인 질문과 맞닿아 있다.

이를 좀 더 묘사하기 위해 치료 4개월째에 있었던 한 회기를 가져와 보겠다. 그녀는 자신의 마음이 때로 어떻게 완전히 텅 비게 되는지 털어놓고 있었다. 그러던 도중, 그럼에도 불구하고 외상 이래 몇 개월 동안 얼마나 많이 나아졌는지 알고 있다고 언급해 나갔다. "제가 얼마나 심각했는지 남동생과 친척들이 얘기해 줬어요. 그이들이 신경외과 병동에 병문안을 왔는데, 제 입에서 나오는 소리를 전혀 알아듣지 못했대요. 마치 제가 중국말을 하는 것 같았다나요. 사실 처음에는 말을 아예 못했죠. 아무 말도요. 그 뒤로 이 병동에 오기 전까지는 그럼에도 여러 가지를 떠들고 있었지만 말이 되지는 않았죠. 하지만 제가 말도 안 되는 소리를 떠든다는 걸 들을 수가 없었어요. 게다가 신경외과 병동에서는 제 얼굴이 심하게 부어 있어서 가족들이 저를 전혀 알아볼 수가 없었대요. 저 역시 거울에 비친 제 모습을 알아볼 수가 없었고요."

그러고 나서 K 부인은 고백조로 이어 나갔다. "사실 말하기 문제나 아는 단어를 못 찾는 문제만 있었던 게 아니에요.…… 저는 제가 뭘 아는지에 대해서도 역시 혼란스러웠어요. 예를 들어, 다른 날 제 아들 녀석들이 병문안을 왔어요.…… 그런데 큰아들 녀석만 남편을 닮았거든요. 작은아들은 안 닮았어요. 그렇지만 아들들이 이곳에 있는 내내 저는 작은아들 녀석이 실제 제 남편인 줄로만 알았어요. 아들이 가고 나서 몇 시간이 지나서야 제가 실수를 저질렀다는 것을 깨닫게 되었어요. 믿을 수 없는 실수죠!" 그녀는 비록 처음보다는 드문드문해졌지만 이와 비슷한 식의 혼란이 반복적으로 일어나고 있다고 했다. 하지만 구체적인 사례들은 더 이상 듣지 못했다. 그러고는 때때로 그녀가 아들들의 이름이나 심지어 자신의 이름 또는 주소마저도 망각하여 얼마나 당혹스러운 느낌에 빠져드는지 한 번 더 언급했다. 그렇게 되는 것은 그녀의 친구나 가족들은 이런 식의 경험을 한 번도 해 보지 못했으리라 확신했기 때문이었다.

이어서 그녀는 자신이 병원 내 다른 병동에 있는 몇몇 친구를 만나러 갈 것이라고 말했다. 나중에서야 알게 된 사실인데, 그 친구들이라 함은 그녀가 살던 호텔에 함께 투숙했던 이들이었다. 그들은 같은 병원에 살고 있지 않았다. 이와 같은 중복 오류는 특별히 흥미로운 것이었는데, 왜냐하면 '병원'과 '호텔'이라는 단어들을 혼동하는 것(착어증)에서 그녀가 흔히 범하던 실어증적 오류가 구체화된 듯 보였기 때문이다. 따라서 이 대목에서도 또한 그녀의 마음속에서 사라져 버린 단어들이나 단어들에 대한 혼란이 단어들이 표상하는 기저의 사물들에게도 (특정한 방식으로) 일반화되고 있음이 명백하였다.

대개 K 부인의 현실 지남력은 근본적으로 잘 유지되고 있다는 인상을 받았다는 것을 강조하고 싶다. 그녀는 항상 당혹스러워하며 자신이 저지른 실수를 알아차리고서 교정했다. 그리고 시간상으로나 공간상으로나 자신의 주변에서 일어나는 일을 좀 더 잘 이해해 보려고 언제나 노력했다. 이미 언급한 바와 같이, 비록 그녀는 여러 가지 측면에서 혼란스러워하고 있었으나, 이러한 측면에서 제9장에서 묘사할 복중측 전두 환자들과는 완전히 달랐다. 복중측 전두 환자들은 혼돈 속에 완전히 빠져들어 현실감을 전혀 붙잡아 둘 수 없는 듯 보였다. 반면, K 부인은 그녀가 마음이 완전히 텅 비었다고 느낄 때에도 침대에 누운 채 생각들이 돌아오기만을 기다라는 등 사리에 맞게 행동하였다.

실제로 그녀는 자신이 처한 상황이 얼마나 당혹스러운지 단번에 알아차릴 만큼 충분히 마음이 안정된 상태라고 말할 수 있을 정도였으며, 항상 자신이 남들에게 어떻게 보일지를 염려하였다. 또한 치료자에게 자신이 항상 이런 것은 아니었음—위트가 있고, 또렷이 말했으며, 주목받곤 했고, 항상 달변가였으며, 똑똑했다는 것 등—을 전하기 위해 거듭해서 상당히 애를 썼다. 사실 두드러지지는 않았으나 이는 전이상에서의 주된 주제였다. 그녀는 이것이 진짜 자신의 모습이 아니며, 자신은 치료자가 만나 보지 못한 완전히 다른 인물—사진 속의 인물—임을 치료자가 알아야만 한다며 전전긍긍했다. 그 무엇보다도, 이 당혹감과 수치심이야말로 그녀에게 자아뿐만 아니라 자아 이상 및 기저에 놓인 그 외의 초자아 구조나 기능 역시 통합되어 있음을 나타내는 것이었다.

또 다른 전이상의 주된 주제는 자매에 관한 것이었는데, 그러한 전이 안에서 K 부인은 치료자 곁으로 살갑게 다가와 속내를 털어놓았다. 그녀는 마치 소년소녀가 가깝고 신뢰하는 친구에게 하는 것처럼 자신의 사적인 생각과 가장 깊숙한 공포와 비밀들을 털어놓았다. 그것들을 제외하면 K 부인은 앞서 묘사한 바와 같이 자신에게 무엇이 일어났는지를 파악하는 일—즉, 자신의 의식적인 회상에서 구멍 난 부분을 메우고, 자신이 우스꽝스럽거나 미쳤거나 멍청한 것이 아님을 거듭 확인하는 일—그리고 자신만이 세상에서 유일하게 이러한 사람인 것은 아님을 확인하는 일에만 치료자를 이용할 뿐이었다. 그렇다면 이런 측면에서 그녀의 치료자는 주로 보조적인 자아auxiliary ego로 활용되었다(제9장 참조).

짧은 치료 기간이 끝나 갈 즈음, 그녀는 주로 퇴원 이후 자신이 앞으로 어떻게 다시 외부 세계에 적응해 나갈지에 대한 상당한 불안을 표하는 데 시간을 보냈다. 그리고 아들이나 사회사업가들이 자신을 위해 잡아 놓은 실제적인 계획들을 거듭해서 확인했다. 여기서 다시 한 번, 그녀가 얼마나 탄탄히 현실과 접하고 있는지를 정말 생생히 확인할 수 있다. 비록 그녀의 말이나 의식은 전반적으로 그다지 믿을 만하지 못하고 순간적인 착란 상태에 빠져들기는 했지만 말이다. 근본적으로 그녀는 여전히 같은 사람—항상 그래 왔던 것과 다를 바 없이 뇌 손상 이후에도 굳건히 땅에 발을 디디고 있는 한 사람의 생존자—이었다. 비록 그녀 아래의 땅은 계속해서 사라지고 있는 듯 보였지만 말이다.

치료가 종결될 즈음, 그녀는 더 나아가 상당한 진전이 있었다. 그녀에게서 말과 언어 능력이 회복되자 전반적인 '사고' 역시 회복되었으며, 자기 자신을 되돌아보는 감각이 훨씬 더 잘 통합되었다. 그녀는 자신이 이전 수준의 독립적인 생활로는 돌아갈 수 없음을 깨달았다. 이런 식으로 회복이 일어나자 그녀는 자신의 곤경에 대해 덜 동요하게 되었고, 치료자와는 좀 더 깊고 개방적으로 그리고—어떤 의미에서는—좀 더 큰 슬픔으로 관계하게 되었다. 따라서 이런 점으로 미루어 볼 때 치료 과정은 제5장에서 묘사한 증례와 마찬가지로 궁극적으로는 정상적인 애도 작업을 위해 사용되었다고 하겠다(제8장 참조).

그러므로 요약컨대 이 증례는 베르니케 실어증에서 회복되는 것의 증례인 동시에 일상적인 용어로는—초기에는 정말로 고전에서 나오는 증례 묘사들과 마찬가지로—'단어에 상응하는 기억이 상실된 것'으로 묘사할 수 있는 증례였다. 이러한 상실은 겉으로는 단어 탐색의 어려움 및 착어증 그리고 들은 것 중 일부를 이해하지 못하는 증상으로 나타났다. 하지만 내면에서는 의식에 구멍이 뚫린 것으로 경험되었으며, 따라서 그녀라는 존재를 이루는 바로 그 직물에 구멍이 뚫린 것이었다. 이렇게 '단어에 상응하는 기억이 상실된' 결과, K 부인은 '생각할 수가 없다.'는 것으로 자신을 경험하게 되었다. 그녀의 의식에 있어 이와 같은 변화는 (외모의 변화와 결합되고, 3주간 혼수상태로 있었기에 남게 된 연속적인 회상 가운데의 큰 간격으로 악화되어) 그녀의 개인적 정체감이 광범위하게 약화되는 데 일조했다. 때로 이는 그녀의 존재의 가장 근본적인 곳까지 다다르는 듯 보였으며, 단어에 대한 기억의 상실은 사물에 대한 기억의 상실이 되었고, 단어 간의 착각은 사물 간의 착각으로 변하는 듯 보였다. 하지만 K 부인은 언제나 이러한 이상하면서도 깊이 교란되는 경험에 대해 전적으로 이성적인 반추를 할 수 있었다. 그녀는 이에 대해 치료자에게 이야기할 수 있었고, 가용한 모든 정보를 사용해 자신이 미쳐가는 것이 아니며, 자신이 여전히 정말로 존재하고, 겉보기와는 달리 세상과 그 속 자신이 놓여 있는 장소가 여느 때와 마찬가지로 여전히 똑같은 세상임을 다시금 확인할 수 있었다.

논의

환자의 언어 장애는 그녀의 표현을 빌리자면 '생각을 할 수 없는 증상'으로 주관적으로 경험되었다. 그러나 독자들이 분명 알아차렸겠지만 정말로 생각을 하지 못하는 것과는 거리가 멀었다. 오히려 그녀는 자신의 생각에 단어를 부착할 수 없었고, 그로 인해 자신의 사고를 의식으로 가져올 수 없어(그리고 의식 속에 잡아 둘 수 없어) 고통받았다. 이는 단번에 우리로 하여금 말과 사물 간의 관계에 대해 초심리학에서 알고 있는 사실을 떠올리게 한다.

정신분석에서 하고 있는 가장 기본적인 가정 가운데 하나는 "정신 과정은 그 자체로 무의식적이다."라는 것이다(Freud, 1915e, p. 171). 이 가정은 한 가지 의문을 뚜렷이 남긴다. 그렇다면 우리는 어떻게 자신의 정신 과정들에 의식적이게 되는가? 프로이트의 제안은 다음과 같다.

> 의식 과정들은 자아의 변방에서 일어나며, 자아 속 그 이외의 모든 것은 무의식적이다. 이는 실제 벌어지고 있는 상황 가운데 우리가 상상해 봄 직한 가장 간단한 상황일 것이며, 동물들 내부에서 실제로 벌어지고 있는 상황일지도 모른다. 하지만 사람에게는 여기에 추가적으로 상황을 복잡하게 만드는 문제가 하나 더 존재하여, 이를 통해 자아 속 내적 과정들은 또한 의식의 속성을 획득하게 되는 것인지도 모른다. 이는 언어라는 기능이 하는 일로서, 자아 속 자료를 가져와 시각적 기억 잔상 및 좀 더 특징적으로는 청각적 기억 잔상과 단단히 연결시킨다. 그때부터 피질 층의 지각적 가장자리는 내부로부터도 훨씬 큰 정도로 흥분할 수 있는 것이다. 생각의 흐름이나 사고의 과정과 같은 내적 사건들은 의식화가 될 수 있다(1940a [1938], p. 162).

그렇다면 K 부인의 경우 결함을 보인 기능은 바로 이것, 즉 자아 속에 있는 자료를 청각적인 기억 잔유물들과 탄탄히 연결시키는 능력이라고 주장하는 것이 합당해 보인다. 그녀에게서는 생각들이 결여된 것이 아니라 오히려 자신의 생각에 단어들을 부착할 수 없었던 것이며, 따라서 자신의 생각들을 의식화할 수가 없었던 것이다.

프로이트의 가정을 이쯤에서 상기해 보는 것도 의미가 있을 듯하다. 프로이트는 의식이 최소한 두 가지 구성 요소 체계, 즉 Pcpt.(지각 체계perceptual system) 및 Cs.(의식 체계consciousness system)라는 약자로 표시한 체계들로 이루어져 있다고 상정했다. 지각Pcpt. 체계는 외부 자극에 의해 흥분되는데, 이러한 자극들은 의식Cs. 체계로부터 부가적인 주목 카텍시스를 끌어들일 때에만 비로소 의식화가 된다. 한편, 의식Cs. 체계는 내부에서 일어나는 과정들(예: 생각들)에 의해서도 흥분될 수 있지만, 이는 지각적Pcpt. 흥분이라는 기억 속 궤적들과 연상적으로 접촉하게 될 경우에만 비로소 의식화될 수 있다.

> 따라서 언젠가 한번 지각되었던 것만이 의식화될 수 있으며, (느낌을 제외한) 내부에서 떠오르는 의식화되고자 하는 어떤 것은 반드시 외적인 지각 형태로 스스로를 변형시킬 필요가 있다는 것이 마치 새로운 발견처럼 떠오른다 (1923b, p. 20).

K 부인의 증례는 의식의 하위 구조에 관한 이러한 분석에 대해 확증적인 증거를 보여 준다. K 부인은 새로운 외부 지각을 등록하는 능력이 온전했다 (지각Pcpt. 체계는 근본적으로 결손이 없었다). 하지만 그녀는 마음속에서 일어나는 정신 과정들을 의식에 부착하는 일에 큰 어려움을 겪었다. (그녀의 의식Cs. 체계에는 결손이 있었다. 더 정확히 말하자면, 그녀의 실어증은 다음과 같은 식으로 이해해 볼 수 있었다. 그녀는 자신에게 하는 이야기를 듣기는 했지만 그게 무슨 뜻인지 알아차릴 수가 없었다.) 이 대목에서 우리는 비로소 초심리학에 대한 신경-정신분석적 접근의 과학적 유용성을 확인할 수 있다. 이렇게 독특한 프

로이트의 지정학적 가설을 순전히 정신병리학적 자료들만으로 검증할 수 있다고 상상하기는 어렵다. 하지만 (K 부인의 증례와 같은) 국소 신경학적 증례들에서는 이러한 장애의 기능적 해리를 증명하기가 상대적으로 쉬운 편이다. 더욱이 이와 같은 초심리학적 개념들은 이런 식에 있어서는 역동적으로 위치가 규정되어 왔기에dynamically localized 더 세세한 부분에서의 기능적 속성들을 탐색하는 일이 가능해진다(즉, 지각Pcpt. 체계와 의식Cs. 체계 각각에 할당되어 있을 법한 기능에 대해 더 정밀히 정의를 내릴 수 있다). 예를 들어, 루리아(1947)는 이러한 형태의 증례에 있어 근본적인 결손은 청각언어적인 자취들을 안정화할 수 없는 것(즉, 울려 퍼지는 좌측 중측두left mid-temporal 뉴런들의 발화 패턴을 유지할 수 없는 것)—오늘날 좌측 배외측 전전두 볼록면left dorsolateral prefrontal convexity이 주관한다고 회자되는 기능—이라고 말했다. 이에 따르면 의식Cs. 및 지각Pcpt. 체계를 한편에 놓고 배외측 전전두 볼록면 및 중측두 영역을 다른 편에 놓을 때 둘 사이에 그럴듯한 유사점들이 그려지기 시작한다. 또한 '작업 기억' 체계, 즉 오늘날 인지 과학에서 지대한 관심을 끌고 있는 바로 그 체계의 기능적 구조가 고전적인 프로이트식 초심리학과 연결되기 시작한다. 하지만 이 단계에서는 그렇게까지 세세한 이론적 물음에 대해 해답을 추구하려 의도하지는 않을 셈이다. 현재로서는 단지 이와 같은 기본적인 초심리학적 기전들이 이론상으로는 우리가 추천하는 방법을 통해 뇌 조직들 속에 역동적으로 위치가 특정될 수 있음을 강조하고 싶을 뿐이다.

정신분석적 초심리학적 관점에서 보자면, 지금 다루고 있는 이 특별한 기전은 대단히 중요한 의미를 담고 있다. 이는 정신분석적 치료가 무의식적 사고 과정들을 의식화하는 과정에 그 중심축을 두고 있기 때문이기도 하지만(따라서 '말하기 치료'이다), 또한 프로이트가 자신의 첫 번째 지정학적 모델에서 이 과정을 단순히 뒤집는 것만으로도 억압repression 자체를 이해할 수 있다고 주장했기 때문이다. 즉, 프로이트(1915e)는 억압에 대해서 단순히 내적Ucs. 정신 과정들과 청각언어적Pcpt. 자취들 사이에 의식Cs. 체계가 놓을 수 있는 연상적인 연결들이 철수되는 것과 연관된다고 주장했다. 일단 이 연결고리가 철수되고 나면, 문제의 사고 과정들은 더 이상 의식화될 수가 없다. 즉, 억압이 일어난 것이다.

하지만 억압이 일어났다는 것은 단순히 의식에서 존재하지 않게 되었다는 뜻에 그치는 것이 아니다. 이는 문제의 그 사고 과정에 대한 집행적 조절이 사라졌다는 뜻이다. 종국에 프로이트는 이 두 가지 과정(의식 및 집행적 조절) 역시 해리될 수 있음을 깨달았다. 이와 같은 이유 및 또 다른 이유로, 프로이트(1923b)는 의식Cs. 체계는 마음의 집행 기구가 아님을 알게 되었다. 억압을 구성하는 것은 단어 연상들(즉, 의식)의 철수가 아닌—의식의 속성과는 무관한—집행(즉, 자아) 조절의 철수이다.

이러한 기능적 해리의 타당성 역시 K 부인의 증례를 통해 입증된다. 비록 그녀는 자신의 생각에 의식을 갖다 붙일 수 없었지만, 그럼에도 불구하고 궁극적으로는 이성적인 방식으로 줄곧 행동했다(몇 가지 예외 사항은 좀 있다 논의하겠다). 즉, 그녀의 자아 및 초자아 기능들은 근본적으로 손상이 없이 남아 있었다. 근본적으로 그녀는 이성적이고 현실 지향적인 개체로서 기능을 지속했으며, 자신에게 무슨 일이 일어났는지 이해하려 애를 쓸 때면 줄곧 수치심과 죄책감 따위를 경험하였다. 이러한 측면에서 그녀는 J 씨와 똑같았다. 그녀는 자신의 행동에 대해서는 집행 조절을 유지하고 있었다. 그녀가 잃어버린 것은 자신의 의식에 대한 조절이었다(이러한 측면에서 보자면 그녀가 J 씨와 다른 유일한 점은 바로 이것이었다). 이는 프로이트(1923b)가 개정한 지정학적 제안, 즉 의식은 마음의 집행 기구가 아니며 심지어 자아 그 자체도 궁극적으로는 무의식적이라는 내용의 제안을 입증해 준다.

그렇다면 반추적 의식이라는 특정 기능에 대해서 어째서 K 부인은 J 씨와 차이가 났던 것일까? 프로이트의 초심리학에 따르면, 이 차이는 말하기 기능을 구성하는 하위 구조에 의해 다시 한 번 설명된다. 우리는 K 부인의 증례에서 의식의 결손은 손상된 언어 표상에 기인한다고 말했다. 하지만 J 씨 역시 언어 표상에 손상을 입지 않았던가? 이 명백한 모순은—제5장의 마지막 부분에서 논의한 것처럼—단순히 '언어 표상'이라는 용어로 일컬어지는 복잡한 기능 체계의 서로 다른 구성 요소들이 두 가지 증례에서 각각 손상을 입었다는 사실에서 해답을 발견할 수 있다. J 씨의 증례에서 손상된 것은 말하기의 운동 요소였던 반면, K 부인의 증례에서는 청각 요소였다. '언어'가 단순한 신경심리적 구조로 이루어져 있지 않다는 사실은 프로이트의 시대의 신경학자들조차도 알고 있었다. 일찍이 1891년에 프로이트는 언어가 다중의 감각운동 분석기 내 여기저기 산재한 복잡한 표상을 지닌 것이고 난해한 것임을 강조했다. 그는 이와 같은 통찰을 잊은 적이 없었고, 이후 정신분석적 초심리학을 창시할 무렵 오로지 언어의 청각적 요소만이 의식과 특별한 관련성을 지녔다는 것을 강조하기 위해 애를 썼다. 다음의 인용문은 프로이트가 세웠던 실어증에 대한 가설과 정신분석적 가설들 사이에 이어져 내려오는 일관성을 보여 주는데, 이는『자아와 이드The Ego and the Id』(1923b)에서 따온 것으로 우리가 앞에서 한 차례 인용한 바 있다.

> 언어적 잔유물들은 일차적으로 청각에서 기인하며, 그런 관계로 전의식Pcs.계는 이른바 특별한 감각 출처를 가지고 있는 것이다. 읽기에서 얻어지는 단어 표상들의 시각적 구성 요소들은 이차적 요소이며, 한쪽 편에 내버려진 채로 시작될 것이다. 단어들의 운동적 심상들도 그와 마찬가지로 귀머거리-벙어리가 아닐 경우 보조적인 지표 정도로 그 역할을 할 것이다. 본질적으로 단어란 결국 이전에 들었던 단어의 기억 잔유물인 것이다(pp. 20-21, 강조 추가).

그러므로 정신분석에서 '자아에서 일어나는 과정들은 말로 하는 연상을 통해 의식으로 들어온다.'고 할 때 그 엄밀한 뜻은 청각언어적 연상이 이 기능을 수행한다는 것이다. 이와 같이 단순히 언어의 운동적 요소와 청각적 요소를 구분하는 것만으로 J 씨의 증례와 K 부인의 증례 간의 기본적 임상적 차이는 설명된다.

지금까지의 내용을 요약해 보건대, 현 증례에서 의미를 찾을 수 있는 과학적 관심사는 두 가지이다. 첫째, 이를 통해 반추적 의식(혹은 그 가운데 주요

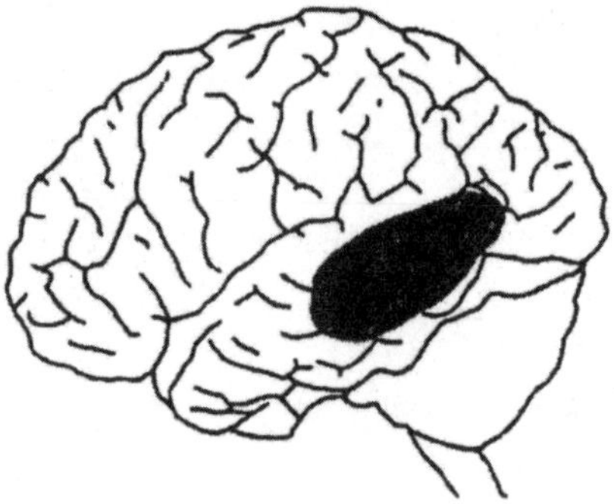

[그림 6-2]

부분)은 '언어 표상들'(즉, 청각언어적 연상들)이라는 방식에 의해 활성화된다는 것이 입증된다. 둘째, 이 연상적 기능(혹은 그 가운데 주요 부위)은 좌반구 중측두mid-temporal 영역들에 놓여 있음을 알게끔 해 준다([그림 6-2] 참조). 결과적으로 초심리학에서 중심축을 이루는 개념 하나가 현대 신경과학에서 이용하는 일련의 방법을 통해 다채로운 새로운 노선의 임상 연구 안으로 들어올 수 있게 되는 것이다.

아울러 이러한 임상-해부학적 짝짓기법을 사용한다면 이와 같이 중요한 초심리학적 기능이 붕괴될 경우 벌어지는 심리적 결과들을 탐구할 기회를 얻을 수 있다. 비록 K 부인의 자아가 [프로이트(1923b)가 두 번째 지정학적 가설에서 예측한 바와 같이] 근본적으로는 손상이 없었으나 완벽히 정상적인 것은 아니었다. J 씨와는 달리 K 부인의 임상 양상에서는 단어의 혼란 몇몇이 사물의 혼란으로 이어지는 일이 분명히 있었다. 좀 더 정확히 표현하자면, 그녀에게서 청각언어적 반추적 의식이 상실되자 무의식unconscious계의 특징적 기능 유형이 잠깐 동안 의식 내로 침투해 들어왔고, 그에 따라 어느 정도까지는 자아의 운용이 약화되는 일이 분명히 있었다. 예를 들어, 그녀에게서는 일시적으로 개인적 정체성에 혼란이 생기는 경우가 있었다. (K 부인이 자신의 이름과 외모에 대해 미심쩍어 할 때면, 이는 자기 자신을 미심쩍어 하는 상황으로 일반화되는 듯 보였다.) 그 밖의 경미한 구체화 사례들 또한 존재했다. 아울러 일시적인 기억 착오증(압축과 전치) 및 시간과 공간에 대한 주관적 감각의 틀에 있어서도 여타의 장애가 존재했다. 그녀에게서는 전반적인 불안 수준 역시 올라가 있었다. 이와 같은 점들은 프로이트(1915e)가 열거하였던 무의식Ucs.계의 독특한 기능적 특징들을 떠올리게 만든다. "첫째, 상호 모순의 허용, 둘째, 일차 과정(카텍시스들이 자유로이 움직임), 셋째, 시간의 부재, 넷째, 외적인 현실이 심리적 현실로 대체되는 것"이다(p. 186).

제9장에서 우리는 전두엽의 복중측ventromesial 표면에 손상을 입어, 이와 같은 '무의식계의 독특한 기능적 특징들'이 완전히 두드러지는 임상 양상을 보이는 일련의 증례를 소개할 것이다. 대조적으로 K 부인의 증례에서는 그 영향이 훨씬 더 한정적이었다. 하지만 이 증례와 제9장에서 소개할 복중측 전두 손상군의 증례들 사이에는 틀림없는 연속성이 존재한다.

이러한 연속성 가운데 가장 눈에 띄는 예는 죽어 있다는 망상일지도 모르는데, 이는 K 부인의 증례와 제9장에서 소개할 전두엽 증례들 중 하나에서 공히 나타난다. 하지만 K 부인의 증례에서 이 망상은 전두엽 증례에서 보다 훨씬 경한 형태로 나타났다. K 부인의 증례에서 '망상'은 근본적으로 하나의 가설 형태, 즉 그녀의 자아가 현실적 증거에 반하여 적절히 검증되는—그러고는 그 증거에 상충되는 것으로 적절히 기각되는—가설의 형태를 취했다.

이는 정신분석 이론에서 자아에 부여한 기능적 역할의 핵심을 짚고 있다. 자아의 일차적인 업무는 외적 현실에 따른 요구에 알맞도록 마음의 활동과 출력에 제한을 거는 일이다. K 부인의 증례에서는 이 핵심적 기능이 살아 있었으나, (앞으로 보겠지만) 복중측 전두 증례들에서는 그렇지 못했다. 제9장에서 설명할 복중측 전두 환자는 정말로 자신이 죽었다고 믿었다. (그리고 현실과의 접점이 손상된 부분 위에다 그러한 믿음을 덧대어 입혔다.) 반면, K 부인은 죽어 있다는 판타지를 실제로는 여전히 살아 있다는 사실을 입증하는 지각적 증거로 검증하였고, 그리하여 자신의 판타지와 지각 사이에 존재하는 상호 모순점과 맞닥뜨리게 되었으며, 결과적으로—판단이라는 활동에 근거하여—외적 현실에 알맞게 판타지(심리적 현실)를 기각했던 것이다.

이 모든 것은 자아가 지닌 기본적인 억제 기능—즉, 이차 사고 과정 및 현실 원칙 전체를 뒷받침하는 기능—이 좌측 측두 볼록면 손상 증례(K 부인)에서는 좌측 전두 볼록면 손상 증례(J 씨)에서와 마찬가지로 근본적으로는 정상임을 말해 준다. (제9장에서 보게 될 복중측 전두 손상 증례들에서는 이 기능들이 철저히 망가져 있다.) J 씨의 경우에 비하면 K 부인의 경우는 이 기능들이 덜 안정적이다. 이는 단어 표상의 청각적 요소가 어떤 식으로든 자아의 집행 기능 중에 참여하지만 그 기여도가 자아 기구의 통합에 있어서 핵심적인 것은 아님을 시사한다. 이 자아 기능을 핵심적으로 지탱하고 있는 것이 무엇인지는 제9장에서 살펴볼 예정이다. 지금은 다만 그것이 단어 표상은 아니라는 점만을 말할 수 있으며, 이는 단어 표상의 운동 요소와 감각 요소 모두에 적용된다. 비록 말하기의 청각언어적 요소가 의식이라는 구조를 이루는 기본적인 성분이기는 하지만, 자아 구조 자체는 감각운동 언어 표상 이외의 어떤 것에 의해 만들어진다. 따라서 이 증례에서 드러난 제한적인 자아 결손의 모습을 통해 자아 전체의 집행기능에 의식이 기여하는 바는 제한적이라는 점을 알 수 있다. 실질적인 기여도는—K 부인의 증례에서 볼 수 있듯—자기감(개인적 정체성)에 영향을 끼치는 정도일 것이며, 이는 전반적으로 자아의 기본적인 반영적 운용이나 기타 집행적 운용에 핵심이 되는 것과는 거리가 멀다. 이 증례가 여실히 보여 주듯, 이 기능들은 의식이나 언어에 좌우되는 것이 아니다. 그리고 이는 프로이트가 자신이 살펴볼 수 있었던 순수한 정신병리적 자료들을 통해 20년간 숙고한 끝에 내린 결론이기도 하다.

> 그 무엇보다도 사고 과정들을 구성하는 자아의 내부에는 전의식화의 경향성이 존재한다. 이는 자아의 특성이자 자아에게만 한정된 것이다. 하지만 언어라는 기억 잔유물들과 연결되는 것이 전의식에 필수적인 전제 조건이라 생각한다면 이는 그릇된 생각이다. 비록 그러한 연결이 존재하기에 사고 과정의 전의식적 속성을 추정하는 일이 보장되기는 하지만, 오히려 전의식 상태는 언어 잔유물들의 연결과는 무관하다(1940a [1938], p. 162).

다음 증례로 넘어가며 정신 기구의 기능적 구성에서 더 심층부로 나아가기 이전에, 이 증례에서 간략하게나마 다시금 강조하고 싶은 특징이 하나 더 있다. 그 특징은 K 부인이 (제5장의 J 씨와 마찬가지로) 정상적인 자아와 초자아 기능을 지니고서 치료 과정을 정상적인 애도 반응에 활용할 수 있었다는 것이다. 이에 대해서는 특별히 눈길을 끄는 점이 없었다. 이를테면 애도는 아프기 전 자신의 이미지(그녀가 지니고 다닌 자신의 사진에서 보이는 젊고, 독립적인 정신의, 검은 머리 여인으로 표현되는 이미지)를 어쩔 수 없이 서서히 포기하는 식으로 나타났다. 치료 작업이 끝날 무렵, 이 이미지는 온갖 상실 및 체념과 필연적인 슬픈 느낌들을 간직한, 다치고 더 나이 들고 좀 더 의존적인 자신의 갱신된 새로운 이미지로 바뀌어 있었다. 우측 뇌 손상 증례들에서는 놀랍게도 이 모든 것과 '정상적인 애도 과정에 필수적인 기저의 자아 및 초자아 기능들'이 존재하지 않았다. J 씨나 K 부인의 증례에서와 손상의 정도는 비슷했지만 말이다(제8장 참조).

이렇게 다양한 증례군을 구분 짓는 심리적 기제를 분석함에 따라 우리는 서서히 인간의 정신 기구 전체를 구성하는 기본 초심리학적 기능들의 신경상관물에 대해 알아낼 수 있을 것이다. J 씨의 증례와 K 부인의 증례에서 드러난 차이점들이야말로 이러한 작업이 가능하며, 어떻게 가능할 것인지를 희망적으로 보여 준다. 이제 J 씨와 K 부인의 증례들과 대비시켰던 복중측 전두 증례 및 우반구 증례들로 넘어가기 전에, 다음 장에서는 좌측 실비안열 주변 손상 증례 하나를 더 살펴보고자 한다. 이는 '앞선 두 증례의 표층적인 장애'와 '앞으로 살펴볼 훨씬 더 심층적인 장애들' 사이에 위치하는 듯 보이는 증례이다.

제7장

왼쪽 두정엽 손상 증례에 대한 정신분석적 관찰: 산산조각 난 세상 속의 한 남자*

L 군 증례

L 군은 실험 화학자로 26세 미혼이었다. 우리 신경재활 병동에 입원하기 5개월 전, 그는 자동차 사고로 국소적 두부 손상을 입었다. 처음에 그는 다른 병원의 집중치료실에 입원을 하였다. 입원 당시 글래스고 코마 척도Glasgow Coma Scale에서 그의 의식 수준은 7/15였다. 우측의 부전마비가 관찰되었다. 뇌 CT 스캔에서 왼쪽 두정엽의 출혈성 좌상이 보였다. 초기에 그는 잘 회복되었다. (그리고 양측 팔을 자발적으로 움직이기 시작했다.) 하지만 그 후 호흡부전이 발생했고, 25일 동안 인공호흡기 신세를 졌다. 이후로 강직성 우측 편마비가 뚜렷이 나타났다. 사고를 당한 지 39일이 지난 뒤 구두 지시에 반응하고 말하려 하기 시작했을 때, 그는 전全 실어증 상태globally aphasic로 추정되었다.

추적 CT 스캔에서 좌측 두정엽에 뚜렷한 손상 부위가 보였는데, 주된 부위

* 이 장은 1999년 6월 5일 뉴욕 정신분석 연구소의 신경정신분석 센터에서 캐런 캐플런-솜즈와 마크 솜즈가 발표한 「산산조각 난 세상 속 한 남자에 관한 정신분석적 관찰Psychoanalytic Observations on a Man with a Shattered World」이라는 논문을 바탕으로 하고 있다.

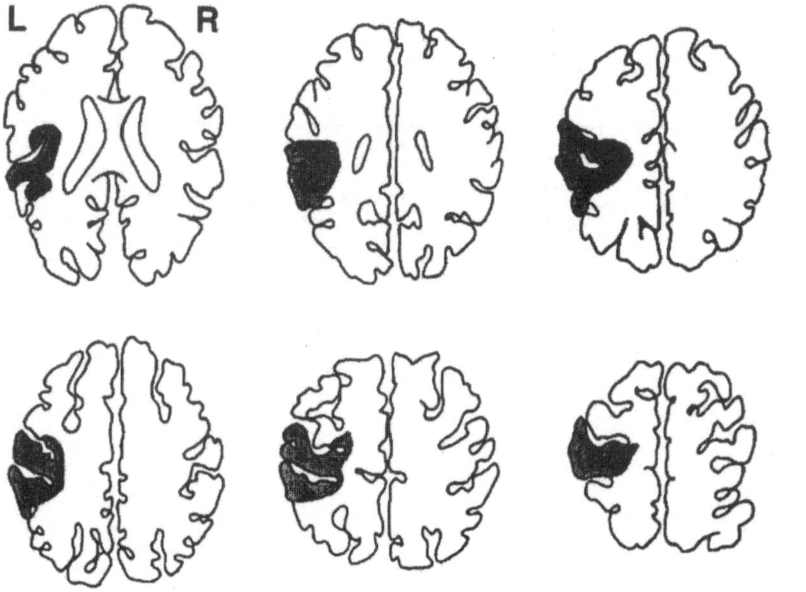

[그림 7-1]

는 연상회supramarginal gyrus에 위치하였으나 아울러 일차 감각운동 피질도 포함될 정도로 전방으로 확장되어 있었다([그림 7-1] 참조). 이어지는 3개월의 기간 동안 다른 병원에서 집중적인 언어치료 및 물리치료를 받은 뒤 그는 우리의 신경재활 병동으로 전원되었는데, 마지막 진단은 혼합성 피질경유 실어증mixed transcortical aphasia으로 붙어 있었다. 당시 그는 여전히 편마비가 있었다. 편마비는 우측 상하지를 침범하였으나 상지가 주로 영향을 받았다. 그는 휠체어를 타고 있었다.

◘ 신경심리학적 평가

사고 21주 뒤 신경심리학적 평가가 시행되었다. L 군이 보인 임상 양상에서는 언어 장애가 두드러졌다. 자발적인 말하기는 유창하지 않았고nonfluent, 전보식이었으며, 착어증paraphasic이 있었다. 착어증은 문자로 쓸 때와 말로 할 때 둘 다에서 나타났으며(즉, 그는 발음을 잘못할 뿐만 아니라 단어를 잘못 사용했다), 몇 가지 신어조작증도 있었다. 대조적으로 따라 말하기repetition(즉, 검사자의 말을 되풀이하는 것)는 유창하였다. 대면 이름 대기(즉, 지시받은 사물을 보고 명칭을 말하는 것)는 굉장히 불량하였다. 청각적 언어 이해는 온전하였으나, 복잡한 논리-문법적 자료에서는 이 능력이 와해되었다. 이와 같은 결손 양상은 그에게 내려졌던 진단—즉, 혼합성 피질경유 실어증mixed transcortical aphasia과 일치하는 것이었다. 글쓰기에서는 심한 장애를 보였다(그리고 실행 실서증apraxic agraphia 형태를 띠었다). 소리 내어 읽기는 문장보다 개별적인 문자나 단어들을 읽을 때 더 어려움이 있었다. 의미 착독증semantic paralexia이 흔히 보였다(예를 들어, 그는 '온도계'를 '측정기'로, '증류주'를 '위스키'라고 읽었다). 더 많은 인지 검사를 통해 심한 난독증이 있다는 사실이 확인되었다.

다른 기능들에 대해 말하자면, 심한 관념운동 실행증ideomotor apraxia과 구두 실행증oral apraxia이 있었고, 구두 지시에 상응하는 자신의 신체 일부분을 인지하지 못하였다. 나중에 알게 된 사실인데, 그가 느끼는 자신의 신체상 역시 비정상적이었다. 이에는 손가락 실인증(즉, 손가락들을 정확히 인지하지 못하는 것)이 포함되었다. 아울러 심한 계산불능증이 있었고, 왼쪽과 오른쪽을 자주 구분하지 못하였으며, 나침반을 제대로 놓지 못하였고, 시계를 보고 시간을 읽어 낼 수 없었다. 달리 표현하자면, L 군은 피질경유 실어증 증후군 및 심한 난독증 이외에도 완전한 거스트만 증후군Gerstmann syndrome을 앓고 있었다.

구성적 검사들에서는 오직 오른쪽 주의 결핍으로 인한 영향만이 나타났다. 오른쪽 공간을 무시하는 이러한 경향은 편측 공간 주의력을 살펴보는 공식적인 검사들을 통해 확인되었으나 다음 2주일 사이에 신속히 회복되었다. 또한 L 군은 사고 이후 꿈꾸기가 완전히 사라졌다(제3장의 '첫 번째 증후군' 참조). 전전두, 우반구 및 후두엽 기능은 완전히 정상적이라 생각되었다.

재활 병동에 입원한 지 얼마 되지 않아 L 군은 정신치료를 위해 의뢰되었는데, 그가 심하게 우울한 것으로 판단되었고 명백한 자살 소망을 표했기 때문이다. 그를 치료한 여러 치료사(언어, 작업, 물리)는 모두 그가 지금 사용하고 있는 것보다 남아 있는 기능이 더 클 것이라 느꼈고 '우울증'으로 인해 그가 해낼 수 있는 만큼의 진전이 안 되고 있으리라 믿었다.

정신치료 상황에서 보인 그의 모습을 묘사하기 전에, L 군의 개인력에 관해 조금 언급하겠다.

● 개인력

그의 아버지는 말레이계 화교였으며 독실한 무슬림이었다. 하지만 유럽으로 이민을 온 후 그는 가톨릭 신자인 영국 여인과 결혼했다(그녀는 이슬람으로 개종했다). L 군은 맏이인 형 콘래드, 누나와 여동생인 도리스와 록시가 있었다. L 군의 아버지는 성공하였으나 교육받지 못한 사람이었다. 처음 영국으로 왔을 때 그는 냉동 생선 포장 회사에서 육체노동자로 일했다. 하지만 57세의 나이로 사망할 무렵 그는 공장 전체의 경영자가 되어 있었다. 그는 가부장적이기로 유명하였고, 엄격한 규율주의자였던 것처럼 보였다. 그는 가족들의 화합 및 학업적 성취를 다른 무엇보다도 가치 있게 여겼다. 그는 국내 가라테 선수권 대회에서 우승한 것으로 한때 유명세를 조금 탔다. L 군의 어머니는 그의 아버지가 돌아가시기까지는 일을 하지 않았다. 그 이후로 그녀는 인생의 진짜 천직—시설 환경에서 뇌성마비 아동들을 돌보는 일—을 찾았다고 회자되었다. 콘래드는 핵 산업 기술자였고 까다로운 성격이었다. 그는 가부장적인 아버지의 역할을 물려받았다. 도리스는 법률 회사의 비서였다. L 군이 사고를 당할 당시 막내 록시는 루돌프 슈타이너Rudolph Steiner 운동의 음악치료사가 되기 위해 독일에서 유학하고 있었다. 그녀의 뜻은 궁극적으로 어머니와 비슷한 일을 하는 것이었다.

여자 형제들이 묘사한 L 군의 병 전 성격은 다음과 같다. 그는 언제나 '중개인'이었으며, 소원해지고 대치 중인 구성원들 사이에서 항상 조정하고, 협상하고 평화를 가져오는 역할을 했다. 그는 느긋하고, 사교적이며, 다정하고, 인기가 많았다고 했다. 유머 감각이 뛰어났다. 하지만 이따금씩은 자신에 대한 확신을 잃고 약간의 우울감을 느끼는 시기를 겪기도 했다. 입학 연도에 그는 학생회장으로 선출되었다. 학교를 졸업한 후 스코틀랜드 소재 대학에서 무기 화학을 공부해 학위를 따기로 최종 결정하기까지 그는 직업을 선택하는 데 2년간 갈등을 했다. 사고를 당할 당시 그는 우수한 성적으로 학업을 마치고 평판 높은 기술 연구소에서 신임 교수로 재직 중이었다.

어떻게 해서 사고가 일어났는지 그 이유는 완전히 밝혀지지 않았다. 분명 L 군은 운전 중이었다. 그는 주말 휴일에 시골로 나가며 자신의 두 친구, 동료와 졸업생을 태우고 있었다. '공식적인' 증언에 따르면(가족들이 L 군에게 이야기한 바로는) 직선 도로에서 타이어가 터졌고, 자동차는 나무를 들이받았다. 다른 버전의 이야기에 의하면, L 군은 졸음운전을 했다. 공식적인 증언에서는 동승자 둘이 아무 탈 없이 빠져나왔다고 했다. 다른 버전에서는 앞좌석에 앉은 동승자가 즉사했다고 했다. L 군이 정신분석적 정신치료를 받으러 올 당시, 그의 치료자(캐런 캐플런-솜즈)는 단지 공식적인 증언만을 들었고 가족들이 그에게 감추려고 한 버전의 이야기에 대해서는 전혀 알지 못했다.

이제 우리는 정신치료 상황에서 L 군이 보인 모습을 묘사하겠다. 빠른 속도로 회복하는 동안 그를 만났다는 사실로 인해 이는 복잡한 양상을 띠었다. 따라서 그의 치료 과정은 비교적 구분되는 두 시기로 나뉜다.

정신분석적 관찰: 첫 번째 시기

이 첫 번째 시기에서 두드러졌던 점은 무엇보다도 모든 자아 활동이 심각히 위축되었다는 것이었다. 실제로 때로는 그 어떠한 정신 활동도 존재하지 않는 듯 보이는 순간도 있었다. L 군보다 더 자유연상 기법에 적합하지 않은 환자와 마주하기란 쉽지 않았다. 초기 회기들은 몹시나 고통스러웠다. L 군은 극도의—정말로 극한의—공황과 불안감을 전해 왔으나, 동시에 짙고 헤어날 수 없는 무기력이라는 안개 속에서 길을 잃은 듯했다. 그가 보였던 이러한 요소들이 뒤섞인 양상을 제대로 전달하기란 힘든 일이다. 그는 아무것도 이야기하지 않았고, 자신의 치료자를 당혹스럽고 어색하게 그리고 때로는 애원하듯 바라볼 뿐이었다. 이와 더불어 그는 완전히 생기를 잃고 반쯤 잠든 것처럼 보였다. 구조화된 생각, 심지어는 연상 활동조차도 정말로 존재하지 않는 듯 보였다. 그 어떠한 고심도, 관심사도 없었다. 그저 끔찍한, 구체적인 존재만이 놓여 있을 뿐이었다.

전통적인 분석 기법은 아무런 도움도 되지 않는다는 것이 곧 명백해졌다. 치료자는 L 군을 이 상태로 내버려 두는 것은 극히 잔인하다는 것을 느꼈다. 그녀는 또한 그와 어떤 식으로든 접촉을 하고, 구명줄을 던져 주며, 그의 내면에 불꽃을 싹틔우고자 하는 강한 욕구를 느꼈다. 그녀는 공허를 무언가로—거의 어떤 것이든 상관없이—채워 놓아야만 한다고 느꼈다. 그리고 그녀가 그렇게 하자, 찰나 동안이나마 L 군은 그의 마음속에 심어져 있던 생각들에 매달렸고, 내면의 삶에서 순간적인 깜빡임이 일었다. 머지않아 곧 그의 연상이 다시 한 번 지루하게 멈추어 섰고, 참을 수 없는 불안과 긴장이라는 고통스럽고 무기력한 안개로 되돌아갔지만 말이다.

치료자는 이러한 일이 L 군에게 비극이 아니라고 의심해 본 적이 없다는 것을 강조하고 싶다. 그는 고의로 묵묵부답했던 것이 아니었고, 자기애 속으로 철퇴된 것도 아니었으며, 화가 나 비협조적이었던 것도 아니었다. 그는 그저 부서진 것처럼 보였다. 그의 기분은 완벽히 쑥대밭이 된 세계에서 살고 있는 이, 완전히 산산조각 난 세상 속의 사람이 가진 기분이었다. 상실감을 느꼈고 굉장히 압도적이었다.

(곧 보게 되겠지만, 우울한 사고가 종종 분명히 모습을 드러내었으나) 이와 관련하여 L 군의 모습은 (제8장에서 보고되는) 우측 실비안열 주변 증례들에서 보이는 자기애성 멜랑콜리아의 고전적 양상과는 전혀 달랐다. 끊임없는 자기비난조의 독백이나 자기비하 따위는 찾아볼 수 없었다. 자기애성 멜랑콜리아 환자들은 자신들의 망상적 세계의 중심에 스스로가 놓이게 되는데, 그 속에서 자신이 저지른 사소한 온갖 실패가 눈에 들어오고 평이 달리게 된다. 이 환자의 경우 자아중심적인 것은 아무것도 없었으며, 활동적인 것 역시 없

었다.

그의 치료 과정 중 이 첫 번째 시기의 한 회기에서 가져온 짤막한 장면을 인용하여 그가 어떤 모습이었는지 직접적인 인상을 전달해 보도록 하겠다. 다음의 구절은 그의 치료자가 초기 회기 중 하나를 마치고 정리한 기록에서 발췌한 것이다.

나는 평소처럼 오전 8시에 병동에서 L 군을 데려오기로 그와 약속이 되어 있었다. 하지만 내가 도착했을 때 그가 아침을 일찌감치 먹고 자리를 뜬 상태여서 깜짝 놀랐다. 간호진의 이야기로는 모든 환자가 병동으로 돌아왔을 무렵은 L 군이 자신의 침상에 안경을 놓아둔 채 종적을 감춘 뒤였다고 했다. 우리는 모두 그를 찾으러 다녔고, 결국 어느 간호사가 화장실 한 곳에서 특별히 하는 일 없이 휠체어에 앉아 있는 그를 발견하였다. 그와 의사소통하기란 극도로 어려웠기에, 무슨 일이 있었는지 그리고 화장실에서 무얼 하고 있었는지 묻는 이는 아무도 없었다.

우리가 면담실로 왔을 때, L 군은 철퇴되어 보였고 아무 말도 하지 않았다. 기나긴 침묵이 흐른 후, 나는 한 사람의 감정을 이야기하는 일이 얼마나 어려울 수 있는지에 관해 이야기를 꺼냈다. 그는 긍정의 뜻으로 끄덕였으나 여전히 완전한 침묵을 보였으며 긴장하고 겁에 질린 듯 보였다. 이어지는 긴 침묵 후 나는 그를 좀 더 편하게 해 주려고 노력했고, 요즘 상태는 어떤지 물었다. 그는 자신의 다리를 가리키며 말했다. “나아요.” 또 다른 매우 긴 침묵 이후 그는 마치 이전의 생각을 이어 나가는 양 말했다. “열심히 운동해요.” 나는 그가 지난 5~10분 동안 아마 그 두 마디 말을 내뱉으려 지속하고 있었음을 깨닫고 약간 충격을 받았다. 이제 그는 마치 우리가 한창 대화 중인 것처럼 나를 바라보았다. 하지만 그 후 나는 그를 다시 잃어버린 듯했다.

끝없이 계속되는 또 다른 침묵 후, 나는 ‘그가 꿈을 꾸었다고 간호사 한 사람에게 이야기했던 일’을 전해 들었다고 말했다. 갑자기 L 군은 얼굴이 환해지면서 마치 새로운 발견이라도 한 듯 힘주어 말했다. “네!” 그 꿈은 수개월 만에 그가 처음으로—사고 이후 처음으로—꾼 꿈이었다. 그는 기대하는 듯 나를 바라보았다. 나는 이 대화가 끊기지 않게끔 애를 썼다. “어떤 꿈을 꾸었죠?” 내가 물었다. 그는 곤혹스러워하다 의기소침해지는 듯했다. 나는 그가 기억을 못하는 것인지 궁금했다. “꿈이 기억나나요?” “아니요.” 그는 침울하게 답을 했고, 침묵 속으로 다시 빠져 들어갔다. 그의 얼굴은 고통으로 가득했다. 또 다른 긴 침묵이 흐른 후 나는 그가 의자에 푹 늘어져 있음을 깨달았는데, 그는 굉장히 졸려 보였다. “졸음을 느끼는 건지, 아니면 기분이 안 좋은 건지 잘 모르겠어요?” 나는 물었다. 이 질문은 몇 분 동안이나 방 안에서 잔향으로 남았다. 그러자 긴 시간이 흘렀고 느닷없이 답이 돌아왔다. “아니요.” 이어지는 침묵 후 그는 이어 나갔다. “어떨 때는 안 좋아요, 어떨 때는 더 좋아요.” 이어진 또 다른 매우 긴 침묵 이후, 나는 지금 무엇을 떠올리고 있는지 물었다. “아무것도요.” 답변이 돌아왔고, 그의 말에서 진심이 느껴졌다. 그는 밋밋하고, 생기 없으며, 내향적이고, 무기력한 상태였다.

또 다른 활기 없는 고통스러운 침묵 이후, 나는 다시 한 번 시도했다. 연구소에서 동료들이 문병 오지 않았냐고 물었다. 그는 아니라고 했다. 나는 계속해서 대화를 이어 나가려 노력했고, L 군은 더듬더듬 사고 당시 동승했던 두 사람이 하나도 다치지 않았노라고 나에게 말했다. 그는 이 때문에 동요하는 듯 보였다. “내 느낌은” 그가 말하고는 매우 길게 뜸을 들인 후 문장을 마무리했다. “……왜 나죠?” 내가 지금껏 말했던 것들 중에서 가장 중요해 보인 이 생각에 대해 그로 하여금 좀 더 살펴보게끔 하였으나, 그는 자신의 생각을 설명하는 일이 힘들어 보였고 얼마 후 다시 이전의 무기력한 상태로 되돌아갔다.

회기의 마지막에 L 군은 물리치료를 받기 위해 스스로 휠체어 바퀴를 밀고 갔다. 어느 정도 거리로 멀어졌을 때 그는 멈췄고, 안경을 벗더니 눈을 비볐다. 그러고는 한 손으로 자신의 머리를 쥔 채 5분여 동안 그저 그곳에 앉아 있었다. 그런 다음 혼자서 바퀴를 다시 굴렸다. 그가 동요한 것인지 아닌지 그리고 그 긴 멈춤에 어떤 의미나 의도가 담겨 있는지 알기는 힘들었다.

그가 치료를 시작한 첫 몇 달간에 대해서는 그 어떤 회기라도 누구나 거의 자세히 이야기할 수 있을 듯싶다. 회기들은 거의 똑같았다. 우리는 그 기간 동안 있었던 나머지 일에 담긴 주된 주제에 대해 요약할까 한다.

우울한 사고를 유추할 만한 증거가 순간순간 스쳐 지나갔으나, 훨씬 더 만연하게 그리고 더 긴 시간 동안 그는 극도의 불안을 경험하고 있는 듯 보였다. 무엇보다도 공허한 졸음이 있었다. 그의 치료자가 그 안개 속을 헤쳐 나가려 할 때면, 치료자는 그가 완전히 공허한 상태에 있는 것은 아님을 발견하고 놀랐으며, 때로 그는 실제로 매우 부단히 노력하는 듯 보였다. 이러한 노력이 어떤 성취를 만들어 내지는 못하는 듯 보였을 뿐이었다. 그는 생각을 찾고 있거나, 생각들이 자신에게 떠오르기를 기다리거나 혹은 자신에게 떠오른 생각들을 의미를 띠는 어떤 순서로 펼쳐 놓고자 씨름하는 듯 보였다. 그다음으로 그 생각들을 최종적으로 단어들로 맺어 내려 씨름하는 데 문제가 있었다. 그가 어렵사리 생각을 전하려고 할 때면, L 군의 자아 활동은 썩 만족스럽지는 않았지만 현실감 속에 닻을 잘 내리고 있음이 분명했다. 그 활동들은 충분히 합리적이고 충분히 적절했으나, 극도로 메말라 버렸고, 위축되었으며, 구체적이었다. 무언가를 숙고해 볼 여지는 없는 듯 보였다. 마치 공허함 속에 흩뿌려진 생각의 섬들과 같았다. 그러하기에 비록 그는 근본적으로 깨어 있고 또렷했으나 정신적으로는 텅 비어 있었다. 그가 필사적으로 연결시키고자 하나 대개는 노력이 수포로 돌아가 버리는, 드문드문 떠 있는 이와 같은 섬들을 제외한다면 말이다.

그가 전해 왔던 단편들 전부를 고려하자, L 군은 몇 가지 제한된 구체적인 문제들에 강렬히 사로잡혀 있음이 서서히 드러났다. 그 모든 것은 그의 회복 가능성에 관한 실질적인 의문과 직접적으로 맞닿아 있었다. 그는 자신에게 생긴 다양한 장애와 취할 수 있는 방법 그리고 그중에서 무엇이 시행되고 있는지 털어놓고 질문했다. 하지만 그에게서는 이런 구체적인 염려들과 더불어 구조적인 사고나 생산적인 사고의 궤적을 엮어 내는 능력이 거의 보이지 않았다. 요컨대, 무엇과 이어지는 연상이 전혀 없었다. 그저 자신의 결손과 진전이 없음에 대한 걱정만을 오롯이 인지할 뿐이었다. 비록 우리는 이 모든 것을 단지 몇 줄로 요약하고 있지만, 회복에 관한 이 실질적인 염려들은 회기가 거듭되는 내내 모든 것을 소모하며 사로잡혀 있던 주제였다.

그 후 분명해진 것은 장애가 평생 영구히 남아 있을지 모른다는 가능성을 L 군이 받아들이지 못한다는 것이었다. 그는 자신의 회복이나 재활에 대해 '모 아니면 도'와 같은 태도를 보였다. 이 시기 동안 '애도와 훈습에 관련된 정신적 미묘함'이나 '이질적인 종류의 삶에서 새로운 해결책을 찾아보려는 욕구'는 그에게 불가능해 보였다. 그는 다만 자신의 무력함에 대한 충격에 어찌할 줄 몰라하며 오직 고통만을 경험할 뿐이었다. 이 악몽이 영원할 수도 있음을 서서히 깨달음에 따라 공포감이 합쳐지면서 말이다. 요컨대, 그의 정신적 삶 전부는 오직 이 두 가지 구체적인 생각, 즉 '회복'과 '회복 못함' 사이를 오랫동안 오가는 듯 보였다.

이 집착들에 대해 그가 뭔가 해 볼 여지는 아무것도 없어 보였다는 점을 다시금 강조해야만 하겠다. 그는 그저 그 집착들을 가지고 있을 뿐이었다. 말하자면 그는 그것들에 고착되어 있었고, 동시에 그로 인한 불안에 완전히 녹초가 되어 있었다. 치료 경과 중 이 첫 번째 시기 동안에 자신이 처한 상황에 대해 그가 느끼는 느낌들을 탐색하기란 불가능했으며, 그의 곤궁한 처지가 어떤 의미로 다가오는지 또한 알 수 없었다. 이 곤궁한 처지를 여타의 상실과 같은 과거 사건들과 결부해 보는 것 등도 마찬가지로 불가능하였다. 구체적인 몇 가지 집착만을 제외한다면 그에게 표상적 및 연상적 내부 세계는 거의 전적으로 존재하지 않는 듯 보였다.

치료자는 자신의 대화 능력 및 사고 능력마저도 제한해 가며, 막대하지만 아무런 소득도 없는 노력을 쏟아붓고 있다고 느꼈다. 그녀는 마치 L 군의 마음속에 생각하고 논의할 거리들을 심음으로써 그를 신체적으로 살아나게 해야만 할 것처럼 느꼈다. 그녀가 그렇게 해 나감에 따라 그는 그녀가 가져온 주제의 좁은 범위 내에서 일시적으로 살아 있었다. 하지만 이러한 주제를 확장시키거나 그 밖의 것들과 연관 짓고자 하는 그녀 측의 부단한 노력에도 불구하고 그는 항상 이전의 텅 빈 상태로 재빠르게 되돌아갔다. 치료자가 그에게 품게 된 주된 인상은 그가 자아 기구 중에서 '생각을 자세하게 만들고 연결시킴으로써 상징적이고 추상적 사고를 가능하게끔 하는 어떤 핵심적 요소'를 잃어버렸다는 것이었다.

흥미롭게도, 회고하자면 나중에 L 군은 스스로 이 시기를 가리켜 '지루하고 잃어버린 듯' 느껴진 기간이라고 했다. 이 표현은 그의 치료자가 그 회기들 동안 경험하던 것과도 일치한다. 그녀는 L 군이 우울하다고 느껴지지는 않았다. 오히려 그녀는 훨씬 더 근본적이고 훨씬 더 끔찍한 멈춰진 상태, 공허감을 느꼈고, 이에 더하여 자신을 애써 표출하려 엄청난 투쟁을 하고 있으나 대개 언제나 수포로 돌아가고 있다는 인상을 받았다.

그렇다면 뚜렷해진 점은 이렇게 극도로 황폐해지고 제한된 자아 활동 범위와 더불어 L 군은 근본적으로 멀쩡하고 실제로 상당히 가혹하기까지 한 초자아를 간직하고 있었다는 것이다. 시간이 흐르면서 그의 내부 세계의 모습을 점차 들여다볼 수 있게 되자, 불안으로 들끓는 그의 집착은 무엇보다도 수치심이라는 깊숙한 감각과 연결되어 있음을 알 수 있게 되었다. 임상적으로 이는 대외적으로 창피한 느낌을 심하게 느끼는 것으로 표현되었다. L 군에 있어 집요한 자기의식으로부터 도피할 수 있는 길은 오로지 그의 아버지가 그에게 심어 놓은 고도로 발달한 노동관(근면을 강조하는 윤리)으로 되돌아가는 것밖에 없었다. 이런 식으로 그는 (자신의 정신치료자를 포함해) 모든 사람과의 접촉을 피했고, 직장으로 복귀하기 위해 필요한 기술들을 다시 습득하기 위한 일념으로 거의 전적으로 여러 가지 물리치료의 실효성만을 염두에 두었다. 이 목표 이면에 깔린 의도는 현실적인 문제라기보다는 도덕적인 문제였다. 그는 그의 형제들에 대해 구체적이지는 못한 어떤 감정적 빚을 갚기 위해 일이 필요하였다. 이와 같은 내면의 부채감이 도대체 무엇인지는 밝혀낼 수 없었다. 다만 그가 간직한 약간의 자아 활동은 거의 전적으로 이런 식의 초자아적 요구들에 의해 운용되는 듯 보였다.

이후로 훨씬 더 깊은 불안감들이 떠오르기 시작했다. 이는 일차적으로 신체적 단일성 및 통합성을 둘러싼 주제들과 관련이 있었다. 예를 들어, L 군은 자신에게 생긴 온갖 신체적 문제가 자신의 뇌 손상 때문이라 확신하느냐고 어느 날 갑자기 정신치료자에게 물었다. 알고 보니 그는 자신의 오른팔이 탈골된 것일지도 모른다고 걱정하고 있었으며, 언젠가 실제로 탈골된 적도 있었다. 그는 자신의 증상들이 더 악화되고 있지는 않을까, 자신의 몸에서 다른 어떤 것—즉, 뇌 손상 이외의 어떤 것—이 잘못되지는 않았을까 걱정하였다. 그는 자신이 자다가 죽을 것이라 확신했다. 이런 식이었다. 또한 그는 죽 갖고 있었지만 알아차리지 못했던 인지 증상들을 알아차리기 시작했다. 그리고 눈앞이 캄캄할 정도로 겁에 질려 이를 자신의 치료자에게 알렸다. 예를 들어, 하루는 회기의 첫머리에 그가 그녀에게 겁에 질린 목소리로 말했다. 그가 단어를 들을 때면 때때로 그게 무슨 의미인지 생각이 떠오르지 않는다는 것이었다. 그는 그게 단어라는 것을 알았으나, 마음속에 어떤 것도 가져다주지 않았고 그것들이 뭔가를 의미하는 것인 듯 보이지가 않았다. 그에게 생긴 결손의 범위가 어느 정도까지인지 서서히 알아 가는 과정이야말로 스스로가 악화되고 있다고 염려하게 만드는 원천 중 하나였다. 뒷날, 그의 신체적 불안들은 그가 경험하고 있던 이상한 느낌들—즉, 자신의 몸에서 다양한 부위들을 찾아낼 수 없다는 느낌 또는 그 부위들이 잘못된 곳에 위치하고 있다는 느낌—에 의해 초래되었음이 밝혀졌다.

이와 같은 측면에서 L 군은 치료자를 마치 안심시켜 주고 방향을 안내해 주는 인물처럼 사용하였다. 그녀는 그를 주변 환경이나 그 속의 사람들과 연결시켜 주었다. 그녀는 그의 증상을 설명해 주고, 그를 위해 뇌의 모식도를 그려 주고, 다른 환자들의 상태와 연관 지어 그의 상태를 개념화해 주기도 했다. 그리고 이런 식으로 안심시키고 설명해 준 모든 행동은 그에게 굉장한 안도감을 주었다. 그리하여 이는 그의 치료에 있어서 두 번째 시기의 도래를 예고할 뿐만 아니라 그가 회복을 향해 변하고 있음을 말해 주는 듯 보였는데, 이에 대해서는 이제 기술하겠다.

정신분석적 관찰: 두 번째 시기

두 번째 시기는 무엇보다도 그가 걸음을 회복한 사건에서부터 시작되었다. 이 진전은 뚜렷한 분수령이었다. 이후 서로 연관된 여러 가지 심리학적 진전이 줄줄이 뒤따랐다.

우선, L 군은 처음으로 자신이 당한 사고에서 핵심이 되는 세세한 점들을 기억해 내었다. 그는 회기 도중 경악하며 치료자에게 말했다. 그는 평탄하고 툭 트인 도로를 죽 운전하고 있었는데, 펑 하는 굉음이 들리더니 자동차가 제멋대로 왼편으로 탈선해 버렸다고 했다. 이런 식으로 드문드문 동떨어진 기억은 실제로 수일 전에 그에게 떠올랐던 것이었으나, 다시 잊혔다가 회기 중 지금 다시 나타난 것이었다. 그 이후로 그는 사고를 당하기 직전과 그 후의 기간 동안 무슨 일이 일어났는지에 대해 이어지는 설명을 할 수 있도록 서서히 자신의 기억의 파편들을 모으기 시작했다. 동시에 그는 학생이었을 무렵의 생활 그리고 더 나아가 학창 시절과 유년 시절의 연속적인 기억, 외현 기억들을 경험하기 시작했다. 그가 이전에 이 모든 것을 망각하고 있었던 것은 아니었다. 이 모든 기억은 조각조각으로 산재해 있었으나, 지금에 이르러서야 처음으로 일관성 있는 이야기로 다시 연결된 듯했다.

그러자 그는 다시 꿈을 꾸기 시작했다. 그의 첫 번째 치료 시기 동안, 그는 (6개월이 넘는 기간 동안) 단 하나의 꿈만을 꾸었으며 그것을 기억해 내지 못했다. 이제 그는 한 주당 약 한두 개의 빈도로 꿈을 꾸기 시작했다. 이 꿈들은 빈약하였고 그가 그에 대해 연상하는 일은 전적으로 불가능하였기에 해석하기는 어려웠으나, 그럼에도 불구하고 그는 꿈들을 기억할 수 있었다. 꿈의 대부분은 바깥세상에서 사교적으로 만나는 사람들에 대한 주제와 연관된 듯 보였으며, 재활 병동에서 오랫동안 머무른 이후 병원 밖 세상으로 되돌아간다는 그의 예상과 뭔가 관련이 있어 보였다.

우리는 이 꿈들 가운데 두 가지를 묘사하겠다. 첫 번째는 주말에 그가 누이인 도리스의 집을 방문하고 있을 당시 꾸었다고 기억하는 꿈이다. 그는 치료자에게 보일 수 있도록 이 꿈 내용을 글로 남겨 달라고 누이에게 부탁했다. 다음이 그녀가 쓴 글이다.

> 나는 소호에 있는 내 아파트에서부터 거리를 걸어 내려가던 중인데 세 명의 중국인을 만났어요. 어른 한 사람과 아이 셋이었죠. 나는 좀 더 걸어가다가 방금 보았던 똑같은 가족들의 어머니와 친구 한 사람을 만났어요.

L 군은 이 짧은 꿈에 대해 그 어떠한 연상도 내어놓지 못했고, 꿈속 등장인물 가운데 아무도 알아보지 못했다. 등장인물로부터 그가 아는 누군가를 떠올릴 수도 없었다. 유일하게 저절로 떠오른 생각은 꿈속에서 그가 정상인이었음을 알아차렸다는 것이다. 즉, 꿈속에서 그는 정상적으로 걷고 이야기할 수 있었다.

이어지는 회기에서 L 군은 이 꿈 이야기로 되돌아왔다. 꿈을 다시 꾸기 시작했다는 것은 그에게 대단히 중요한 일임은 틀림이 없었다. 그에게 있어 그 꿈은 내면의 생生 및 심리적 회복에 관한 활력 징후였다. 그는 자신의 꿈에 대해 어떻게 생각하느냐고 치료자에게 물었다. 꿈에 관한 그의 연상 없이는 그것이 무슨 의미인지 논하는 일이 불가능하다고 하자, 그는 그 꿈을 다른 생각이나 기억들과 연관 지으려 재차 노력했으나 도저히 그렇게 할 수는 없었다. 한 주 뒤 그는 그다음 꿈에 대해 이야기했다.

> 그는 자신의 옛 고등학교로 되돌아갔으나, 한 사람의 성인으로, 사고 이후 그 당시 실제로 처해 있던 마비 상태 및 실어증 상태로 등교하였다. 그는 굉장히 사이가 좋았던 옛 선생님을 보았다. 그러고 나서는 학교에서 자신보다 1년 아래였던 다른 두 소년을 보러 갔다. 그는 학교로 되돌아가 이 학생들과 옛 스승에게, 자신에 대해 그리고 사고 후로 자신이 어떠했는지에 대해 이야기했다.

이 꿈에서 그는 소년들 중 한 명의 이름을 기억하려 애를 썼으나 떠올리지는 못했다. 그는 그 이름이 철자 'S'로 시작한다는 것을 알았지만, 그가 생각해 낸 전부는 '션'이었고 이는 정확한 이름이 아니었다. 그가 거듭해서 자신의 다리에 철자 'S'를 그리고 5분가량이나 자신의 기억을 더듬었지만, 그 이름은 떠오르지 않았다. 그는 줄곧 '션'이라 말한 다음 "아니야!"라고 탄식했다. 굉장히 좌절한 모습이 역력했다. 그는 지나치게 긴 시간 동안 고집했으나 결국에는 포기할 수밖에 없었다. 화나고 혼란스러운 듯 보였다. 또다시 그는 꿈에 대해 연상할 수 없었다. 치료자는 션이라는 이름이 그에게 어떤 의미가 있냐고 물었지만 그는 그렇지 않다고 했다. 그는 자신이 연상을 만들어 내지 못함에 대해 고통스러워하는 모습이 역력했고, 그리하여 치료자는 더 이상 그 주제를 좇지 않았다.

그의 진전으로 돌아와 보자면, 변화가 생긴 두 가지 사항 중 첫 번째는 그가 사고 당시 및 그 직전과 직후 기억 그리고 더 어릴 때의 기억을 회복하기 시작했다는 점과 다시 꿈을 자주 꾸고 기억해 내기 시작했다는 점이다. 동시에 변화가 일어난 또 다른 점은 그가 문법적 문장에 있어서 명제로 의사를 표현하기 시작했다는 점이었다. 이전까지 그는 보통 비언어적인 몸짓을 곁들여 오로지 한 단어나 두 단어로 이야기했다. 이제는 셋 이상의 일련의 단어를 한데 모아 짧은 문장을 만들기 시작했다. 그 효과는 기적에 가까웠다. 하루이틀 사이에 첫 연결 문장을 얼버무리던 것에서부터 추상적이고 상징적인 관심사들, 이를테면 삶의 의미나 신의 존재 유무에 관한 질문을 치료자와 논하고자 할 정도로 변했다. 그가 생각하는 바의 변화는 놀라웠다.

마침내 그 즈음하여 그는 외부 세계에 대한 관심을 표하기 시작하였고, 특히나 재활 병동 내 자신의 주변에 있는 다른 환자들의 안녕에 대해 생각하였다. 이런 식으로 그는 최초로 병동 안에서의 사회적 자기정체성을 만들어 내었다. 또한 그는 자신이 잃어버린 것을 애도할 수 있는 능력을 보여 주었고, '회복하고자 하는 자신의 소망 및 회복이 지지부진한 것에 관한 자신의 불안'을 '타인을 돕고자 하는 열망 및 타인의 신체와 감정의 안녕에 대한 염려'로 성공적으로 승화하는 역량을 드러내었다. 동시에 그는 그의 어린 조카(도리스의 딸)

가 성장하는 데 대해 강렬한 흥미와 즐거움을 보이기 시작했다. 그의 조카는 그 무렵 막 글쓰기를 익히고 L 군이 다시 들어가려 하는 거친 세상으로 (상징적) 첫발을 내딛기 시작했다. 그는 그 자신과 조카 사이의 명백한 연상적 연결을 깨닫지 못하는 눈치였다. 하지만 어떤 식으로든(의식적이든 그렇지 않든) 상징적 연결이 회기 중 그의 연상 자료에서 나타나기 시작했다는 그 사실 자체는 엄청난 발전이자 엄청난 구원이었다. 마치 아닌 밤중 홍두깨처럼 그의 마음속에 있는 사물들이 서로 연결되기 시작한 것처럼 보였다. 이와 더불어 회기 중 전반적인 분위기가 변했고, 극심한 공포에 찌들어 한두 가지의 구체적 염려에 폐소공포증적으로 강렬히 집착하던 모습은 광대한 내적 공간을 느긋이 탐색할 수 있는 모습으로 바뀌었다. 동시에 극단적으로 노력하고 열심이던 느낌은 사라졌다.

이 모든 발전은 조금씩 차이는 있으나 거의 동시에 일어난 것으로, 어떤 단일한 기저 기능의 회복과 관련됨을 시사했다. 본질적으로 우리가 받은 인상은 상징적 사고가 회복되자 정신적 대상들 사이를 자유롭고 독립적으로 오가는 내적 능력이 함께 회복되고, 따라서 그 대상들 간의 연결이 되살아났다는 것이었다. 즉, 한편에서는 외부 세계(물리적으로 움직이고 사교적으로 교류하며 의사소통하는 그의 능력)가 회복되었고, 다른 한편에서는 내적 세계(단어라는 수단을 통해 여러 생각 사이를 조종하고 상징적으로 서로 엮어 내는 능력)가 회복되어, 이 두 가지가 나란히 발전되는 것처럼 보였다. 이러한 나란한 발전과 동시에 언어적(논리-문법적) 사고가 회복되었는데, 이는 환자의 어린 조카가 성장하며 그러한 기능을 습득하는 것과 환자의 마음속에서 무의식적으로 연결되어 있었다.

이 모든 발전과 더불어, L 군은 굉장히 다른 모습이 되어 있었다. 상당한 신체적 장애 및 사회적 장애물과 마주하였음에도 불구하고 그는 몇 주 사이에 인격적으로 강인함과 끈기와 인내만이 두드러지는—그리고 심지어 훌륭한 유머 감각까지 갖춘—환자로 변해 있었다.

L 군이 얼마나 극적으로 변했는지 그 인상을 직접 전하기 위해 그의 치료

가운데 두 번째 시기에 있었던 어느 한 회기에서 치료자의 기록을 골라 이곳에 옮길까 한다.

나는 직접 커피를 타서 환자들이 아침 식사를 하는 20분 동안 내 사무실로 갔다. 놀랍게도, 내가 문을 열었을 때 L 군은 아무런 지팡이나 휠체어의 도움 없이 내 상담실 밖에 서서 나를 기다리고 있었다. 그는 회기보다 일찍 도착해 있었다. 나는 그에게 들어오라고 했는데, 그는 그렇게 하는 데 굉장한 노력이 필요했다. 그는 안으로 걸어 들어와 의자를 가져오고, 한 손으로 그 의자를 자신이 정한 지점에 놓기 위해 씨름했다. 일단 그렇게 하자 그는 앉았다. 조용하고 안도한 모습이었다. 나는 그가 혼자서 그렇게 걸을 수 있다는 것에 대해 놀랐다고 했고, 기쁨을 표현했다.

그는 웃었고 정말로 이야기하고 싶은 눈치였다. 비록 유창하지는 않았고 착어증이 있었지만 그에게서 단어가 쏟아져 나왔다. 그는 장난기 어린 모습으로 말했다. 다른 환자들 중 누군가가 자신의 휠체어를 들고 가서는 병동 내의 다른 사람에게 주었다는 것이었다. 그(L 군)는 이제 평생을 휠체어 없이 지내야만 한다고 했다. 하지만 실상은 휠체어를 쓰지 않아도 되게 된 또 다른 환자가 그런 이유로 L 군에게 휠체어를 빌려주겠다고 제의를 한 바 있다. (그와 다른 환자들 사이에 새롭고 긍정적인 교류가 있었다.) 나는 그가 스스로 발전하여 자유로워진 듯 보이며 굉장히 즐거운 모습이 역력하다고 말했다. 그는 조용히 웃더니, 그 주에 모든 부서가 다른 층으로 이사를 가느라 바빴기에 실제로는 물리치료를 받지 못했다고 말했다. 물리치료 부서는 앞으로 작업치료 부서 옆에 올 예정이었다. 그러고 나서 그는 "하지만 괜찮아요. 작업치료는 좋거든요."라고 말했다. (작업치료실이 그 주 전에 이전했기에 그의 작업치료는 중단 없이 이어졌다는 이야기였다.) 그는 그곳에서 조카에게 줄 나무 오리 장난감을 만들고 있었는데, 그것은 사진에서 모습을 딴 것이었다.

그는 내게 질문을 하기 위해 기다렸다. 이것은 나와 접촉을 만들고 그 접촉을 유지하려는 그의 독특한 방식 한 가지였다. 그가 질문을 던졌을 때 함께한 그의 비언어적 의사 표현은 자신으로서는 이 까다로운 주제에 대해 개념화하거나 언어화하기가 힘들다는 것을 말해 주었다. 그는 자신의 팔이나 다리의 문제가 정말 뇌에 일어난 문제로 인해 초래된 것이며 다른 이유 때문이 아님을 내가 확신하는지 알고 싶어 했다. 그가 비정상적인 신체 이미지 감각과 사고를 경험하고 있었다는 사실은 나중이 되어서야 드러났다. 나는 그에게 뇌를 그려 주었고, 이전에 그에게 말해 주었던 모든 것을 하나하나 되풀이해 주었다. 내가 그의 신경심리적 문제들에 대해 설명해 주자 그는 골똘히 귀를 기울였고, 우울해지거나 자신에게 화가 났을 때면 으레 그랬던 것처럼 안경을 들어 올려 눈을 비볐다. 그 순간, 그의 근육 긴장도와 감정적인 생생함은 극적으로 떨어졌다. 그 후 그는 병동 내 다른 사람들에 대해 이야기하며 그들에 대해 깊은 염려와 연민을 표했다. 비록 직접적으로 교류하기란 여전히 굉장히 어려운 일이라 여기고 있었지만 말이다.

한동안 그는 아무 말 없이 앉아 생각에 잠긴 듯 보였다. 그러고 나서 내게 뭔가 개인적인 질문을 하고 싶은 듯 몸짓하며 입을 열었다. “그럴까요?” 내가 신을 믿느냐고 묻는 것이라면 나는 그렇다고 대답했다. 그리고 그가 정확히 뭘 알고 싶은지 모르겠다고 말했다. 우리의 고통과 괴로움을 알고, 우리를 편안히 만들어 줄 수 있는 신이 존재하는지 믿느냐고 질문하는 것이었을까? 그는 고개를 끄덕였다. 하지만 자신은 더 이상 신을 믿지 않는다는 말을 덧붙였다. 만약 신이 실재한다면 이런 일이 자신에게 절대 일어나지 않았을 것이라고 했다. 그는 지금 상황에서 더 이상 어떠한 것도 얻을 수 있는 것이 없다고 했다. 그는 자신의 삶을 잃었고 능력을 잃었으며, 단지 절망만을 느낄 뿐이었다. 아버지가 베풀었던 것처럼 자신을 인도하고 보호해 주는 신이 더 이상 존재하지 않는 것처럼 느껴진다면 그의 상실은 전적으로 더 크게 느껴질 것 같다고 나는 말했다. 그는 굳게 끄덕였다. 그러고 나서 얼마 후, 그는 자신의 형 콘래드는 독실한 신자이며, 도리스 역시 약간 덜하기는 하지만 그렇다고 말했다. 그러고는 다시 침묵했다.

끝낼 시간이 되었고, 나는 이러한 생각들을 이전 회기에 있었던 것과 연결하였다. 그가 회복하는 중이기에 자신이 잃어버린 것과 다시는 되찾지 못할 것들에 대해 더 완전히 인식하기 시작했음을 나는 강조했다. 이러한 통찰은 고통을 주는 근원이었지만, 미래에 새로운 삶을 만들어 가는 데 쓰일 수 있다는 점에서 또한 희망의 원천이기도 했다.

우리가 일어섰을 때, 그는 아직 내가 커피를 덜 마신 것 같다고 지적했다. 내가 충분히 마셨다고 말하자, 그는 잔과 받침을 자신에게 건네 달라고 했다. 그러고는 가까스로 다시 걷는 능력을 익힌 것에 투쟁 한 가지를 더하듯 굉장히 힘을 기울여 나 대신 그것들을 식당 주방으로 가져다 놓았다. 순간 그는 다시 한 번 그가 한 인간으로서 나와 교류하고 있다는 느낌을 전해 왔는데, 이는 긍정적이었고 그 속에서 그는 좀 더 동등함을 느낄 수 있었다.

이 회기가 있은 지 약 석 달 내로 L 군은 우리 병동에서 퇴원하였다. 그는 외래에서 계속 치료를 받았다. 동시에 그는 장애인들을 대상으로 한 단과대학에 입학했다. 그곳에서 그는 컴퓨터 학습 관련 학위를 땄다. 1년 후, 사고가 있은 지 약 30개월 뒤 우리는 여전히 그와 함께 작업해 나가고 있는 치료자, 그가 다시 읽고 쓸 수 있도록 도와준 인지 심리사로부터 다음과 같은 편지를 받았다.

L 군이 (대개는 제 도움 없이도) 놀랄 만한 발전을 이뤄 나가고 있다는 이야기를 들으면 틀림없이 기뻐하실 듯합니다. 그는 여러 가지 기술을 회복하고 있는 듯 보이며, 임상적으로 보이는 모습은 아직도 변하는 중이랍니다. 분명 그는 변해 가고 발전해 나가는 중이며, 더 이상 '심한 난독증'이라 진단 내릴 수 없을 것입니다. 현재 그의 모습은 '음성학적 난독증'에 가까우며, 따라서 예후는 훨씬 좋을 것 같답니다. (비록 느리고 멈칫거리기는 하지만) 그는 글귀에서 의미를 읽을 수 있습니다. 저는 그의 작업 기억에 중점을 두고 있는데, 제 생각에 그것이야말로 현재 주된 문제가 여전히 존재하는 부분인 것 같습니다. 때로 그는 좀 우울해지고 실의에 빠지며, 때로는 이에 대해 우리가 조금 논의합니다만,

> 제 생각에 이는 건강한 반응인 것 같습니다. 그의 말하기는 호전되었고 좀 더 유창하게 문장들을 연결할 수 있기 시작했습니다. 제 생각에는 전반적으로 굉장한 호전이 있었습니다.

6개월 뒤, 그녀는 다시 편지를 보내왔다. 이것이 우리가 마지막으로 들은 그의 소식이었다.

> 이제 그는 느리기는 하지만 적절히 읽고 쓸 수 있습니다. 그리고 컴퓨터 작업에 집중하여 그 분야에서 일자리를 찾을 수 있습니다. 저는 4월에 그를 마지막으로 볼 예정입니다. 그는 진짜로 그 자신이 되었고, 자신에게 무엇이 적합하고 무엇이 적합하지 않는지 잘 알고 있습니다.…… 심지어 그는 좋아 보이고 꽤나 자신감에 차 있는 것처럼 보이기도 합니다. 모든 것을 고려해 볼 때, 제 생각에 그는 신경심리학의 성공담 가운데 하나인 것 같습니다.

요약

요약하자면, 이는 초기에 연상적인 사고를 거의 완전히 잃어버렸던 어떤 남자에 관한 이야기이다. 그의 정신적 삶은 밖에서 관찰하기에는 무기력으로 점철되어 있었다. 내면에서 그가 무엇을 경험했는지 알기란 어려운 일이었다. 나중에 그는 지루하고 텅 빈 느낌이 들었다고 말했지만, 때때로 그가 자신의 사고 과정과의 엄청난 씨름에 열중하고 있었다는 것—즉, 자신에게 떠오르는 단절되고 조각난 생각들을 이치에 맞게 만들어 보려고 필사적으로 몸부림치고 있었던 것 역시 분명하였다. 이것들은 거의 전적으로 구체적이고 실제적인 속성을 띠고 있었으며 그의 신체적 · 정신적 장애 및 회복에 관한 전망과 직접적으로 연결되어 있었다. 이러한 한정적이고 쳇바퀴 도는 집착들은 극도의 불안이나 지독한 공황의 순간들과 연결된 듯 보였으며, 그 속에서 그는 그저 그 느낌들을 경험할 뿐 절대적으로 무력하게 문제들과 직면해야 했다. 심지어 그는 그것들에 대해 생각해 볼 수조차 없었다. 그의 내적 세계가 확장되자, 그의 치료자는 그가 생각하고 있는 두 가지 다른 요소를 알아차리게 되었다. 첫째로, 그는 자신의 몸이나 앓고 있는 병의 특성에 관해 혼돈과 극도의 불안감을 경험했다. 둘째로, 그는 강렬한 수치심과 자기의식 및 압도적인 부채감을 느꼈다. 오로지 일을 해야 한다는 생각들과 구체적인 육체적 노력만이 그에게 수치심으로부터 해방감을 가져다주었고 빚을 지고 있다는 느낌으로부터 안도할 수 있게 만들어 주었다. 그때 갑자기 몇 주가 지나자, 그는 극적인 변화를 겪었다. 이는 걸음걸이를 회복한 일에서부터 시작되었다. L 군이 다시 걸을 수 있게 되자, 동시에 그는 사고 이래 처음으로 자신의 마음속 내면의 공간을 다시금 자유롭게 돌아다닐 수 있게 된 듯했다. 더 정확하게는 그의 마음속 내면의 공간에 한 차원이 다시금 세워진 듯했다. 이는 다양한 방식으로 나타났다. 그는 연속적인 자전적 기억을 회복하였고, 다시 꿈을 꾸게 되었으며, 연결된 논리-문법적인 이야기로 다시 말할 수 있게 되었다. 그 후로 L 군은 사회적인 세상과 빠른 속도로 다시 연결되었고, 자신이 상실한 것들을 애도하고 제한적으로나마 회복한 것들의 영향을 훈습하는 긴 여정을 시작하였다. 아울러 그는 '자신이 미처 이루지 못한 소망이나 참기 힘든 낙심'을 '주변에서 고통받는 이들을 배려하고 너무 사랑스러운 어린 조카가 성장하는 일에 열렬한 관심을 보이는 것'으로 승화시켰다.

보완: 루리아의 '산산조각 난 세상 속의 한 남자'

L 군의 치료에 있어 첫 번째 시기로부터 무엇을 깨달을 수 있을지 알기란 쉽지 않다. 당시에는 그가 보인 실어증이나 기타 신경심리적 결손이 나타내는 속성들로 인해 정신분석의 '근본 원칙'을 따르는 것이 거의 전적으로 불가능했다. 그는 본질적으로 접근이 불가한 상태로 남아 있었다. 그 결과, 우리

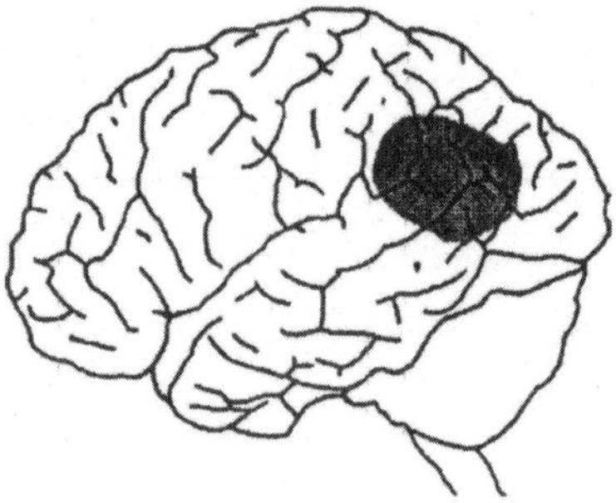

[그림 7-2]

는 그 시기에 그가 주관적으로, 실제로 경험하고 있던 것들에 대해 그저 간접적인 증거들만을 가졌을 뿐이다. 이는 정신 상태를 정신분석적으로 연구할 때 일반적인 경우였다면 가공되지 않은 정보들을 제공해 주었을 자료에 우리가 거의 접근할 수 없었다는 뜻이기에, L 군으로부터 직접 배울 수 있었던 것에 더하여 산산조각 난 세상 속의 한 남자라는 루리아의 유명한 증례로부터 발췌한 일부분을 보완적으로 소개하고자 한다. 루리아의 이 환자 자세츠키 Zasetsky는 우리 환자와 굉장히 유사한 부위를 다쳤고, 놀라울 정도로 비슷한 임상 결과를 보였다. (자세츠키는 제2차 세계대전 중 좌측 두정-후두부에 탄을 맞았다.) 26년이라는 세월 동안, 자세츠키는 기념비적인 노력으로 왼쪽 두정엽에 외상성 손상을 입은 결과로 뇌 속 그 부분 없이 지내는 것이 어떠한지에 대해—한 번에 한 단어씩—기록해 나갔다([그림 7-2] 참조). 자세츠키의 경험으로부터 우리는 L 군이 느끼고 있었을 법한 경험에 대해 좀 더 직접적인 정보를 얻을 수 있다.

우리는 L 군이 그랬듯, 자세츠키가 사고 직후 및 수술 직후 시점 동안에 경험한 기나긴 '텅 빈' 기간에 대해 묘사하는 것으로 시작해 볼까 한다. 자세츠키는 이 시기 동안 자신이 느낀 주관적인 상태를 다음과 같이 썼다.

그러자 내 머리 속은 텅 비어 버렸다. 나는 그저 자다 일어나곤 했을 뿐, 정말로 뭔가를 생각하거나 집중하거나 떠올려 낼 수가 없었다. 내 기억은—내 삶과 마찬가지로—거의 존재하지 않는 것 같았다.

처음에는 내가 누구인지 혹은 내게 무슨 일이 일어났는지 알아차릴 수가 없었다. 그리고 기나긴 시간 동안(수많은 나날이 흘렀지만) 내가 부상당한 부위조차도 몰랐다. 내 머리에 난 상처는 나를 어떤 끔찍한 아기로 만들어 버린 것 같았다.

의사가 누군가에게 말하는 소리를 들었다. 하지만 그를 볼 수는 없었기에 아무런 집중도 하지 않았다. (이 무렵, 자세츠키의 두 눈은 붕대로 감겨져 있었다.) 갑자기 그가 내게 다가와 팔을 뻗어 나를 만지고는 물었다. "좀 어떤가, 자세츠키 동무?" 나는 답을 하지 않았고, 어째서 그가 그런 질문을 하는지 의문이 들기 시작했다. 그가 내 이름을 여러 차례 반복해 부른 이후에야 마침내 '자세츠키'가 내 이름이었다는 사실을 기억해 내었다. 그러자 그저 "괜찮아요." 라는 소리만이 내게서 튀어나왔다.

다친 직후의 나는 이제 막 보고, 듣고, 관찰하고, 반복하는 신생아, 그렇지만 여전히 마음은 없는 어떤 신생아가 된 듯했다. 처음에 나는 바로 그런 상태였다. 그 후 사람들이 대화하거나 생각할 때 반복해서 쓰는 단어들을 종종 듣게 되자, 여러 가지 '기억 조각' 무더기가 생겨났고, 그 무더기로 인해 나는 내 주변을 둘러싼 것들을 조금씩 이해하기 시작하고 단어들이 의미하는 바를 기억해 내기 시작했다. ……

부상으로 인해 여태껏 배웠거나 알고 있던 모든 것…… 모든 것을 잊어버렸으며…… 최소한 어느 수준에 이르기까지는 처음부터 다시 시작해야만 했다. 그 후 갑자기 진전이 중단되었으며 죽 그 상태에 머무르게 되었다. 대부분은 사물을 이해하는 일을 굉장히 어렵게 만들었던 내 기억 탓이었다. 보다시피 나는 모든 것을 깡그리 잊어버렸고 아이들의 기억과 같은 수준으로 사물을 식별하고 떠올리고 이해하고자 씨름하며 처음부터 다시 시작해야만 했다.

머리에 난 상처로 인해 나는—미치지 않았을 뿐—비정상적인 사람이 되었다. 미쳤다니 천만에. 나는 잃어버린 기억들이 엄청나게 많았고, 오랫동안 기억의 자취를 전혀 찾을 수 없었기 때문에 비정상이었던 것이다.

내 마음은 온종일 완전 뒤죽박죽 혼란스러운 상태였고, 내 뇌는 정말로 한정적이고 미미하게 느껴졌다. 이전의 나는 전혀 다른 방식으로 머리를 썼다. ……

마치 반쯤 깊은 잠에 취한 것처럼 나는 온종일 오리무중에 있다. 내 기억은 텅 비었다. 한 가지 단어조차도 떠올릴 수가 없다. 내 마음을 휙 하고 스쳐 지나가는 것은 몇몇 이미지, 갑자기 나타났다가 새로운 이미지에 자리를 내어 주며 그저 홀연히 사라지는 몇 가지 뿌연 환영들이다.

내가 떠올리는 기억들은 모조리 연결이 끊어진 채 조각조각 부서져 여기저기에 산재해 있다. 그런 까닭에 나는 단어나 생각, 단어의 의미를 이해하고자 매번 끙끙거리며 그렇게까지 이상하게 반응하는 것이다(Luria, 1972, pp. 23-25).

앞의 생생한 설명을 통해 우리는 제6장의 마지막에서 (다른 이유로) 논의한 바 있는 '생각할 수 없는 증상'을 경험한 또 다른 환자와 비교하며, '단어'와 '사물' 간의 연결 문제를 불현듯 떠올리게 된다. 이와 관련하여 자세츠키는 자신의 결손에 대해 다음과 같이 묘사하였다.

부분적으로 단어가 지닌 의미는 내게서 사라져 버렸거나, 불완전하거나 충분치 못한 것이 되어 버렸다. 식탁, 태양, 바람, 하늘과 같이 사물의 객관적인 특징들 대부분에 있어서 정말로 그러하였다. 나는 이러한 단어와 그 의미 둘 다에서 길을 잃어버렸다. 대체로 나는 내가 공부했던 것들과 연관된 많은 단어에 대해 생각하거나 상상할 수 없다.

내 머리뼈와 두뇌를 망가뜨린 외상으로 인해 시각적 기억과 청각적 기억은 나를 떠나 버렸다. 문자나 숫자를 본다 해도 즉각 그에 걸맞는 단어를 생각할 수 없을 것이며, 문자나 숫자를 말하는 소리를 듣는다 해도 하나하나가 어떤 모양인지 시각화하지 못할 것이다. 내가 보고 말할 수 있었던 어떤 것에 대한 단어를 생각하려면 때로는 꼬박 하루가 걸리기도 하는데, 말하기나 기억하기가 이토록 나빠진 이유는 그 때문이 아닐까 종종 추측한다. 거꾸로도 마찬가지이다. 어떤 단어를 듣는다 해도(혹은 어떤 특정한 숫자를 말한다 해도) 그걸 시각적으로 떠올리거나 그에 관한 형상을 만들어 낼 수가 없다. 그게 무엇을 의미하는지 기억해 내기 위해서는 한참이 걸릴지 모른다. ……

내가 듣는 모든 단어는 막연하지만 친숙하게 느껴진다. (아무튼 나는 한때 기술학교에서 3년간 교육을 받은 사람이다.) 내 기억으로 말하자면, 특정한 단어가 존재한다는 사실은 안다. 다만 그 의미를 잊어버렸을 뿐이다. 다치기 이전처럼 단어를 이해하지 못한다. 다시 말해, 탁자라는 단어를 들었을 때 그게 무엇인지, 무엇과 관련된 것인지 헤아릴 수가 없다. 그저 그 단어는 뭔가 친숙한데 하는 느낌만 들뿐이다.

그러므로 나는 친숙하게 '느껴지는' 단어들, 즉 내게 뭔가 확실히 의미가 있는 단어들에 국한해 보아야만 한다. 이것들이야말로 내가 생각하거나 사람들과 말을 하려 할 때 애를 쓰는 유일한 것들이다. (다친 이래로) 언젠가부터 나는 기억과 말하기 능력을 되찾고자 그리고 단어의 뜻을 이해하고자 씨름하기 시작하였다. 나는 여전히 그렇게 하고 있다. 내 기억이 너무나도 한정적이라 단어와 의미 사이에는 언제나 간극이 존재하는 듯 보이기 때문이다. 이 두 가지는 항상 연결이 끊어진 채로 있으며, 어떻게든 그것들을 하나로 묶어 내어야만 한다. 하지만 채 얼마 동안을 함께 묶어 둘 수가 없다. 그것들은 느슨해져 얄팍한 공기 속으로 그저 사라질 뿐이다.

가끔 들판이나 숲 속을 산책할 때, 나는 내가 무엇을 기억할 수 있는지 알아보기 위해 스스로를 시험한다. 나는 그곳에 있는 나무들의 이름을 모조리 잊어버렸음을 깨달았다. 사실 (마음속에 문득 떠오를 때면) 오크나무, 소나무, 사시나무, 단풍나무, 자작나무와 같은 단어들을 기억할 수는 있다. 하지만 특정한 나무를 볼 때 그것이 사시나무인지 또는 다른 종류의 어떤 나무인지 분간할 수 없다. 심지어 그 나무가 친숙해 보이는데도 말이다. 만약 누군가가 어떤 버섯을 가리킨다면 비록 내가 다양한 종류의 버섯 이름들—민달걀버섯, 흰색 혹은 갈색의 '먹을 수 있는' 종류—을 기억하고 있을지라도, 그 버섯이 뭐라고 불리는지, 쓰임새는 어떤지 기억하지 못한다. 다치기 전에는 필시 버섯들을 알아볼 수 있었다는 사실에도 불구하고, 어떤 특정 버섯이 먹을 수 있는 갈색 종류인지 또는 다른 어떤 형태인지 분간을 할 수가 없다.

심지어는 어릴 적부터 알던 꽃인 민들레가 어떤 꽃이었는지도 까먹어 버렸다. 기억이 희미해지자 나는 민들레를 떠올리지만 그 순간까지 모습을 상상할 수가 없고, 어떤 꽃이었는지 전혀 알지 못한다.

나는 예전에 하던 버릇처럼 습관적으로 주변의 사물을 둘러보는 편이다. 하지만 사물과 마주쳤을 때 그것을 전혀 알아보거나 기억해 내지 못한다. 식물이 어떻게 자라는지, 무엇이 식물을 키우는지 혹은 잎사귀를 잘라 내고 물을 줌으로써 새 식물이 어떻게 크는지에 대해 이해하지 못한다. 내가 보는 식물과 동물들의 이름이나 의미를 기억하지 못하기에 그것들의 근본적인 점들을 이해하지 못한다(pp. 89, 91-93).

앞서 다룬 점들로 미루어 볼 때—L 군의 증례에서와 마찬가지로—자세츠키의 기억이 회복되는 일은 언어의 회복과 직접적으로 결부되어 있다는 것을 쉽게 짐작할 수 있다.

한동안 나는 어휘들을 대개 시각적 심상 없이 한데 모았고 단어들을 더 잘 기억하고 기억을 좀 더 유연하게 만들기 위해 노력했다. 나는 무無에서부터 시작하여 사물들이 무엇인지 배워야만 했고 그것들을 단어와 결부시키기 위해 노력해야 했다. 이 단어들이 어떻게 내게 되돌아오게 되었는지 나로서는 알 수가 없었지만, 점차로 내 주변에 관한 무언가가 내 기억 속에 용케 입력되었다. 현재 내가 기억하거나 이해하는 것들은 이런 것들이다.

다친 후 첫 한 달의 끝자락 즈음이나 두 번째 달이 시작될 무렵, 나는 어머니나 형, 두 누이에 관한 것들을 점점 더 빈번히 기억해 내게 되었다. 전부를 한 순간에 떠올릴 수 있었던 것은 아니었으나 드문드문 기억이 났다. 어머니, 형, 누이 한 명에 관한 어떤 기억이 시간을 달리하여 찾아왔다. 이러한 세세한 것들은 스스로가 기억해 내고자 원할 때가 아니라 갑작스레 떠올랐다. 그저 떠올랐을 뿐이다. 둘째 달이 끝날 무렵, 함께 입원해 있던 동료 하나가 내게 흥미를 느끼고 내가 드문드문 기억해 내는 대로 우리 가족의 주소를 적기 시작했다. 느닷없이 고향 지명이 생각났다. 다음 날이나 그다음 날에는 살던 동네의 이름이 생각났다. 그러고는 누이의 이름을 생각해 내었다. 그는 매번 그것들을 적어 놓았다. 마침내 그 친구는 제 맘대로 우리 가족에게 편지를 썼다. 비록 내가 살던 거리의 아파트나 건물 번지수를 떠올릴 수 없었기에 정확한 주소를 갖고 있지 않았는데도 말이다. 당연하게도, 여전히 나는 어머니나 여동생의 성(그리고 어머니의 두 번째 남편의 성)을 떠올릴 수가 없다.

이따금 도시의 이름을 기억해 내지만 1분 내로 잊어버리곤 한다. 때로는 살던 곳의 주소가 기억나기도 하지만, 역시 금방 잊어버리고 한동안 기억할 수가 없다.

나는 주변 사람들이 하고 있는 이야기를 모조리 들었고 차츰차츰 내 머리 속은 주워들은 노래나 이야기 그리고 대화의 일부분으로 가득 찼다. 단어가 기억나기 시작하고 생각할 때 그것들을 쓰기 시작함에 따라 내 어휘는 좀 더 유연해졌다(pp. 81-82).

이러한 언어/기억 결손이 그의 의미론적 능력 전반에 걸쳐 영향을 끼쳤다는 점을 간파하는 것 역시 중요하다.

나는 아무것도, 완전히 아무것도 기억하지 못한다! 단지 나와 이런저런 분야에서 관련이 있었다고 느껴지는 각각 따로 노는 정보의 조각들만 갖고 있을 뿐이다. 그게 전부이다! 나는 어떤 주제에 대해서도 전혀 실제적인 지식이 없다. 나의 과거는 그저 쓸려 나가 버렸다!

다치기 전에 나는 사람들의 말을 전부 알아들었고, 어떤 종류의 과학이라도 공부하는 데 문제가 없었다. 이후 나는 과학에 대해 공부했던 모든 것을 잊어버렸다. 배웠던 모든 것이 사라졌다.

나는 초등학교를 다녔고 중학교를 우등으로 졸업했으며, 툴라 기술학교의 3년

짜리 과정을 수료하였고, 화학 분야에서 상급반에 있었으며, 전쟁 전 이 모든 요건을 선행 이수하였다는 사실을 알고 있었다. 나는 서부 전선에 있었고 1943년 스몰렌스크에서 독일군의 방어선을 돌파하려다 머리를 다쳤다는 것을 기억하며, 다시는 내 삶을 짜 맞추어 낼 수 없었다는 것을 기억한다. 하지만 내가 했던 일, 내가 공부했던 것, 내가 배웠던 과학들, 내가 들었던 과목들을 기억해 낼 수가 없다. 나는 모든 것을 잊어버렸다. 비록 독일어를 6년간 공부했으나 단 한 단어도 떠올릴 수가 없고 글자 한자조차 알아볼 수가 없다. 또한 나는 학교에서 3년 내내 영어를 공부했다는 것을 기억한다. 하지만 그 역시 지금은 한 단어도 알지 못한다. 이 언어들을 완전히 망각했기에 전혀 배우지 않았던 것과 다를 바가 없다. 삼각법, 입체 기하, 화학, 대수학 등과 같은 단어들이 떠오르지만, 그게 무슨 뜻인지 전혀 알지 못한다.

중학교 시절에서 기억나는 것은 몇몇 단어(간판이나 과목명과 같은), 즉 물리, 화학, 천문, 삼각법, 독어, 영어, 농업, 음악 따위가 전부인데, 이제는 그 의미를 알지 못한다. 다만 어쨌든 그것들이 친숙하게 느껴질 따름이다.

동사, 대명사, 부사와 같은 단어를 들을 때면 비록 이해하지는 못하나 역시 친숙하게 느껴진다. 당연히 다치기 전에는 이 단어들을 알고 있었다. 비록 지금은 이해할 수조차 없지만 말이다. 예를 들어, 나는 '멈춰!'와 같은 단어를 들을 때 그게 문법과 관련이 있음을 안다. 이 단어는 동사이다. 하지만 1분 뒤에는 심지어 동사라는 단어 자체도 까먹을 수 있다. 그것은 그저 사라진다. 나는 여전히 문법이나 기하를 기억하거나 이해할 수 없는데, 기억이 사라졌고 뇌 일부가 떨어져 나갔기 때문이다.

때때로 기하학이나 물리 또는 문법 교과서를 집어 들지만, 중학교 교과서라 할지라도 이해가 되는 것이 없기에 메스꺼움을 느끼고 내던져 버린다. 설상가상으로 이해해 보려 들면 머리가 심하게 아픈 까닭에 슬쩍 보는 것만으로도 충분히 긴장되고 짜증이 밀려온다. 그 모든 것에 대한 참을 수 없는 피로와 혐오감이 나를 엄습한다(pp. 116-117).

심지어 숙련된 움직임(관념적 및 관념운동 행위)에도 똑같은 상황이 적용되었다.

강사는 나에게 바늘과 실 한 꾸러미, 무늬가 새겨진 천 몇 장을 갖다 주고는 무늬를 따라 바느질해 보라고 말했다. 그러고는 부상으로 팔 또는 다리를 절단하거나 반신이 마비된 다른 환자들을 살피러 가 버렸다. 한편, 나는 바늘과 실 그리고 내 손에 들린 천을 가지고서 왜 내가 이걸 받았지 하고 의아해하며 우두커니 앉아 있을 뿐이었다. 한동안 나는 앉아서 아무것도 하지 않았다. 갑자기 강사가 다가와서 물었다. "왜 그냥 앉아만 있어요? 얼른 바늘을 꿰어요!" 나는 한 손에 실을 잡고 다른 손에 바늘을 들었으나 그것들을 들고 무엇을 해야 할지 이해할 수가 없었다. 어떻게 바늘에 실을 꿰었더라? 앞뒤로 요리조리 돌려보았으나 이런 물건들로 할 수 있는 일이 털끝만큼도 생각나지 않았다.

이 물건들이 처음 시야에 들어와 아직 채 집지도 않았던 순간, 그것들은 완전히 친숙해 보였다. 즉, 그것들에 대해 생각해 볼 이유 따위는 없었다. 하지만 내가 그것들을 손에 쥐자마자 어떤 식으로 써야 할지 갈피를 잡을 수가 없었다. 나는 혼미한 상태에 빠져들었고 손에 든 이 두 물건을 연결 지을 수가 없었다. 그것들이 왜 존재하는지 망각한 셈이었다. 바늘과 실을 손에서 비벼 보았으나 둘을 연결하는 법—바늘귀 속에 실을 넣는 법—을 알아낼 수는 없었다.

그 후로 또 다른 성가신 일이 벌어졌다. 그때까지 나는 바늘, 실, 골무, 천이 어떤 용도로 쓰이는 것인지 이미 배웠고 어떻게 사용하는 것인지도 막연하게나마 조금은 인식하고 있었다. 하지만 사람들이 가리키는 이런저런 물건의 이름들을 아무리 애를 써도 떠올릴 수가 없었다. 나는 천에 바늘땀을 뜨면서 앉아 있었다. 내가 지금 사용하는 바로 이 물건들이 뭐라고 불리는지 전혀 기억할 수 없던 채로 말이다(p. 51).

그의 공간 관념에서 나타난 효과 역시 주목할 만했다.

화장실에서 나왔을 때 병실로 돌아가는 길이 떠오르지 않았다. 그리하여 혼자서 낑낑대며 무작정 걸음을 내딛기 시작했다. 느닷없이 문에 몸 오른편을 부딪혔다. 전에 없던 일이었다. 이런 일이 벌어지다니, 나는 깜짝 놀랐다. 아마도 되돌아가는 길을 잊어버렸기 때문에 그리고 혼란스러웠기 때문인 듯싶었다. 사방을 둘러보며 내 방이 어디쯤인지 알아내고자 했으나, 어디가 어디인지 알 수가 없었고 어느 쪽으로 가야 할지 결정할 수가 없었다.

나는 다른 쪽 방향으로 돌아섰고 넘어졌는데, 또다시 혼란스러워졌고 어느 방향으로 걸어가야 할지 알 수 없었기 때문이었다. 갑자기 오른쪽, 왼쪽, 뒤, 앞, 위, 아래와 같은 단어들이 머릿속에 떠올랐다. 하지만 그것들의 의미를 실제로 알지 못했기에 전혀 쓸모가 없었다. 잠시 뒤 동, 서, 남, 북이라는 단어들도 기억이 났다. 하지만 이 단어들 간에 어떤 관계가 있었는지 알아내고자 애를 쓰자 멍해졌다. 남과 북이 나란히 놓인 위치인지 또는 대칭이 되는 위치인지 도통 이해할 수가 없었다. 심지어 남쪽이나 북쪽이 가리키는 방향조차도 생각나지 않았다. 그때 누군가 나를 불렀다. 처음에는 누가 나를 부르고 있다는 사실을 알아차리지 못했으나 동료가 반복해서 내 이름을 여러 번 부르자 부르는 사람이 누구인지 찾으려 둘러보았다. 마침내 환자 한 명이 내게 손짓하며 다가오는 것이 눈에 들어왔다.

산책 시에도 똑같은 일이 벌어졌다. 우리가 입원해 있던 건물이 어디 있는지, 어느 방향으로 되돌아가야만 하는지 기억나지 않았다. 태양을 바라보았으나 하루 중 어느 때 즈음인지—태양이 내 오른쪽에 있는지 또는 왼쪽에 있는지—기억해 낼 수가 없었다. 이곳까지 어떻게 왔는지, 되돌아가려면 어느 방향으로 가야 하는지는 일찌감치 잊어버린 상태였다. 병원 건물에서 얼마 나오지도 않았는데 말이다. 병원은 거대한 상록수들로 둘러싸여 있었고, 조금 떨어진 곳에 호수가 있었고, 그 너머로는 울창한 숲이 있었을 뿐이다. 어떻게 해야 하지? 돌아가려면 어떻게 해야 할까?(p. 55).

마지막으로, 다음은 우리 환자 L 군이 겪었던 것과 같은 신체상 왜곡에 관한 주관적 체험을 자세히 보여 주는 자세츠키의 기록에서 발췌한 것이다.

종종 나는 일종의 혼미 상태에 빠져들고 내 주변에서 벌어지고 있는 일에 대해 이해하지 못한다. 나에게는 물체에 대한 감각이 존재하지 않는다. 어디에서서 무엇을 생각하다가도 곧바로 망각에 빠져든다. 하지만 그러다 문득 내 오른쪽을 보게 되면 내 몸 절반이 사라져 버렸다는 것을 발견하고는 소스라치게 놀란다. 나는 경악한다. 내 오른팔과 오른다리, 내 오른편 몸 전체가 어떻게 되었는지 알아내기 위해 씨름한다. ……

때로 앉으려 할 때면 갑작스레 내 머리가 탁자 크기가 된 듯한—어디를 보나 꼭 그만 한 크기이다—느낌을 받는다. 반면에, 내 손, 발이나 몸통은 굉장히 작아진다. 이를 떠올리자면 굉장히 우스꽝스럽다는 생각이 든다. 하지만 동시에 굉장히 기괴하다. 이런 것들은 내가 '신체적인 기괴성'이라 부르는 것들이다. 눈을 감으면 내 오른쪽 다리가 어디에 있는지조차 확실히 알 수가 없다. 몇몇 이유로 나는 다리가 내 어깨 위나 심지어 내 머리 위 어딘가에 있다고 생각하곤(심지어 느끼곤) 했다. 그리고 그 다리(내 발에서 무릎까지 중 일부)를 인지하거나 이해할 수가 없었다.

또 다른 성가신 일(덜 심각한 문제이며 어느 정도는 스스로 조절할 수 있는 것)로, 때때로 의자에 앉을 때 갑작스레 내 키는 굉장히 길어지지만 몸통은 끔찍할 정도로 짜리몽땅해지고 머리는 닭대가리만큼 매우 작아진다. 아무리 노력해 본들 그게 어떤 일일지 상상하지 못할 것이다. 그저 '일어나야지만' 느낄 수 있는 것이다. ……

종종 나는 내 팔뚝과 엉덩이가 어디에 붙어 있는지조차도 까먹으며, 이 두 단어가 무엇을 뜻하는지 고민해야 할 때도 있다. 나는 어깨란 단어의 뜻을 알고 있으며 팔뚝이라는 단어가 어깨와 밀접히 연관된다는 것도 안다. 하지만 나는 항상 내 팔뚝이 붙은 위치를 까먹는다. 내 목 근처쯤인가? 아니면 손 근처이든가? 엉덩이라는 단어에도 똑같은 일이 벌어진다. 나는 엉덩이가 어디에 있는지도 망각하고 혼란에 빠진다. 내 다리 근육 속에 있나? 아니면 무릎 위 즈음인가? 아니면 내 골반 근육에? 비슷한 일들이 몸 다른 부분에 대해서도 일어난다. 아울러 내 몸 부위를 가리키는 수많은 다른 단어도 잊어버렸다. ……

의사가 "엉덩이에 손을 올려놔 보게!"라고 말할 때, 나는 그게 무슨 뜻인지 몰라 멀뚱히 서 있는다. 또는 "손을 양옆에 둬…… 양옆에…… 손을 양옆에 두라고……."라고 할 때, 도대체 그건 무슨 뜻이란 말인가?(pp. 47-49)

논의

우리는 좌측 실비안열 주변 볼록면의 심리적 기능들에 대해 좀 더 유기적으로 연결된 그림을 얻기 시작했다([그림 7-3] 참조).

제5장에서 논의했던, 브로카 실어증을 보였던 J 씨의 증례에서 우리는 정상적인 애도의 과정을 목격했다. 즉, 끔찍한 상실을 받아들이려 애를 쓰고 기능적으로 적응하려 시도하는 사람을 확인했다. 이러한 환자들은 인격에 있어서 영구적인 뇌 손상을 입지 않은 채 비슷한 정도의 상실을 겪는 다른 환자들(예: 척추 병변을 지닌 환자들)과 그 양상이 다를 바 없음을 알게 되었다. 인격의 기능적 구조나 복잡한 감정 그리고 동기에 있어서 말하기의 운동 요소 및 언어는 극히 제한된 역할만을 한다고 우리는 결론을 내렸다. 따라서

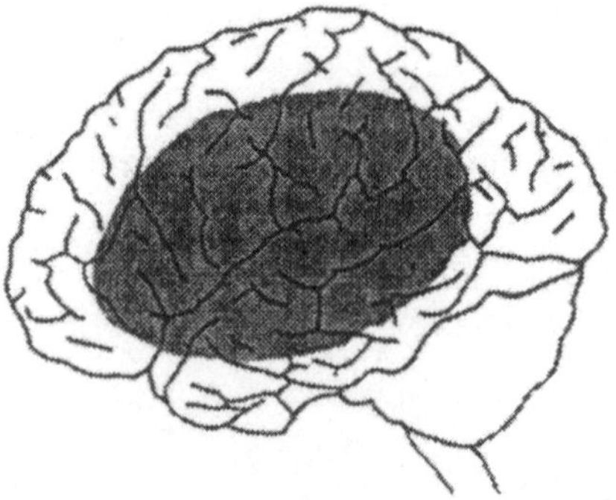

[그림 7-3]

우리는 이 같은 언어의 기능적 요소가 자아 구조 내에서 먼 쪽 변두리에 놓인 것으로 상정하였다.

제6장에서 논의했던, 베르니케 실어증을 보였던 K 부인의 증례에서 우리는 역시 정상적인 애도 과정을 목격했지만, 이 증례에서 그 과정은 반추적 의식reflexive consciousness에 현저한 장애를 수반하였다. 환자는 '생각을 할 수 없다."는 경험을 했는데, 실제로 이는 생각에 음성언어적 이미지를 갖다 붙일 수 없는 것으로 이루어져 있었다(고 우리는 제안했다). 이러한 관찰이 지니는 중요성은 자신의 생각을 점차 알아차리게 되는 일이 억압에 의한 과정을 되돌린다는 점에서 '말하기 치료'의 핵심 기전이 된다는 사실과 연결되어 있다. (보다시피 그 과정은 정신분석의 초창기 시절부터 이해되어 왔다.) 하지만 우리 환자의 자아와 초자아 기능은 근본적으로 결손 없이 남아 있었다. 비록 그녀는 순간순간 인지에 이상을 보이기도 했지만, 언제나 탄탄한 현실감을 놓지는 않고 있었다(이 같은 측면에서 다음 두 장에서 살펴보겠지만, 그녀는 우반구 손상 환자나 복중측 전두엽 손상 환자와는 양상이 전혀 달랐다). 따라서 이 증례에서 우리가 관찰한 바는 프로이트가 분석가로서 말년을 향해 갈 즈음 다다랐던 결론—즉, 의식은 마음의 집행 기관이 아니라는 것—을 다시금 확인시켜 주었다.

이 장에서 우리는 피질경유 실어증의 한 증례에 대해 묘사하였고, 대단히 유사한 형태를 보이는 또 다른 증례에 관한 자서전적인 이야기로부터 발췌한 것으로 우리의 묘사를 보충하였다. 이 두 가지 증례에서 관찰한 바를 통해 우리는 자아 구조 속으로 조금 더 깊이 들어가 보고, 자아의 기능적 구성에 언어가 수행하는 주요 역할에 대해 좀 더 밝혀낼 수 있다.

L 군은 진실로 (최소한 초기에는) 산산조각 난 세상 속의 남자였다. 그의 '생각하지 못하는 증상'은 K 부인에게 나타났던 증상, 즉 단순히 생각을 의식으로 가져오기가 불가능했던 것을 훨씬 넘어서는 광범위한 증상이었다. 그의 치료 과정에서 이른 시기는 그 어떠한 정신(자아) 활동도 거의 존재하지 않는 상태로 명백히 나타났다. 그는 오리무중의 혼미한 상태에 있었다. 그는 무운동증과 무언증에 맞닿은 채로 역동성을 잃어버리고 무기력하였다. 요컨대, 그의

경우 뇌 손상으로 인해 이환된 것은 단순히 생각으로 나타나는 의식이 아닌 생각하는 행위 자체인 듯 보였다.

루리아의 증례에서의 자서전적 회상을 통해 내면에서는 이 상태가 과연 어떻게 느껴지는지에 대한 값진 정보를 얻을 수 있다. 자세츠키의 관찰에 따르면, 이 상태에서 환자는 만연한 '텅 빈' 느낌과 함께 고립되고 조각난 생각들을 경험하는데, 이때 그 생각들을 사고할 (자아) 기구는 제대로 기능하지 못한다. 달리 표현하자면, 생각들(혹은 생각 조각들)은 그저 그에게 '일어날' 뿐이었다. 그는 그 생각들을 가지고서 어떤 일도 할 수 없었다. 그는 지식이나 기술을 일관성 있게 저장할 때 하는 방식처럼 생각을 다른 생각과 연결할 수가 없었다.

이와 같이 마음이 사라진 상태를 만들어 낸 기능적 근간은 무엇일까? 그게 어떤 것이든, 그것이 자아가 하는 일에 상당히 핵심적인 것임은 틀림이 없다. 그것이 없을 때면 기능적 자아 활동이 거의 전적으로 차단되기 때문이다. 루리아(1973, 1980)은 좌측 대뇌 반구의 하두정 영역을 가리켜 다양한 감각 양식으로부터 도출된 정보들이 수렴하는 지점이라고 주장했다. 그는 이런 식의 수렴이야말로 세상에 대한 구체적인 감각적 사실들이 더 상위 차원의 관념 및 논리-문법적 개념으로 전환되는 기능적 전제 조건이라고 보았다. 그가 생각하기에 이러한 후반부 작업들은 언어라는 기능에 의해 대단히 촉진되며, 범주화, 유목화, 정보의 저장 및 인출과 같은 핵심적인 지적 활동을 하는 데 필요한 도구로 운용되는 것이었다.

> 뒤쪽 피질 부위의 삼차 영역은…… 시각 시스템을 통해(혹은 그 밖의 단일 유형 지각 시스템들을 통해) 한 사람에게 도달하는 정보를 성공적으로 통합하는 데 필수적인 부위일 뿐 아니라 시각적으로 표상된 합성물들을 상징적 과정 수준—혹은 단어의 의미, 복잡한 문법 및 논리 구조, 숫자 체계나 추상적인 관계 체계가 담긴 운용—에 이르도록 변환하는 일에 있어서도 필수적인 부위이다. 뒤쪽 피질 부위의 삼차 영역들은 구체적인 지각을 추상적인 사고로 전환시키는

> 데 핵심적인 역할을 하기 때문이다. 이러한 전환은 조직화된 경험을 기억하기 위해서, 달리 표현하자면 정보를 받아들이고 부호화할 뿐 아니라 그 정보를 저장하기 위해서 언제나 내적 도식들의 형태로 진행된다(Luria, 1973, p. 74, 강조 추가).

최근 들어 신경심리학자들은 단일 유형 정보들이 단계적으로 전달되어 실제로 '수렴'하는 일에 정말로 이 과정들이 좌우되는 것인지 질문하기 시작했으며, 다중 유형 추출물들이 실제로 두정 영역들에 '저장되어 있다는' 함의에 대해 의구심을 던지게 되었다. 예를 들어, 메술람(Mesulam, 1998)은 문제의 그 전환 유형 영역은 정보가 수렴하는 영역으로 기능하는 것이 아니라 유의미한 정보들의 집합체를 서로 묶어 주는 역할을 하는 하나의 디렉토리 체계로서 기능한다고 주장했다. 이는 자아로 하여금 '검색'할 수 있게 하고 과거의 지각 경험에서 오는 구체적인 기억적 사실들 간에 연결을 만들어 준다.

> 전환 유형 교점들은 수렴하는 다중 유형 합성물들을 지원할 뿐만 아니라 군데군데 퍼져 있는 유형 특정적 조각들을 일관성 있는 경험이나 기억 혹은 생각들로 묶어 내는 디렉토리(혹은 주소 부호, 지도, 색인)를 만들어 낸다. 이러한…… 과정은 푸른색 렌즈와 노란색 렌즈를 겹쳐 초록색을 얻어 내는 것에 비유될 수 있다. 이때 렌즈들은 각각 분리되어 간섭이 일어나기 전 애초의 색상으로 되돌아갈 수 있다. 전환 유형 영역들은 두 가지 상호작용 과정을 통해 다차원의 통합을 만들 수 있다. 첫째, 국소 뉴런군들에 의해 목표 사건에 관한 유형들 간 연합을 수렴적으로 이루어 내고, 둘째, 그 관련 정보들이 산재해 있는 위치를 알려 주는 하나의 디렉토리를 형성한다. 따라서 전환 유형 영역들은 유형 특정적 정보를 '수렴하는 부분들뿐만 아니라 산재하는 부분들도 함께 품고 있는 다유형 표상들'로 묶어 낼 수 있는 것이다.
>
> 전환 유형 영역들은 수렴하는 지식들이 담겨져 있는 중심부가 될 필요는 없으며, 다만 군데군데 퍼져 있는 관련 정보들에 접근할 수 있게 하는 주요 관문

> (또는 접속 장치, 수문, 이음줄)이 되는 것으로 충분하다(Mesulam, 1994). 역설적이게도, 그것들은 병변이 생겼을 때 관련 인지 영역에 있어서 유발되는 결손이 최대가 되는 취약 부위를 이룬다는 점에서 또한 '신경적 병목 부위'의 역할을 하기도 한다(Mesulam, 1998, p. 1024, 강조 추가).

메술람이 묘사한 기능이 연상이 일어나는 정신 활동이라면 그 어떠한 활동에서도 필수적인 것임이 명백하다. 그와 같은 기능 없이 감각과 사고 사이를 잇는 일은 그저 불가능할 따름이다. 그렇다면 지극히 중요한 이 능력이 사라질 경우 실제로 자아 기능이 멈춰 버린다 해도 놀랍지 않은 일이다. (서로 다른 사실들을 모아 일관된 연결망이나 배열로 연결시키는 '디렉토리들'로 사용되는 일에 왜 단어들이야말로 이상적으로 적합한지 역시 명확해져야만 한다.)

코슬린(Kosslyn, 1994)은 연상적 기억이라는 기능을 왼쪽 두정 영역에 놓음으로써 비슷한 견해를 지니고 있음을 최근 드러내었다. 그는 이 기능을 "다양한 감각 양식으로부터 들어오는 입력을 받고 사물에 관한 사실들 가운데 연계성을 저장하는 상대적으로 후반부 처리 과정에 있는 하위 체계"라고 묘사하였다(p. 216). 그는 다음과 같이 덧붙였다.

> 연상적 기억 내용들은 유형 특정적 패턴 활성 하위 체계들의 내용들에 비해 좀 더 추상적이다. 연상적 기억은 개개의 지각 표상들 간의 연상을 저장할 뿐만 아니라 감각 자체로부터 직접적으로 도출되지 않을 수도 있는 '개념적' 정보(예: 수학적 사실, 추상 용어들의 의미 등)를 조직화하기도 한다(p. 215).

이 과정을 초심리학적으로는 어떻게 개념화할 수 있을까? 그 문제의 과정은 ('생각들의 연상'에서처럼) '연상'이라는 통상적 용어로 우리가 줄곧 지칭해 온 근본적인 정신 기제와 다를 바 없어 보인다. 이는 L 군의 증례에서 상실한 기제였으며, 그에게서 '생각하는' 능력을 앗아 간 바로 그것인 듯 보인다. 아울러 문제의 그 연상적 연결 기능은 상징화 과정(연상적 연결고리 속에서 하나의 생각이 또 다른 생각을 의미하게끔 해 주는 과정 또는 한 가지 생각에 담긴 속성들이 또 다른 생각의 속성들로 전이되게끔 만들어 주는 과정; Jones, 1916 참조)에 필요한 핵심적인 근간을 만들어 낸다는 것이 논리적으로 명백해 보인다. 또한 이 과정은 자아가 행하는 모든 일의 핵심이다. 어떤 의미에서 이는 자아가 가진 표상 기능의 가장 중요한 부분이다. L 군의 모든 정신적 결손은 이러한 바탕에서 이해할 수 있으며, 그가 회복되는 과정의 속성과 그 순서 역시 마찬가지이다.

좌측 두정 영역의 '디렉토리' 기능에 대한 메술람(1998)의 설명은 이렇게 극히 핵심적인 정신 과정들의 신경심리적 기전에 대해 깨달음을 주는 시발점이 된다. 하지만 우리가 활용할 수 있는 제한된 자료들을 바탕으로 여기에서 이 과정들을 상세히 분석하려 시도한다는 것은 부적절해 보인다. 만일 우리가 권고하는 방식이 원칙적으로 훗날 추상적 초심리학적 개념과 구체적 신경심리학적 기전들 사이의 상관관계를 찾는 데 초석이 될 수 있음을 그저 잘 설명해 보일 수만 있다면 지금 수준에서 우리는 충분히 한 것일 듯하다.

제8장

우측 실비안열 주변부 손상의 다섯 가지 증례에 대한 정신분석적 관찰: 애도의 실패*

앞의 세 장에서 우리는 두뇌 영역들 가운데 좌측 실비안열 주변의 각기 다른 부분에 영구적 손상을 입은 환자들을 정신분석적으로 고찰해 보았다. 이 장에서는 뇌의 그 대칭부, 즉 우측 대뇌 반구의 실비안열 주변 영역([그림 8-1] 참조)에 동등한 손상이 지속되는 환자들에게서 보이는 전혀 다른 양상에 대해 요약하겠다. 이 장에 묘사된 모든 증례에서 문제의 손상은 우측 중대뇌동맥 혈행부의 뇌혈관 장애로 인해 초래된 것들이다.

이 증례들을 분석하면서 우리는 이전에 제시한 세 가지 증례(제5, 6, 7장)를 분석하며 필요했던 것보다 더 깊은, 의식적 인지라는 표면 아래의 좀 더 깊은 곳으로 나아갈 것이다. 독자들도 곧 알게 되겠지만, 두뇌 영역 가운데 우측 실비안열 주변 영역의 손상은 뇌 좌측 편의 동등한 손상이 만들어 내는 것보다 훨씬 더 심층적인 장애를 만들어 내기 때문이다. 이는 결과적으로 우측

* 이 장은 뉴욕 정신분석 연구소의 신경정신분석 센터에서 마크 솜즈가 발표한 논문(이는 앞서 발표한 캐런 캐플런-솜즈와 마크 솜즈의 임상 보고를 요약한 것이다, 1998년 6월 6일), 영국 정신분석학회의 연구 포럼에서 발표한 논문(1998년 10월 20일) 그리고 빈 정신분석학회의 신경과학 연구 모임에서 발표한 논문(1998년 11월 21일)을 바탕으로 하고 있다. 이 장의 본은 솜즈(1999b)의 논문에서 확인할 수 있다.

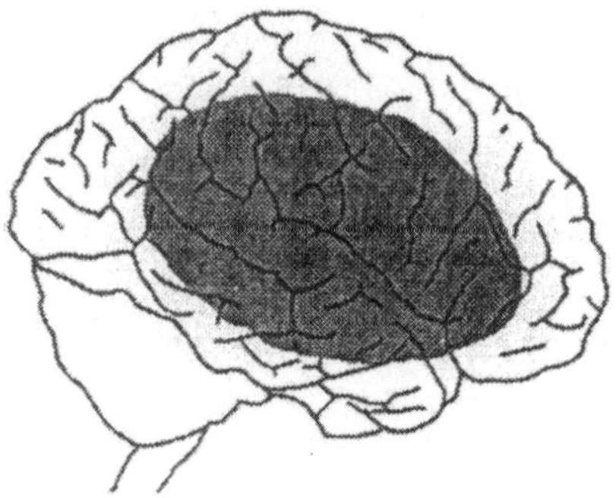

[그림 8-1]

실비안열 주변 볼록면의 초심리학적 기능들이 좌반구에서 짝을 이루는 영역의 기능에 비해 자아 구조에 있어 좀 더 깊은 수준으로 관여한다는 것을 의미한다.

이 장에서 우리는 이 책에서 권장하는 방법론이 비단 정신분석적 마음의 모델에 상응하는 신경 상관물에 대한 이해를 얻는 일뿐만 아니라 오늘날의 신경심리학에 정신분석적으로 기여하는 일에서도 어떤 식으로 활용될 수 있는지에 대해 최초로 시범 보일 수 있기를 희망한다. 만일 인간의 인격, 동기 그리고 감정이라는 표면적인 현상학 이면에 놓인 근본적인 정신 기제들이 정말로 프로이트가 묘사한 역동적 저항들로 인해 단순한 행동 관찰만으로는 접근하기 어려운 것들일 경우, 그렇다면 이러한 기제들을 통상적인 신경심리학적 연구 기술들만으로 충분히 특징화하고 이해하기란 당연히 불가능할 것이다. 통상적인 신경심리학적 기술들은 그러한 저항들 아래에서 일어나는 정신 과정들을 염두에 두지 않기 때문이다.

우반구 증후군: 몇 가지 기본적인 사실과 이론

우반구 증례들에 대해 우리가 정신분석적으로 관찰한 것을 논의함에 앞서, 오늘날의 신경심리학에서 우측 실비안열 주변 볼록면에 대해 일반적으로 받아들여지는 바는 어떤 것인지에 대해 아주 간략히 정리해 보려고 한다. 그다음, 우리의 정신분석적 관점이 그와 같은 기존의 지식에 어떤 것을 덧붙일 수 있을지 개요를 그려 보겠다.

두뇌 중 이 부위의 손상과 연관된 인지적 증상들과 감정적 증상들은 통상적으로 '우반구 증후군'이라고 하는 느슨한 병리 분류 명칭하에 한 덩어리로 묶여 있다. 이 증상들은 세 가지 범주 내로 분류된다.

첫 번째 범주는 질병인식불능증anosognosia이라는 이름을 달고 있다. 이는 결손이 있다는 것을 인식하지 못하는 증상이다. 그것의 극단적인 형태에서 이 증상은 망상에 가까운 수준으로, 심지어 환자들은 가장 명백히 모순되는 증거와 마주할지라도 질병을 인정하지 않는다. 자신들이 어려움 없이 걸을 수 있다고 주장하는 사지마비 환자들이 등장하는 바빈스키(Babinski, 1914)의 중요한 증례 모음집이나, 자신들이 정상적으로 볼 수 있다고 주장하는 피질맹 환자들을 소개한 안톤(Anton, 1899)의 고전적 연구가 그 예이다.

좀 덜 극단적인 증례들에서는 이 증상들이 질병무반응증anosodiaphoria이라고 알려진 좀 더 온건한 형태를 띠는데, 이때 환자들은 실제로 자신들이 불구가 되었다는 것을 부인하지는 않으며, 심지어 인지적인 의미에서는 이를 기꺼이 수긍하려는 모습이나, 감정적으로는 자신들의 장애에 무심한 듯한 태도를 보인다. 비록 인지적으로는 자신들이 심각한 장애를 입었음을 인정하지만, 그 사실에 대해 염려하는 것 같지는 않아 보인다. 진심으로 그들을 괴롭게 만들지 않는 듯하다.

드물지 않게, 급성기 우측 실비안열 주변 질환으로 인한 명백한 질병인식불능증은 만성기에 접어들며 지속적인 질병무반응증으로 변하곤 한다.

우반구 증상들의 두 번째 주요 범주는 무시neglect라는 명칭하에 묘사된다. 무시를 보이는 환자들은 왼쪽 공간을 무시하는 경향이 있는데, 여기에는 자기 자신의 신체로 점거되어 있고 표상되는 공간 부위마저도 포함된다. 심지어 순수한 감각 수준에서는 이를 지각하는 능력이 멀쩡한데도 그러하다. 게

다가 그들은 자신의 머리에서 만들어 내는 심상 속 상상의 공간에서 조차도 왼쪽 편을 무시한다. 아울러 편측무동증hemiakinesia이라 알려진 운동 형태의 무시도 존재하는데, 심지어 도구적 수준에서는 움직임이 가능함에도 불구하고 환자는 좌측 팔을 쓰지 않는다.

급성기 증례들에서 이 증상은 질병인식불능증만큼이나 모든 면에서 기괴하다. (예를 들어) 마비된 왼팔이 존재한다는 것을 인정하게 하기 위해 환자들에게 자신의 팔을 보게 할 경우, 그들은 그 팔이 자기 것이 아니라고 주장하는데, 이러한 일 역시 드물지 않은 편이다. 환자들은 장애를 입은 팔이 자신의 몸에 붙어 있다는 것을 수긍하려 들기보다는 그 팔이 검사자의 것이라 믿는 쪽을 기꺼이 택한다. 검사자의 팔이 세 개라는 이야기가 됨에도 말이다. 이 증상이 질병인식불능증의 증상과 어떤 식으로 중첩되는지 확인하기란 어렵지 않다. 몇몇 저자는 무시와 질병인식불능증이 결합된 이러한 형태를 '신체편집분열형 망상somatoparaphrenic delusions'이라는 이름으로 묶어 언급하고 있다.

우리가 이야기하고 있는 현상의 일례를 묘사하기 위해, V. S. 라마찬드란(Ramachandran, 1994, p. 319)이 그러한 환자, 즉 M 부인이라는 이름의 여성과 남긴 면담을 간략히 인용하겠다. 이 환자는 피질하의 시상과 미상핵 머리 부분 수준까지로 확장된 우측 두정-후두 뇌졸중이 생긴 이후로 지독한 편측무시와 심각한 질병인식불능증을 앓고 있었다. 그녀는 완전한 왼쪽 편마비를 보였고, 특히나 팔이 심각히 이환되어 있었으나 고집스레 마비를 부정하였다. 그녀의 상태에 관한 직접적인 인상을 보이기 위해, 우리는 라마찬드란이 그녀와 한 면담 중 일부를 짧게나마 인용하겠다.

R 박사: M 부인, 병원에는 언제 입원하셨죠?

M 부인: 4월 7일에 입원을 했지요. 제 딸이 느끼기에 제가 좀 이상했나 봐요.

문: M 부인, 양팔을 쓰실 수 있나요?

답: 네.

문: 양손을 다 쓰실 수 있어요?

답: 그럼요, 물론이죠.

문: 오른손을 쓰실 수 있나요?

답: 예.

문: 왼손을 쓰실 수 있나요?

답: 예.

문: 양쪽 손에 똑같이 힘이 들어가나요?

답: 네, 똑같이 힘이 들어가요.

문: M 부인, 오른손으로 저 학생을 가리켜 보세요.

답: (환자는 가리킨다.)

문: M 부인, 왼손으로 저 학생을 가리켜 보세요.

답: (환자는 움직이지 않는다.)

문: M 부인, 어째서 가리키지 않으시죠?

답: 그러고 싶지가 않았거든요.

이후에 환자는 마비된 손이 자기 것이 아니라고 주장한다. 그래서 라마찬드란은 부인의 왼쪽 손을 가리키며 질문했다. "그 손은 누구 것이라고 생각하세요?"

답: 음, 물론 선생님 손은 아니죠!

문: 그렇다면 누구 것인가요?

답: 제 손도 아니에요.

문: 누구의 손이라고 생각하시나요?

답: 제 아들의 손이에요, 선생님.

이는 신체편집분열형 망상의 일례로, 심한 무시를 보이는 경우에 꽤 흔한 것이다. 하지만 우리가 이야기했듯, 이와 같은 명백한 양상은 기저 질환의 급성기가 지나가고 나면 수그러드는 것이 보통이다.

무시가 경한 형태로 나타날 경우 그리고 특히나 만성적인 증례들의 경우, 단지 왼편을 지나치는 경향—지속적으로 그 방향으로는 관심이나 주의를 보이지 않는 경향—이 존재한다.

특별히 흥미를 끄는 점이 있는데, 무시 증상을 보이는 환자들에게 (거울을 사용한다든지 하여) 자신의 신체 왼편을 주목하게끔 만들 때면 기이하게도 역겨운 느낌이 든다고 말하곤 한다는 점이다. 때로 이러한 역겨운 느낌은 거의 정신병적으로 왼쪽 팔이나 다리를 혐오하는 양상—즉, 마비혐오증misoplegia이라 알려진 상태—으로 형성된다. 그러하기에 이는 무시의 역설적인 형태가 되는데, 환자들은 자신들의 신체 왼편을 무시하기보다는 강박적으로 집착하게 된다. 이런 식으로 무시 증상이 변형된 형태는 이 증후군 기저에 놓인 기전을 설명하는 현대 신경심리학적 모델들 혹은 우측 대뇌 반구의 정상적인 심리 기능을 설명하는 모델들 속에 적절히 통합되지 못하였다. 우리는 그러한 환자들을 정신분석적으로 살펴본 뒤, 정신분석적 맥락에 비추어 이 지점으로 되돌아올 기회를 다시 갖도록 하겠다.

증상의 세 번째 범주는 공간 지각 및 인지의 장애라는 이름이 붙은 이른바 우반구 증후군으로 이루어진다. 이는 다양한 형태를 취한다. 가장 흔한 형태 중 하나는 구성 실행증constructional apraxia이라는 것으로 알려져 있는데, 이는 일차적인 지각 및 운동 능력이 충분함에도 불구하고 공간 속에서 물체들을 적절히 배치하는 능력이나 한 페이지 위에 선들을 적절히 배열하는 능력을 상실하는 것을 말한다. 밀접히 연관된 장애 가운데 하나는 착의 실행증dressing apraxia이다. 이는 자신의 사지와 몸통에 적절히 옷을 걸쳐 입는 능력을 상실하는 증상이다. 이 같은 유형의 또 다른 증상으로는 지정학적 기억상실topographical amnesia, 즉 지정학적으로 분포된 구성물들, 이를테면 빌딩이나 거리 그리고 그 밖의 랜드마크 또는 어떤 빌딩의 내부 배치 사이의 공간적 관계를 표상하거나 기억해 내지 못하는 것이다. 그리하여 길을 찾기가 힘들어진다. 그 밖에 흔히 관찰되는 공간 지각 및 인지 장애들로는 안면 인식 장애,

안면의 감정 지각불능, 선 방향성 판단의 장애 등이 있다.

고전적인 신경심리학에서는 우반구가 가진 정상적인 심리학적 기능이 무엇인지 개념화하는 작업에 이 마지막 증상 범주를 근거로 들었다. 이제는 뇌 우반구가 공간 지각 및 인지에 특화되어 있다는 주장이 거의 보편적으로 받아들여진다. 이런 방식으로 공간적 기능이 편향적으로 특화되어 있다는 개념은 흔히 타자 위치 중심의 지정학적 관계allocentric topographical relationships에 대한 기억 심상이 그리고 개인 외부 공간에서 자신의 신체의 방향성에 관한 기억 심상이 말 그대로 우반구 세포 조직 내에 위치해 있다는 식으로 개념화된다. 때때로 이렇게 해석된 우측 대뇌 반구의 공간적 기능은 좀 더 폭넓은 우반구 특화라는 이론들 속에 포함되는데, 이 이론에서는 우반구가 상징적 기능에 반대되는 의미에서의 구체적 기능, 언어적 기능에 반대되는 의미에서의 지각적 기능, 심지어 논리적-분석적 기능에 반대되는 의미에서의 전체적-게슈탈트적 기능에 우세한 반구라고 주장한다. 이러한 몇몇 이론은 우리가 앞서 묘사한 우반구 증후군의 다른 측면을 설명하는 데도 인용된다. 이를테면, 질병인식불능증이나 무시 증상을 보이는 환자들은 마비된 자신의 팔다리에 관련한 지각 정보를 적절한 게슈탈트적 맥락에서 고려하지 못한다고 주장한다. 그들은 부분들을 전체로 통합하지 못하고, 그렇기에 자신의 신체 상태에 대해 적절히 결론을 도출하지 못한다는 것이다.

더 최근에는 순수한 공간 이론들로는 설명이 불충분했던 질병인식불능증, 질병무반응증 그리고 무시 증상을 설명하기 위해 정상적인 우반구 기능과 관련해 특별히 세 가지 이론이 추가적으로 제안되었다.

새 이론 가운데 첫 번째 이론이자 가장 중요한 이론은 우측 대뇌 반구가 주의 각성에 우세한 반구라고 주장하는 이론이다. 이 이론에 따르면—이는 단연 헤일먼(Heilman & van den Abell, 1980)과 메술람(1981)이라는 이름과 결부되어 있다—우측 실비안열 주변 영역은 주의-각성 루프를 이루는 필수적인 부분인데, 주의-각성 루프에는 우측 전두, 전측 변연, 시상 그리고 중심 뇌간 구조물들이 포함된다. 좌측 대뇌 반구는 단지 우측 공간에 대해서만 주의를 기울이는 반면, 우반구는 이 루프 덕분에 각성 및 공간 분포에 관한 주의력이란 측면에서 특화되어 있다. 결과적으로 좌반구가 손상될 경우 우반구는 여전히 양측 공간 영역에 대해 완벽히 주의를 유지할 능력이 남아 있게 되나, 우반구가 손상될 경우 좌반구가 담당하는 우측 공간 절반에 국한된 주의력만이 남게 된다.

이러한 설명은 무시에 나타나는 핵심 측면과 질병인식불능증의 주요 양상 중 일부에 대해서는 대답이 된다. 한데 앞으로 살펴보겠지만, 정신분석적 환경에서 쉽게 관찰되는 좀 더 복잡한 심리적 현상 몇 가지에 대해서는 그렇지 못하다.

두 번째 이론은 주의-각성 이론만큼이나 잘 알려져 있고 널리 받아들여지는 것이다. 비록 두 이론은 우리가 아는 지식에 미루어 적절히 통합된 것은 아니지만 말이다. 이 이론은 단순히 우측 대뇌 반구가 부정적인 감정들에 대해 우세한 반면, 좌측 반구는 긍정적인 감정들에 우세하다고 이야기한다. 이는 우반구 병변과 더불어 흔히 질병인식불능증이나 질병무반응증이 나타나는 것을 다음과 같은 식으로 설명하기 위해 고안되었다. 우반구가 손상될 경우 환자들은 병이 없는 좌반구의 긍정적인 감정들에 한해서만 접근하게 되며, 따라서 자신이 처한 상태에 대해 부적절하게 긍정적으로 느낀다는 것이다. 반대로 좌반구 병변을 가진 환자들은 병이 없는 우반구에 의해 만들어지는 부정적인 감정들에 한해서만 접근하게 되는 까닭에 '우울'에 빠지기 쉬운 것으로 여겨진다. (제5, 6, 7장에서 이야기한 정신분석적 관찰에 따르면 좌반구 환자들이 겪는 '우울'은 자신의 상실에 대한 병적인 반응이 아니었다는 점에 독자 여러분이 동의하였으면 하는 바람이다. 그 전형적인 반응은 '멜랑콜리아'라기보다는 '애도'의 일종이다; Freud, 1917e [1915] 참조)

거의 터무니없을 정도로 간단함에도 불구하고, 우측 대뇌 반구가 부정적 감정들을 담는 저장고와 같다는 것은 현대의 신경정신과학에 있어 대단히 진지하고 생각해 볼 만한 이론이며, 이를 지지하는 실험적 증거들이 모이고 있다(예를 들어, 플로-헨리Flor-Henry에 의해).

우리가 언급하고자 하는 세 번째 이론은 다마지오(Damasio, 1994)의 이름과 연관되어 있다. 이 이론은 두 가지 부분으로 이루어져 있다. 첫 번째는 감정에 관한 제임스-랑게James-Lange 이론의 수정된 버전인데, 이 이론에 따르면 감정이란 자신의 현재 신체 상태—자신의 내장성visceral 상태—에 대한 지각이다. 다마지오는 제임스-랑게 이론을 받아들였으나, 두뇌는 또한 과거의 내장성 상태에 대한 기억적 표상들도 간직하고 있다는 견해를 추가하여, 그 결과 현재 지각이 체성 기억 성향들을 활성화할 경우 다마지오가 '유사' 감정이라고 부르는 것이 생겨나며, 따라서 현재의 신체 상태를 우회한다는 것이다. 두 번째로, 다마지오는 신체를 지각적으로 표상하는 데 우세한 것은 우측 대뇌 반구이며, 따라서 우측 대뇌 반구가 현재의 체성 및 내장성 상태를 감시하는 데 우세하다고 주장하였다. 그는 우측 대뇌 반구에 손상이 생길 경우, 장애가 생기기 이전의 신체 상태에 바탕을 둔 '유사' 감정들에 터무니없이 의존하게 된다고 결론지었다. 이것이 질병인식불능증과 질병무반응증에 대해 설명하기 위한 기전이며, 아울러 감정이 둔마되는 현상 전반에 걸친 기전일지도 모른다. 후자는 종종 우반구 증후군에서 회자되는 양상이며, 일부 연구자는 그로 인해 우반구가 부정적인 감정들뿐만 아니라 실은 모든 감정에 우성인 반구—즉, 간단히 말해 '감정적인' 반구—라는 시각을 가지게 만들었다.

현대의 신경심리학과 신경정신의학에서 정상 우반구 기능에 대해 널리 알려진 이론들은 이와 같다. 보다시피 이 이론들은 직접적으로 관찰 가능한 자료들에서 그다지 더 나아간 것이 아니다. 우반구 병변들은 다른 장애에 비해 주로 공간 지각과 인지에 대한 장애를 일으킨다. 그러므로 정상 우반구는 분명 정상적인 공간 지각 및 인지에 우세한 반구일 것이라고 주장된다. 우반구 병변은 편측성의 주의 장애를 유발한다. 그러므로 정상 우반구는 양측성 주의 분포를 담당하고 있어야만 한다고 주장된다. 우반구 병변들은 감정적으로 부적절할 정도의 태연함이나 무관심을 보이는 증상과 관련이 있다. 그러므로 정상 우반구는 분명 부정적 감정들에 우세한 반구일 것이라고 주장된다. 우반구 병변들이 생기면 감정의 둔마나 체성 인식의 결손이 초래된다.

따라서 우반구는 분명 정상적인 정서를 이루는 신체적 바탕을 감시하는 역할을 할 것이라고 주장된다.

관찰 가능한 현상들 근처에 머물고 있는 간단한 이론들은 원칙적으로 볼 때 틀린 것이 아니다. 사실 그러한 이론들—직접 검증이 가능한 이론들—은 과학 영역에서 대단히 값진 것들이다. 하지만 정신분석적 방법으로 수련받은 우리 같은 사람들은 이런 식의 고려에 주의를 기울여야 하는 이유를 알고 있는데, 정신 장애의 심리적 기전을 조사함에 있어서 반복적으로 익혀 왔던 것 두 가지가 있기 때문이다. 첫째, 거의 틀림없이 장애 그 자체는 일견 보이는 것보다 훨씬 복잡한 구조로 되어 있다. 둘째, 이 장애들 기저에 놓인 핵심적인 기전들은 직접 관찰 가능한 현상들로 표현되지 않으며, 일단 기저의 기전을 파헤쳐 내면 그 장애의 심리적 근간은 겉으로 보이던 것과 정확히 반대인 경우를 심심치 않게 볼 수 있다. 기저의 기전이 이런 식으로 모호해져 있는 까닭은, 우리가 대략 '억압'이라고 부르는 기능, 임상적으로는 소위 '저항'의 형태로 나타나는 기능—즉, (대개는 고통스러운) 특정 생각이나 지각들을 적극적으로 의식에서부터 분산시키려는 현상—때문이다. 우리는 정신분석에서 발견한 이런 기본적인 현상조차도 전통적인 심리학적 지식에는 거의 도입된 바가 없으며 일부 연구자에게는 논쟁거리가 되었음을 알고 있다.

따라서 이러한 사실들을 경험적으로 예시하기 위해 그리고 앞으로 보여 줄 정신분석적 임상 소견들의 첫머리로, 이즈음에서 라마찬드란 박사가 M 부인, 그러니까 조금 전에 우리가 소개했던 신체편집분열형 망상을 보이는 우반구 환자에게 행했던 실험 결과를 전할까 한다.

우측 실비안열 주변부 손상 증례에서 보인 '억압'의 실험적 예시

이 실험은 비시아치, 루스코니와 발라(Bisiach, Rusconi, & Vallar, 1991)가 처

음 보고한 소견—즉, 무시를 보이는 환자의 왼쪽 귀에 그저 찬물을 부어 넣기만 하면 무시가 완전히 사라지며, 그 효과는 칼로릭 검사(역주: 귀에 차갑거나 뜨거운 물을 부어 인위적인 안구진탕을 만들어 전정신경이나 뇌간의 관련 핵의 기능을 살펴보는 검사)로 인한 자극이 사라지기 전까지 지속되며, 그 이후에는 무시가 다시 나타나게 된다는 것—을 라마찬드란 박사가 확인하려고 행한 것이었다. 이는 반구 간의 주의 불균형을 일시적 · 인위적으로 교정한 것으로 해석된다. 앞에서 인용했던 면담이 있은 지 잠시 후 라마찬드란 박사는 이 실험에서 10ml의 얼음물을 M 부인의 왼쪽 귀에 부었고 안진이 나타날 때까지 기다렸다. 그러고는 물었다. "느낌 괜찮아요?"

답: 귀가 굉장히 차갑지만 다른 건 괜찮네요.

문: 양손을 쓰실 수 있나요?

답: 오른팔은 쓸 수 있지만 왼팔은 못써요. 움직이고 싶어도 움직이지가 않네요.

문: (팔을 환자 앞에 보여 주며) 이건 누구 팔이죠?

답: 제 손이죠. 당연히.

문: 움직일 수 있어요?

답: 아니요, 마비가 되었어요.

문: M 부인, 얼마 동안 팔이 마비되어 있었죠? 지금 생긴 일인가요, 아니면 이전부터 그랬나요?

답: 지금까지 며칠 동안 계속해서 마비되어 있었어요.

M 부인은 지금 자신이 마비되어 있다는 것을 인정할 뿐만 아니라 심지어 아까까지는 부인했던 사실, 즉 이제껏 쭉 마비되어 있었다는 사실마저도 인정하고 있다는 것을 독자들은 알아차렸을 것이다. 여덟 시간 후 칼로릭 검사의 효과가 완전히 사라졌을 때, 라마찬드란 박사의 동료 한 사람이 M 부인에게 다시 질문했다. "M 부인, 걸으실 수 있나요?"

답: 네.

문: 양팔을 다 쓰실 수 있나요?

답: 네.

문: 왼팔을 쓰실 수 있나요?

답: 네.

문: 오늘 아침 의사 두 명이 부인께 뭔가를 했어요. 기억이 나세요?

답: 네. 제 귀에 물을 넣었죠. 굉장히 차가웠어요.

문: 그 사람들이 부인의 팔에 대해 몇 가지를 질문했고 부인이 답을 했는데 기억나세요? 뭐라 말씀하셨는지 기억나세요?

답: 아니요. 제가 뭐라고 했죠?

문: 뭐라고 말씀하신 것 같아요? 기억해 보세요.

답: 제 팔들이 멀쩡하다고 했겠죠.

보시다시피 환자에게는 다시 질병인식불능증이 나타났을 뿐만 아니라 칼로릭 자극의 영향으로 인해 앞서 의식적으로 인정했던 고통스러운 사실—즉, 자신의 왼팔이 정말 마비되었다는 사실—의 기억조차도 스스로 고쳐 버렸다. 그녀는 그 에피소드 전체를 망각한 것이 아니라 자신의 장애에 관한 부분만을 망각했다. 아울러 얼마나 그녀가 단호하게 인정하려 들지 않고 문제를 회피했는지에 대해 독자들은 눈치챘을 것 같다. 이와 같은 모습은 이런 환자들에게 꽤나 특징적으로 나타나며, 정신분석에서 '저항'이라고 부르는 것을 굉장히 연상시킨다. 따라서 라마찬드란 박사가 자신의 주목할 만한 실험적 관찰로부터 다음과 같은 결론을 도출한 것은 놀랄 만한 것이 아니다.

그들 덕분에 질병을 부정하고 기억을 억압하는 현상에 대해 뭔가 새롭고 중요한 추론을 얻을 수 있었다. 특히나 그녀(M 부인)가 자신이 수일 동안 마비되어 있었다고 인정한 일은, 비록 그녀가 계속해서 자신의 마비를 부인하고 있었음에도 불구하고 마비에 관한 정보가 계속해서 그녀의 뇌 속에 쌓이고 있었다는

> 점을 시사한다. 즉, 부정한다고 해서 기억 과정이 중단되는 것은 아니라는 뜻이다.…… 우리는 더 깊은 어떤 수준에서 그녀가 실제로 마비되어 있다는 사실을 알고 있을 것이라고 결론 내리겠다.…… (하지만 칼로릭 자극을 통해 이 사실을 인식하게 만든 후) 여덟 시간 지나 검사하였을 때, 그녀는 부정하는 상태로 되돌아갔을 뿐만 아니라 자극 동안 자신이 마비를 인정했다는 것조차 '억압'하고 있었다. 이러한 관찰을 이론적으로 적용해 보자면, 진실로 기억들은 선택적으로 억압될 수 있다는 것이다.…… 이 환자의 관찰을 통해 나는 처음으로 고전적인 정신분석 이론의 시금석이 된 억압이라는 현상이 실재한다는 것을 확신하게 되었다(p. 324, 강조 추가).

간략히 말해, (당시 정신분석에 대해 거의 아는 게 없던) 라마찬드란 박사는 (우연히) 억압이라는 기전이 임상에서 질병인식불능증으로 표현되는 증상의 근간을 이룬다는—혹은 최소한 증상에 기여한다는—결론에 도달했다. 이것이 사실이라면, 이 장애에 대해 만연한 신경인지적 이론들, 앞서 살펴본 이론들에 대해 상당한 의구심이 들게 된다. 이 환자들이 정말 라마찬드란 박사가 그들이 그랬으리라 시사한 것처럼 지속적으로 자신의 마비에 대한 정보를 새겨 넣고 있었다면—그리고 결국 라마찬드란 박사가 말한 대로 그들이 더 깊은 어떤 수준에서 자신의 마비된 사지에 대한 지식을 가지고 있지만 그 지식이 선택적으로 억압된 것이라는 것이 사실이라면—그렇다면 우리는 현재 신체 상태에 관한 지각적 정보가 환자들에게 결여되어 있다거나 환자들이 신체의 병전 상태 기억에 전적으로 의존하고 있다는 취지의 다마지오의 이론에 동의할 수 없다. 이 이론은 라마찬드란 박사가 관찰한 것과 양립할 수 없다. 우리는 또한 헤일먼이나 메술람의 이론, 즉 이 환자들이 자기 몸의 왼쪽에 주의를 기울일 수 없다는 취지의 이론 역시 받아들일 수 없다. 오히려 이러한 신경행동학적 이론은 이런 환자들에 있어 지각, 기억 그리고 주의 기능의 의식적 측면에 한정해서만 적용할 수 있는 것이라 말해야만 하겠다. 무의식적으로 그들은 자신이 마비되었다는 사실을 정말로 지각하고, 주의하며, 기억하고 있다고 해야만 한다.

우리는 인간의 지각이나 기억 기능이 많은 부분 무의식적이라는 것이 이제 일반적으로 인정되고 있음을 알고 있다. 하지만 무의식적 주의란 것이 존재하느냐에 대해서는 의견이 분분하다. (프로이트를 포함하여) 많은 이가 무의식적 정신 과정을 의식적으로 만드는 것이야말로 주의의 기능이라고 주장하며, 인식의 역치 이상으로 지각과 기억을 끌어올리는 것 역시 주의의 역할이라고 한다. 그럼에도 불구하고 라마찬드란 박사의 실험은 이러한 환자들이 자신이 마비되었다는 것을 무의식적으로 지각하고 기억함을 보여 주었다. 이 사실에 의식적으로 주의를 기울일 수는 없었지만 말이다.

만약 이것이 사실이라면 의문이 생긴다. 어째서 그래야만 할까? 자신들의 장애에 대해 무의식적으로는 알고 있는 것을 의식적으로는 알아차리지 못하게 막는 것은 무엇일까? 라마찬드란은 억압이라는 기능이 그것을 막고 있다고 주장한다. 비록 이 설명이 경험적인 사실에 들어맞는 유일한 설명은 아닐지 몰라도 우리는 그에 동의한다. 예를 들어, 체성 지각과 기억은 의식과 무의식적 측면들로 나누어져 있으며, 이 두 가지 측면은 억압이라는 역동적 요인 이외의 이유로 우반구 병변에 의해 기능적으로 단절되어 있다는 가설도 가능하다. 이는 동기적인 무지motivated unawareness 이론 전체를 아우르는 것이다. 우리는 이 같은 가능성을 생각해 보기는 하지만, 조금 뒤 명백해질 근거들을 들어 이를 수용하지는 않으려 한다. 이제 이야기할 정신분석적 임상 소견들에 따르면, 이 환자들은 정말 자신의 몸이 마비되었다고 하는 무의식적 지식을 명백히 회피하고 있음을 알 수 있다. 왜냐하면 이를 인정하는 것은 자신들이 감당할 수 없는 고통의 원천이 되기 때문이다. 그리고 이는 바로 정신분석에서 이해하는 억압의 기전 바로 그것이다.

이제 정신분석적 증례 자료로 돌아오겠다. 불행히도, 이 흥미로운 증례들의 병력 전부를 기술할 수는 없다. 여기서는 질병인식불능증, 질병무반응증 및 무시의 신경심리학에서 억압이라는 기능이 실로 중요한 역할을 한다는 결론의 근거가 되는 핵심적인 사실들을 살펴보는 정도에서 그칠까 한다. 아울러 쟁점이 되는 억압의 다양성을 구체적으로 살펴봄으로써 우반구 증후군에서 감정 및 주의 증상과 순수한 공간적 증상 사이의 상관관계를 이해할 수 있다는 것을 보여 주고 싶다. 그리고 우반구 증후군의 음성 증상 전체와 양성 증상, 이를테면 앞서 언급한 마비혐오증이나 무시의 역설적인 형태와 같은 증상 간의 상관관계를 이해할 수 있음을 말하고 싶다.

C 씨 증례: 나르시시즘(자기애)으로의 철수

C 씨는 일과성 허혈 발작으로 인해 왼쪽의 편측 부전마비 증상이 나타난 뒤 우측 총경동맥의 말단동맥 절제술을 시술받은 59세의 도시 기술자였다. 시술 전의 혈관조영술 도중 완전한 편마비가 일어났고, 그 때문에 말단동맥

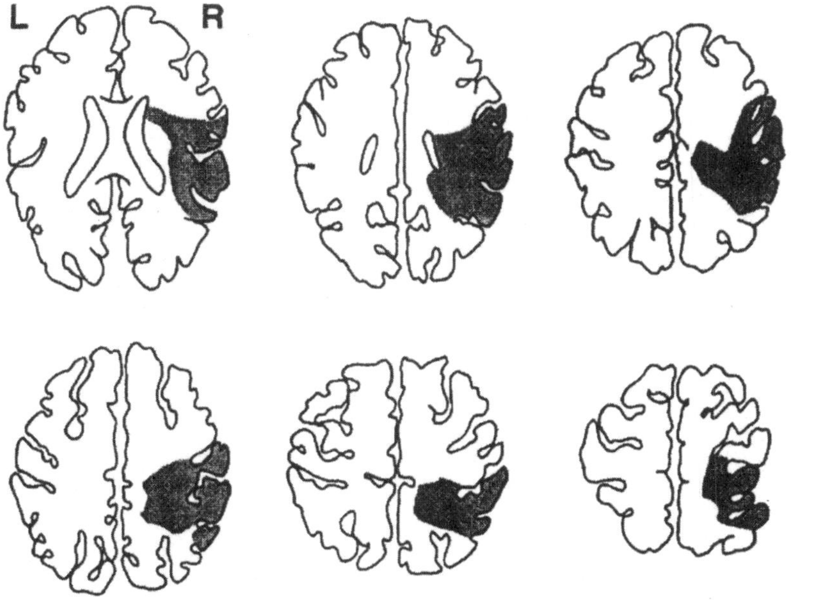

[그림 8-2]

절제술이 응급으로 시행되었다. 하지만 시술 이후에도 심한 좌측 편마비가 지속되었고, 동일하게 심각한 좌측 시야 결손과 경한 체성감각 결손도 함께 보였다. MRI(자기공명영상) 스캔에서 우측 측두-두정 영역의 광범위한 영역에 경색이 보였는데, 이는 우측 중대뇌동맥의 아래쪽 분지 혈전에 의한 것으로 추정되었다([그림 8-2] 참조).

신경심리학적 평가

C 씨는 손상을 입은 지 5주가 지났을 때 시행한 신경심리학적 평가에서는 심한 우반구 증후군을 보였다. C 씨는 자신의 편측 시야 결손을 보상하려는 아무런 시도도 하지 않았고(다시 말해, 그는 반맹을 무시했다) 다른 감각 양상에 대해서도 마찬가지로 왼쪽 편에서 들어오는 자극에는 주의를 기울이지 않았다. 심지어 조사자가 자신의 왼편에 앉아 있을 때면, 조사자가 하는 질문조차도 완전히 무시했다. 부가적으로 그는 어느 정도는 질병을 인식하지 못했고, 최소한 질병무반응증적이었다. 비록 자신의 팔이 마비되지 않았다고 대놓고 부정한 것은 아니었지만, 그는 마비를 무시하고 최소화하고 합리화하려는 경향을 보였다. 예를 들면, 그는 "그건 죽은 고기 덩이 같았지만 지금은 그저 조금 뻣뻣하고 나른할 뿐이에요."라고 말했다. 아울러 시각공간적 판단력은 굉장히 나빴는데, 도시 기술자인 그가 대개는 그 기술로 먹고 산다는 점을 고려할 때 심각한 장애가 아닐 수 없었다. 지정학적 관계에 관한 추상적인 지식은 보존되어 있었으나 구성 수행에서 극심한 운동 장애가 보였고, 우측 두정엽 환자들에게서 흔히 보이는 '근접 현상closing-in phenomenon'이 나타나 구성 전체가 그 자체에 중첩되어 무너져 내리는 듯 보였다. 또한 그는 실제 공간에서 어느 정도 방향 감각을 상실했다. 이는 무시 증상 때문에 더 복잡한 양상을 띠게 되었다. 더 나아가 중등도 심각도의 (공간형) 계산불능증이 있었다. 이 결손 또한 기술자로 일할 때의 역량에 심각한 타격을 주었다. 그는 꿈꾸기가 완전히 사라졌다고 보고했으나, 시각적 심상(혹은 재시각화)을

만들어 내는 데는 문제가 없어 보였다(제3장 참조). 기억은 근본적으로 정상이었다. 말하는 형태 및 쓰기 기술은 보존되어 있었으나, 말에 운율이 심하게 결손되어 있었고(즉, 표현적인 음조가 없거나 단조로웠고) 부적절한 휴지기가 끼어들었다. 마비되지 않은 쪽 사지에는 모든 고위 운동 기능이 보존되어 있었다. 그는 언어적 지시에 따른 집행적 수행 역시 가능했고, 복잡한 논리 문제들은 쉽게 풀었다.

이 신경심리학적 평가가 이루어진 지 얼마 후, C 씨는 재활 프로그램을 시작했다. 하지만 곧 그는 물리치료사로부터 우리에게 의뢰되었다. 물리치료사는 그가 전혀 협조하려 들지 않는다고 했다. 이와 같은 문제는 질병인식불능증을 가진 우반구 환자가 재활 환경에 임할 때 흔히 일어나는 것이다. 그들은 치료자에게 협조하지 않는데, 어째서 재활을 해야만 하는지 알지 못하기 때문이다. 그들은 자신이 충분할 정도로 괜찮으며, 따라서 재활할 필요가 전혀 없다고 믿는다.

◉ 정신분석적 관찰

정신분석적 상황에서 C 씨는 냉담하고, 거만하며, 자기중심적인 모습을 보였다. 자신의 안녕과 요구에 영향이 미칠 때를 제외하고는 주변 세상을 거의 안중에 두지 않는 듯 보였다. 그리고 타인의 시각에서 사물을 전혀 바라보지 못하는 듯했다. 이러한 행동에는 사회적 관습을 따르지 않는 것도 포함되었다. 예를 들어, 그는 회기 중 드러내 놓고 코를 팠고 코딱지를 바지 무릎에 닦았다.

그는 긴 시간 동안 멍하니 공간을 응시하며 앉아 있을 때가 많았고, 불만이나 요구 사항을 말하거나 급히 뭔가를 요청하려 할 때를 제외하고는 좀처럼 사교적인 행동을 취하려 들지 않았다. 그는 또한 직접적인 질문에 퉁명스러운 단답식의 말투로, 심심치 않게 짜증을 내며 건성으로 답했다. 그는 아무것도 고려하지 않았고, 어떠한 감사도 표하지 않았다. 마치 자족自足이라는 누에고치 속으로 숨어 버린 듯했으며, 그와 동시에 대단히 요구 사항이 많았다.

한편, 편마비나 반맹 같은 자신의 주된 장애에 대해서는 최소화하고 합리화하는 경향을 보였으나, 요통이나 불면과 같은 사소한 불편은 노골적으로 염려하고 있었다. 아울러 그는 온갖 종류의 좌절을 극도로 참지 못하였다. 이는 간호진과의 관계에서 가장 여실히 드러났는데, 그는 간호진 모두를 싸잡아, 오로지 자신의 개인적 요구 사항만을 들어주는—그것도 즉각적으로 들어주는—한 명의 커다란 엄마인 양 대했다. 아울러 신체적 · 정신적 장애로 인해 병원 환경이나 재활 팀의 요청으로 설정된 불가피한 제약들로부터도 좌절이나 지연을 참지 못하는 모습이 드러났다. 무엇보다도 중요한 점은 그가 자신을 신속하고도 완벽히 회복시켜 줄 것을 바라고 또 실제로 요구했다는 것이다. 그리하여 당장에라도 직장으로 돌아가고 사회에서 존경을 받던 기존의 위치로 귀환할 수 있게끔 말이다. 그는 보살핌을 받고 관심을 얻고자 하는 강렬한 퇴행적 욕구를 품은 듯 보였으나, 의식 수준에서는 어떤 종류의 의존이나 취약성도 용납하지 못하는 듯싶었다. 그리고 마치 자신이 공공 기관의 장이라도 되는 양 대우받기를 원했다. 그리하여 그는 계속해서 직원들에게 볼멘소리로 요구하는 동시에 자신을 위해 모든 것을 다 하라고 주장하였다. 대략 그는 흔히 말하는 '아기 황제 폐하'와 거의 다를 바 없었다. 한 마디로 그는 자기애적이었다.

환자가 자신의 장애를 대하는 태도는 정신분석 상황에서 보인 바처럼 대단히 흥미로웠다. 그는 자신의 왼쪽 편 몸을 순전히 자신의 요구를 들어주지 않는 외부 현실의 또 다른 한 조각인 양, 간호진에게 하던 식과 꼭 마찬가지로 대했다. 따라서 왼쪽 몸은 그를 짜증나게 하고 성가시게 만드는 원천이었으나, 그럼에도 별다른 관심이나 염려를 기울이지 않는 대상이기도 하였다. 그는 마치 그것이 자신과는 개인적으로 아무런 관련도 없다는 듯한 모습을 하고 있었다. 감정적인 관점에서 볼 때 그는 신체적 자기가 이루는 경계를 한쪽 손으로 새로 그려 내어, 이제는 자신의 몸통과 오른쪽 상하지만을 진실로 자신에게 속하는 것이라 인식하고 있었다. 왼쪽 편은 자신을 위해 일하게끔 존재하고 있었으나 끔찍할 정도로 제대로 움직이지 못했고, 그는 정말 왼쪽 몸과 결부되기를 원치 않았다. 그런 이유로 그는 자신의 장애를 소중한 자기 자신이 아닌 외부 세계에서 날아온 침해인 것처럼 경험했다. 예를 들어, 그는 자신의 왼손을 일컬어 '불쾌하게 하는 것' 또는 '귀찮게 만드는 것'이라고 이야기했다. 마치 무례한 손님이나 불청객에 대해 이야기하는 것처럼 말이다. 또 다른 시점에는 자신의 손에 대해 "내가 보내는 명령에 따르지 않고 있어요."라고 표현하기도 했다. 마치 오래 참아 줄 수는 없는 행동을 보이는, 일 못하는 하인이나 반항하는 직원, 하지만 동시에 개인적으로 깊숙이 관여되고 싶지는 않은 인물과도 같았다. 이런 식으로 그는 자신의 장애에 대해 무심한 모습을 하고 있었으나, 그럼에도 불구하고 호전되리라는 희망을 놓지 않고 우리에게 이를 계속 상기시키도록 만들었다.

이렇게 외부 세계로부터 철수해 들어가려는 경향이나 왼쪽 신체로부터 물러난 자기의 경계에 대해서는 향후 더 자세히 말할 기회가 있어야만 하겠다. 다만 지금은 환자의 질병인식불능증 증상이 담겨 있는 전반적 감정적 맥락에 대해 살을 덧붙일 때 그의 감정적 증상은 실제로 훨씬 더 복잡한 것이며, 그의 질병무반응증은 뇌졸중 후 인격 전체와 떼려야 뗄 수 없는 관계임이 드러난다는 것을 독자들이 수긍해 주리라 바랄 뿐이다.

하지만 지금까지 우리는 환자의 질병무반응증이 억압의 산물이라는 가설을 지지하는 밑그림을 거의 보여 주지 않았다. 이제부터는 여태까지 풀어 놓지 않았던 내용, 즉 우리 생각에 이 가설을 강력히 지지해 주는 것이라 보는 내용인, 굉장히 구체적인 그의 모습 몇 가지에 집중해 볼까 한다. 이야기한 바와 같이 전반적으로 볼 때 C 씨는 무심하고, 냉담하며, 심지어 거만한 모습을 하고 있었다. 그렇지만 그의 얼굴은 이따금씩 뚜렷한 이유도 없이 갑작스레 일그러졌고, 그는 짧은 순간 울음을 터뜨리거나 금방이라도 울 것처럼 보였다. 곧 평정심을 되찾기 전까지는 말이다. 이 같은 일화는 그에게 좀 더 만연한 태도인 끄떡없는 자기애적 우월감과 묘하게 어울리지 않는 대조를 보이며 삽시간에 지나갔다.

만약 이 환자에게 MMPI나 벡 우울 척도Beck Depression Inventory 혹은 여타의 표준화된 심리 검사를 시행한다 할지라도, 이와 같은 일화들의 존재는 전혀 드러나지 않으리라 장담한다. 그것 말고는 C 씨는 그저 너무 행복할 따름이었다. 그러므로 표준화된 심리 검사들(이는 이 분야의 전통적인 신경심리학 연구에서 대개 사용되는 평가 양식이다)은 그의 감정 상태를 어느 정도 오판하게 만든다. 하지만 정신분석적 상황에서는 이러한 순간들을 간과할 리가 없다. 그의 정신치료자(캐런 캐플런-솔즈)는 이런 식의 순간적인 눈물과 울먹임을 가져다준 직전의 촉발 요인들에 대해 탐색했고, 이를 통해 눈물이나 울먹임은 평소 전형적 모습이던 질병 무반응 상태에서는 거의 나타나지 않은 종류의 사고나 느낌들과 직접적으로 연관되어 있음이 명백해졌다. 우리는 지면 관계상 단 한 가지 사례를 들어 이에 관해 설명하겠으나, 이러한 일화 전부는 기본적으로 비슷한 패턴으로 흘러갔음을 독자들이 믿어 주었으면 좋겠다.

물리치료사는 C 씨에게 다시금 걷는 법을 가르쳐 주려 애써 왔으나, C 씨는 자신의 실수에 대해 완전히 무관심해 보였고 그에게 이를 지적할 때면 그저 모른 척하기만 할 뿐이었다고 하며, 그 때문에 거의 진전이 없었다고 말했다. 이는 전형적인 질병인식불능증적 반응이며, 물리치료사는 그런 식으로 받아들였다. 하지만 다음 날 개인적인 분석 상황에서 C 씨는 자신의 정신치료자에게 무슨 일이 벌어졌는지를 설명하며, 전날 물리치료자가 지적하려 했으나 수포로 돌아간 장애들에 대해 (최소 어느 정도까지는) 그가 분명히 알고 있음을 보여 주었다. 그 회기는 다음과 같이 진행되었다.

> 처음에 그는 특유의 무심한 상태로 말없이 앉아 있었다. 몇 분이 흐른 뒤, 나는 그에게 무슨 생각을 하고 있냐고 물었다. 그는 물리치료사들이 자신에게 걷는 법을 가르치고 있다고 했고, 고백조의 목소리로(다소 수치스러워하는 듯 보였다) 자신이 자주 실수한다며 물리치료사가 지적했다고 덧붙였다. (이때 그는

스스로 자각한 자신의 실수를 물리치료사의 탓으로 돌리고 있었고, 동시에 그것을 최소화하고 있음이 명백해 보였다. 실제로 그의 걸음걸이는 정상과 거리가 멀었기 때문이다.) 그러고 나서 그는 (똑같은 고백조의 당혹스러운 목소리로) 작업치료사 역시 자신에게 할 일을 줬는데, 그것은 블록을 이용하는 작업이었고, 자신이 제대로 해내지 못했다고 말했다. 그 대답으로 나는 "뇌졸중이 당신에게 남긴 문제들을 스스로 인정하는 것이 힘들었겠어요. 하지만 이제는 좀 더 그 문제를 바라볼 수 있나 보아요."라고 말했다. 하지만 C 씨는 내 말을 못 들은 척 하며 자신의 말을 이어 나갔다. 자신의 물리치료사는 '그럭저럭 괜찮은 편'이지만 자신이 요구하는 정도만큼 팔이 나아지지 않고 있다고 말했다. 그때 그는 갑작스레 나와의 대화를 멈추고 자신의 오른손으로 왼손과 왼팔을 잡고 운동하기 시작했다. 나는 그가 마치 더 이상 기다릴 수가 없으며, 팔이 당장 완전히 호전되기를 바라는 것같이 보인다고 말했다. "아니에요." 그는 곧 합리화하는 자신의 모습으로 되돌아와 말했다. "왼팔을 안 써서 약해지는 걸 원치 않을 뿐입니다." 잠시 전 그가 막 알아차릴 뻔했던 것—즉, 그의 팔이 정말로 완전히 마비되었다는 것—그리고 회복 여부가 그의 의지와는 대개 무관하다는 것을 인정하는 일은 아마도 굉장히 고통스러울 것이라고 나는 답했다. 이 이야기를 듣자 그의 얼굴은 즉시 일그러졌고 울먹임과 더불어 고통스러운 표정이 만연했다. 나를 돌아보며 그는 필사적으로 말했다. (자신의 왼팔을 가리키며) "하지만 내 팔을 좀 봐요. 회복이 안 되면 난 어떡하죠?" (이는 그때까지 그가 했던 말 중 가장 성찰적인, 자신의 곤경을 완전히 인식하고 있는 것이었다. 진실로 방어가 걷혔던 순간이었다.) 그 후 C 씨는 한동안 침묵했고, 그러고는 여느 때처럼 외견상 무심한 상태로 되돌아가 버렸다.

이 일화는—우리 생각에—여러 일화 가운데 전형적인 것으로, 이 같은 식의 갑작스러운 눈물과 울먹임은 환자들의 감정적 맥락 속에서 쉽게 이해된다. 그들에게서는 앞서 부정하던 결손에 대한 억압된 감정들이 튀어나오는 모습이 관찰되는데, 앞의 경우 억압된 불안과 염려가 튀어나오기 직전 그가 최소화하고 합리화해 온 결손이 바로 그런 것이다. 요컨대, 치료자가 분석 상황에서 타이밍을 세심히 고려하고 요령 있게 단어를 선택하여 중재할 경우, 이는 앞서 설명한 라마찬드란 박사의 칼로릭 자극 검사 실험 상황과 동일한 효과를 보인다. 분석 상황이나 실험 상황은 일시적으로나마 환자의 저항을 극복하고, 그때까지 인정하기를 강하게 거부하던 사실들을 직시할 수 있게 만들었다. 이는 C 씨의 완전히 냉담하고 무심하고 자기애적인 페르소나야말로—최소한 부분적으로는—이제 의존적이고 취약한 신세가 되었다는 고통스러운 사실들로부터 자신의(그리고 우리의) 주의를 흐트러뜨리는 역할을 함을 시사하는 단초가 된다. 이제 독자들은 정신 장애의 기저에 놓인 감정적 근간—즉, 저항들 아래에 놓인 요소—이 보이는 것과는 정반대임을 정신분석이 밝혀내었다는, 종종 회자되는 이야기의 뜻을 눈치챌 수 있을 것이다.

만약 이것을 읽고서도 아직 확신이 들지 않는다면, 최소한 이 단계에서는 이러한 환자들에게 부정적인 감정이 결여되어 있다든가, 자신의 현재 신체 상태를 알지 못한다거나, 왼편의 결손에 주의를 기울일 수 없다는 식의 단순한 주장에 의문을 제기할 임상적인 증거가 있다는 정도에는 동의해 주었으면 좋겠다. 라마찬드란 박사의 실험이 보여 준 것과 마찬가지로, 우리의 증례는 기저의 심리적 상황이 그보다 더 복잡하다는 것을 말해 준다. 이 환자들은 실제로 장애를 입은 자신의 신체에 대한 정보를 계속해서 들여 놓고 있으며, 더 깊은 어떤 수준에서는 정말 자신의 장애나 그와 연관된 감정에 관한 지식을 알고 있다. 환자들에게 결여된 것은 단지 이 같은 지식에 주의를 기울이는 능력, 의식적인 인지 속으로 이 지식을 들어오도록 하는 능력—경향성inclination이라 이야기하고 싶다—이다.

우리가 막 묘사한 현상들이 그저 이 한 증례에 국한된 것이라 생각할지도 모르는 독자를 위해 그리고 다른 질병인식불능증이나 질병무반응증 증례들에는 나타날 리 없다고 생각하는 이들을 위해 우리는 간략히 두 번째 증례를 소개하겠다.

B 부인 증례: 냉담한 자기애

B 부인은 18년 전 세 번째 임신의 마지막 3분기에 뇌졸중이 생겼던 55세의 여인이었다. 당시 임상 검사에서는 우측 중대뇌동맥의 혈전이 발견되었고, 주로 뒤쪽의 피질 영역과 그 아래의 백질이 이환되었다. B 부인은 심한 좌측 편마비가 생겨 얼굴과 팔, 다리에 영향을 받았다. 뇌졸중이 생긴 지 6년 뒤 촬영한 CT 스캔을 통해 이 진단 및 병변 부위가 확진되었는데, 오른쪽 두정엽 및 피질하 내포internal capsule까지로 확장된 광범위한 저음영 영역이 보였다([그림 8-3] 참조). 의무 기록에는 뇌졸중이 발생했을 때 그녀가 질병무반응증적이었고 '냉담'했으며, 뇌졸중 후 급성기 동안 완전히 질병을 인식하지 못했다고만 적혀 있었다. 하지만 어떠한 공식적인 신경심리학적 평가도

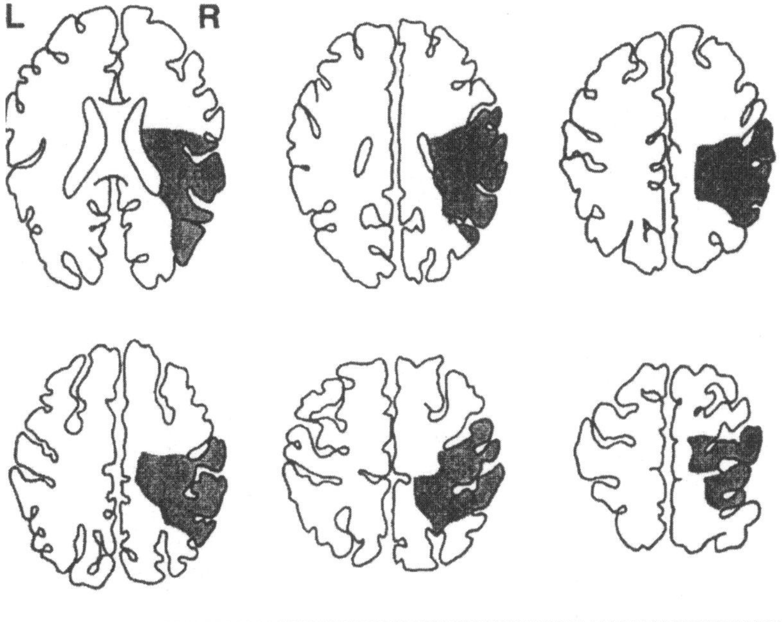

[그림 8-3]

시행되지 않은 듯 보였다. 18년 후 그녀가 정신치료를 위해 우리 중 캐런 캐플런-솜즈에게 의뢰되었을 때, 그녀는 여전히 편마비가 심했지만 지팡이를 짚고 걸었으며 개조된 자동차를 몰 수 있기까지 했다. 당시 인지적 결손을 보이지는 않았다.

병전 인격

B 부인의 인격을 평가함에 있어서, 우리는 그녀가 뇌졸중을 앓기 2년 전 그녀를 치료했던 정신분석적 정신치료자가 기록해 놓은 상세한 병전 관찰 소견과 우리가 직접 시행한 임상적 관찰을 비교할 수 있는 입장이었기에 굉장히 운이 좋았다. 그 모든 세세한 사항을 여기서 살펴볼 수는 없다. 다만 병전 기록에 의하면 우울증이나 우울 삽화에 대한 그 어떠한 증거도 없었으며, 당연히 우리가 관찰한 흥미로운 증상들도 일체 언급되지 않았다는 것만은 강조하고 싶다. 즉, B 부인은—C 씨와 꼭 마찬가지로—쌀쌀맞고 냉담하며 감정이 없어 보이는 와중에 실제로 갑작스레 울음을 터뜨리는 경향이 있었다. 정말로 울음을 멈추기 힘든 이러한 순간들과 극명히 대조적으로, B 부인은 스스로를 '적응가' '절대 감정을 드러내지 않는 사람'이라고 일컬었다.

정신분석적 관찰

B 부인 자신은 눈물이 흘러나오는 순간들을 슬픈 느낌에 휩싸인 것으로 묘사했고, 그 느낌에는 상당한 이질감이 느껴진다고 했지만, 동시에 그녀는 눈물을 멈출 수가 없었다. 그 슬픈 느낌이 무엇에 관한 것인지 질문하자 그녀는 잘 모르겠다고 말했다. 그럼에도 이 순간들에 대해 이야기할 때면, 그것이 뇌졸중 이후 삶을 망가뜨린 신체적 장애와 직접적으로 관련되어 있음이 외부 관찰자에게는 한눈에 들어왔다. 예를 들어, 첫 회기에서 B 부인은 최근 뇌졸중 구호회Stroke Aid Society(뇌졸중 환자들의 자조 집단)에 들어온 29세

남자에 관한 이야기를 했다. 그 젊은이는 자신의 장애에 대한 경험담을 이야기하며 훌쩍였다고 했는데, 그때 B 부인 역시 어찌할 도리 없이 울기 시작했다. 회기 중 이 시점에서 치료자는 B 부인이 자기 자신의 장애에 대해 그 젊은 남자와 동일시하여 울고 있었다고 다소 직설적으로 언급했다. 하지만 놀랍게도 B 부인은 이러한 언급에 동의하지 않았다. 그녀는 자신이야말로 다른 사람들이 도움을 요청하는 '적응가'였다고 했다. 당신은 겉으로는 극복하고 있을지 몰라도 속에서는 슬픈 것인지도 모르겠다고 치료자가 넌지시 말하자, B 부인은 다시금 그 말을 완전히 부인하며 자신은 정말 잘 극복하고 있다고 주장하였고, 뇌졸중은 오래전에 일어난 일이라고 치료자에게 상기시켰으며, 완전히 그걸 받아들였다고 거듭 말했다.

두 번째 일화는 다음과 같다. 비록 앞에서 이미 묘사한 바와 같이 그녀가 자신의 감정을 이제 더 이상 진짜 자신의 것이 아닌 듯 여겼음에도 불구하고, B 부인은 자신이 뇌졸중을 앓기 전보다 좀 더 감정적이게 된 것 같다고 말했다. 그러고 나서 그녀는 자세히 설명했다.

> 그녀는 통제가 불가능한 이 느낌들—특히 멈출 수 없는 흐느낌—은 언제나 특정한 외부 사건으로 인해 유발된다는 것을 알아차렸다. 이를테면, 영화 <지붕 위의 바이올린>(이 환자는 유대인이며 동유럽계였다)을 보던 중 울음이 터져 나왔다. 그런 다음 그녀는 이를 정정했다. "아니에요. 외부 사건 없이도 계속해서 눈물이 나는 때가 있어요. 뜬금없이 눈물이 쏟아지는 것 같아요." 그녀가 말했다. 그녀는 울음을 그칠 수 없었던 순간을 예를 들어 설명해 나갔다. 하루는 어떤 책에서 문장 한 줄을 읽었는데 갑작스레 속수무책으로 울기 시작했다고 말했다. 그 문장이 어떤 것이었냐고 물었지만, 그녀는 기억해 내지 못했다. 그녀는 문장이 남편과 아내 그리고 그들이 이야기하는 어떤 법정 사건과 연관되어 있다는 것만 생각해 내었다. (조금 뒤 살펴보겠지만, 다음 회기에서 그녀는 그 문장을 기억해 내었다.) 그녀는 자신이 인식하지 못하는 어떤 개인적인 연관성이 있을지도 모른다는 것에 동의했다. 다시 한 번, 그녀는 뇌졸중을 앓은

후 자신이 느낌으로부터 얼마나 생생히 단절되었는지, 하지만 그와 동시에 느낌들에 얼마나 압도당하는지에 대해 설명했다.

1주 뒤 B 부인은 이 주제로 되돌아왔다.

그녀는 자신을 울게 만들었던 책에서 그 '잊어버린' 문장을 찾아냈다고 했다. 그녀는 당시 일을 다시 이야기하며, 얼마나 목 놓아 울었는지 생생히 설명했다. 한 시간이 넘도록 울음을 그칠 수 없었다고 했다. 문장은 어느 탈리도마이드 아동을 둘러싼 법정 사건에 관한 것이었다(역주: 탈리도마이드는 1950~1960년대 임산부의 입덧 완화제로 사용되었으나, 이후 태아의 사지 결손을 유발할 수 있음이 밝혀져 사용이 금지되었다). 그녀는 이 일화야말로 자신이 어떻게 울기 시작하는지 보여 주는 전형적인 것이라고 하며, 그 후 압도되는 느낌이 저절로 소진되기 전까지는 울음을 그칠 수 없다고 말했다. 나는 탈리도마이드 아동의 이미지를 떠올리면 무슨 생각이 드는지 물었다. 그녀는 뇌졸중을 앓은 지 약 6년 후 탈리도마이드 아동들에 대해 처음으로 알게 되었다고 했다. 그녀가 떠올린 연상은 실제적인 문제와 연관되어 있었다. 예를 들어, 그녀는 그 약물의 피해자가 사지 없이 어떻게 자라나고 삶에 적응해 나갈지에 관해 사로잡혀 있었다. 그녀는 항상 자신에게 도움이 되었고 지금도 여전히 그러한 물리치료가 효과가 있으리라 생각했다. 나는 마치 그녀가 스스로를 탈리도마이드 아동들과 동일시하는 것같이 보인다고 말했고, 그것에 대해 읽을 때 나타나는 압도되는 느낌은 여전히 그녀가 자신의 신체적 장애에 대해 강렬한 느낌을 억누르고 있다는 점을 보여 준다고 했다. 이 언급에 대한 반응으로, B 부인은 방어적 태도가 되었고 살짝 주제를 바꾸었다. 처음에는 자신과 자신의 가족 모두는 그녀의 장애를 포함해서 항상 신체적인 문제에 개방적이었다고 말했다. 그러고는 자신의 친정 식구 역시 항상 '그 문제들'에 대해 굉장히 자유로웠노라고—목욕 시간 전후로는 지나치게 조심하지는 않았다는 것 등—말했다.

다행히도 요점은 명확하다. 우측 실비안열 주변부 뇌졸중을 앓은 이 질병무반응증 환자는 C 씨와 꼭 마찬가지로 자신의 신체적 장애와 연관된 괴로운 느낌들을 적극적으로 억압하고 있었다. 그녀는 이러한 느낌들을 의식적으로는 부정하거나 회피하거나 합리화하며 몰아내었지만, 무의식적으로는 그 느낌들을 깊숙이 느끼고 있었으며, 적당한 역동적인 환경하에서면 불가항력적인 울음의 형태로 기저의 억압된 느낌들이 의식 속으로 뚫고 나왔다. 문제가 되는 그 느낌들은 속성상 우울한 것이며 뇌졸중의 결과로 환자가 겪어야 했던 고통스러운 상실과 직접적으로 연관되었음 역시 불 보듯 뻔한 것이었다. 그녀가 이러한 느낌들에 대항해 방어하는 모습을 정신분석적으로 파헤쳐 보자면, 방어의 주된 기능은 그녀의 취약하고 손상된 자존감을 보강하는 것—다시 말해, 정신분석에서 그녀의 자기애라고 부르는 것을 보강하는 것—이었다.

우리는 일반적인 질병인식불능증 환자나 질병무반응증 환자 집단에서 이런 식의 울음이나 울먹임이 얼마나 빈번한지 알지 못한다. 분명 이러한 삽화가 존재하지 않는 증례들도 존재할 것이다. 역시 그 빈도는 알지 못한다. 하지만 이런 식으로 우울감이 터져 나오는 하위 집단이 실제로 존재한다는 사실은, 우리의 견해로는 심지어 부정적인 감정들이 더 철저히 없어진 경우라 할지라도 억압에 의한 것일 수 있다는 점을 시사한다. 다시 말해, 이와 같은 경우 우울한 정동들이 전혀 나타나지 않는 것은 그것들을 의식 밖으로 성공적으로 몰아냈기 때문이지, 우측 대뇌 반구가 부정적 감정을 위한 저장소라 주장하는 이론에서 말하는 대로 그것들이 실제로 없어졌기 때문은 아니다. 유사한 추론에 의해 이러한 증례들이 존재한다는 사실은 심지어 감정적 인지가 뚫고 나오는 일이 없는 경우라 할지라도 환자들이 자신의 장애에 대해 인지하지 못하고 염려하지 못하는 것이 주의-각성 이론에서 이야기하는 것처럼 환자들이 장애에 직접적으로 주의를 기울일 수 없기에 생기는 것이 아니며, 오히려 그 장애에 대한 주의가 적극적으로 흐트러져 버렸기 때문에 일어날 수 있는 것임을 시사해 준다. 우리는 다마지오의 체성감시 이론(1994)

에도 같은 이야기를 적용할 수 있다고 생각한다. 특히나 C 씨의 경우처럼—라마찬드란 박사의 실험이 그랬던 것과 꼭 마찬가지로—이 환자들은 자신의 몸이 불구가 된 상태를 무의식적으로 알고 있었다. 그들은 자신들의 몸에 무슨 일이 벌어졌는지 온전히 다 알고 있었으나 알고 싶지 않을 뿐이었다.

그러므로 우리는 우반구 증후군에서 보이는 주의가 결여된 증상, 감정이 과도히 저하된 증상 그리고 신체편집분열형 증상 기저의 근본적인 기전은 억압이라고 제안하고자 한다. 그렇다면 여러 가지 추가적인 질문이 생겨나는데, 가장 두드러지는 질문은 이것이다. 어째서 특별히 우측 실비안열 주변 환자들은 억압에 의해 증상이 생기는가? 그에 비해 다른 환자들, 예컨대 좌측 실비안열 주변 환자들(제5, 6, 7장 참조)은 그렇지 않은데 말이다. 다시 말하면, 병변이 생길 경우 우울감 및 상실이나 의존성에 관한 생각들을 그토록 견딜 수 없게 만드는 우측 실비안열 주변 영역 기능과 관련된 것은 무엇인가? 우리는 당연한 수순으로 이 질문에 답을 찾아볼 것이다. 하지만 우선 C 씨나 B 부인과는 다른 방식의 반응을 나타낸 몇몇 우측 실비안열 주변 병변 증례들을 좀 더 살펴보고자 한다.

앞서 제시한 두 가지 증례는 질병무반응증의 기저에 놓인 방어들이 일시적으로 붕괴되고 그런 다음 재정비되는 예들이었다. 하지만 우울에 저항하는 방어들이 다소 완전히 실패하는 우반구 증례들 역시 존재한다.

A 부인 증례: 멜랑콜리아

A 부인은 중대뇌동맥 지주막하 출혈로 우측 실비안열 주변 뇌 영역에 심각한 손상을 입은 뒤 10개월 동안 정신분석적 치료를 받은 61세의 오스트리아 여인이었다. 그녀의 병변 부위는 주로 우측 측두-두정 영역이었으나, 아울러 앞쪽으로는 전두 볼록면까지 확장되었고, 내측으로는 시상의 깊이까지 내려가 있었다([그림 8-4] 참조). 이 뇌졸중으로 인해 A 부인에게는 심한 좌

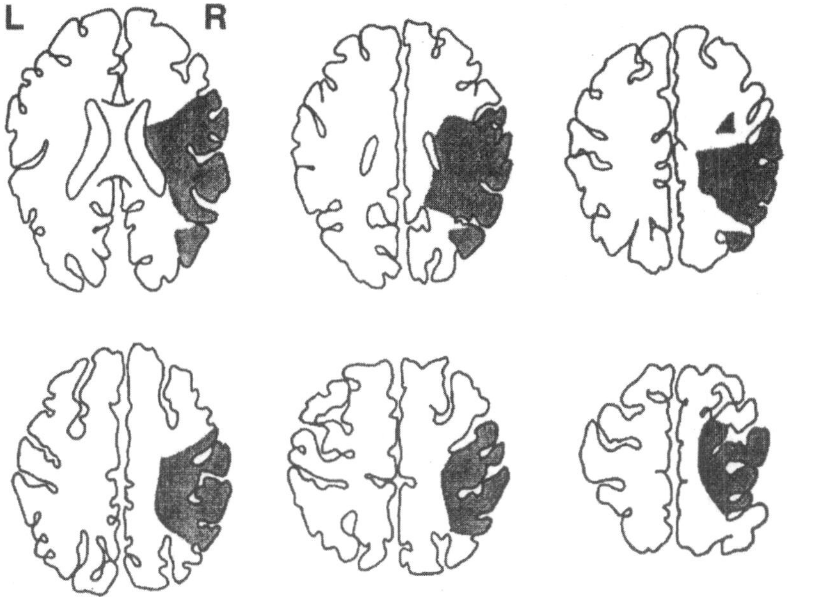

[그림 8-4]

측 편마비와 반맹이 생겼고, 그녀는 휠체어 신세를 지게 되었다. 신경심리학적으로 그녀는 심한 좌측 편측 무시, 편마비나 반맹에 대한 질병인식불능증, 구성 실인증, 지정학적 기억상실 및 꿈꾸기 중단(제3장 참조)을 포함한 기타 총체적인 시각공간적 행동 및 인지 장애로 대두되는 심한 우반구 증후군을 보였다. 다시 말해, 그녀는 운동적으로나 시각공간적으로나 심각한 장애를 입었으나, 의식상에서 이 장애의 대부분을 인식하지는 못했다.

이는 우리가 정신분석적으로 연구한 첫 번째 우반구 증후군 증례였다. 따라서 무시 및 질병인식불능증의 심층 심리학에서 무엇을 배울 수 있을지 살펴보는 일은 대단히 흥미로웠으며, 우측 실비안열 주변 영역의 심층 심리학적 기능들을 이해하기 위한 최초의 이정표를 만들어 나가기를 열망했다. 하지만 한 가지 중요한 측면에서 A 부인은 이 증후군의 이례적인 증례였는데, 질병인식불능증과 무시가 존재함에도 불구하고(즉, 뇌졸중의 신체적 후유증에 대해 명백히 인식하지 못했음에도) 그녀가 임상적으로 우울했기 때문이다. 실은 그 때문에 애초에 그녀가 우리에게 의뢰되었던 것이다.

● 병전 인격

그녀를 진료했던 일반의(그녀의 동포이자 평생의 친구였다)로부터 받은 편지 하나를 포함하여 우리가 받은 편지 두 장에 따르면, A 부인은 병전 우울증을 앓은 적이 없었다. 하지만 그녀의 뇌졸중 증상에서 가장 뚜렷한 증상 중 하나는 심각한 기분 장애였는데, 임상적으로 멜랑콜리아가 보이는 모든 특징을 다 가지고 있었다. 그녀는 거의 지속적으로 눈물을 흘렸고, 자신은 세상에 있어 거대한 짐과 같으며, 모든 사람이 자신을 미워한다고 믿었다. 그리고 두 차례나 자살 시도를 했다. 한 번은 창문에서 뛰어내리려 했고, 한 번은 계단에서 몸을 던졌다. 이 시도들이 성공하지 못한 유일한 이유는 그녀가 자신이 원하는 바를 몸소 실행에 옮기기에 운동적으로나 공간감각적으로나 너무 장애가 심했기 때문이었다.

● 정신분석적 관찰

우리는 이 환자의 마음 안에서 일어난 일들을 앞의 두 증례에 비해 좀 더 정신분석적으로 자세히 설명하려고 한다. 그렇게 한다면 일부 독자의 집중력과 이해, 심지어 공감마저 잃어버릴 위험성이 생긴다는 것을 잘 알고 있다. 하지만 세세한 대목 하나하나까지 전부 유념해야 할 필요는 전혀 없다. 중요한 점은 심한 우측 실비안열 주변 병변을 가졌고, 겉보기에 편재화 lateralization는 정상적이며, 우반구 증후군의 모든 특징을 보이고, 동시에 심하게 우울한 환자가 여기에 존재한다는 것이다. 이 사실 자체가 우리가 짚어내고자 하는 요점, 즉 이러한 환자들은 실제로 극심한 부정적 감정들을 경험할 수 있다는 점을 증명해 준다. 이는 우반구 증후군 증례들에서 흔히 보이는 저감정성이 순전히 부정적 정동의 결핍에서 기인한다는 생각과 양립하기 어려운 것이다. 하지만 그들의 저감정성이 단지 겉보기에만 그렇다는—즉, 이러한 증례들에서 부정적 감정들은 결여된 것이 아니라 오히려 역동적으로 억압되어 있다는—대안적인 이론과는 전적으로 양립할 수 있다.

이 환자에 대해 정신분석적으로 좀 더 깊게 들어갈 수밖에 없었던 이유는 한편으로는 심한 질병인식불능증을 가지고 있고, 다른 한편으로는 심각한 우울증을 앓고 있는 그녀의 증례 속 역설적 공존을 다른 방법으로는 설명할 길이 없었기 때문이다. 앞으로 살펴보겠지만, 상실의 부정과 더불어 그 상실에 대한 우울 반응이 동시에 있는 이 이상한 조합을 이해하는 일은 그녀의 억압 장벽 아래에 놓여 있는 것을 밝혀낸 다음에야 가능할 따름이다.

우리는 지금껏 '억압'이라는 용어를 굉장히 느슨한 의미에서, 즉 더 광의의 용어인 '방어'와 어느 정도 동의어인 것처럼 사용하고 있었다. 사실 정신분석에서는 다양한 종류의 방어기제를 구분하고 있다. 비록 모든 방어는 근본적으로 동일한 목적—즉, 고통스러운 생각이나 느낌 또는 자각을 의식에서 지속적으로 몰아내려는 목적—을 위해 작동하는 것은 사실이나 여러 가지 다양한 방식으로 이를 수행한다. 곧 보게 되겠지만, A 부인의 경우 그녀가 사용한 방어기제 형태는 내사introjection라고 알려진 것이다. 이 기제가 C 씨나 B 부인이 사용한 방어와 마찬가지로 자기애성 방어 형태라는 점은 우연이 아니다.

우리는 A 부인의 흥미로운 개인력에 대해서는 세세한 부분을 살피지 않고 넘어갈 것이다. 다만 그녀가 자신의 인생사를 상당히 '딱딱한' 어조로, 마치 어떤 환자의 병력을 동료에게 요약해 주고 있는 듯 다소 거리를 두는 식으로 이야기했다는 점은 언급하겠다. 하지만 이와 같은 준임상적 독백이 이어지던 어느 때, 거리감 있고 틀에 박힌 듯 들리던 그녀의 목소리는 동요하였고 그녀는 조용히 흐느끼기 시작했다. 이때는 자신이 아직 어릴 때 아버지가 돌아가셨다고 말하던 순간이었다. 그녀의 정신치료자(마크 솜즈)는 그녀로 하여금 이에 주목하게 하고서 아버지를 잃었던 기억이 여전히 대단히 고통스럽게 느껴지는 듯하다고 말해 주었다. 그녀는 뇌졸중 후로 독립성을 잃어버렸다는 생각에 화가 난다고 말하는 것으로 답하였다. 그러고는 곧 침착해지더니 자신의 더 어린 시절 이야기를 딱딱한 목소리로 이어 나갔다.

환자는 주 5회 분석을 받았다. 초기 분석 회기 가운데 한 회기에서, 그녀는 자신이 심하게 우울한 이유는 단순하다고 설명했다. 이는 모든 직원, 특히 청소 직원과 주방 직원들이 자신을 미워하기 때문이며, 자신이 물건들을 계속 잃어버리기 때문—더 정확히 말하면, 사람들이 그녀의 물건을 계속 훔쳐가기 때문—이라고 했다. 이런 설명을 하며 그녀는 울음을 터뜨렸고, 재활팀이 베풀어 주고 있는 모든 것에 대해 자신은 영영 아무 보답도 못할 것이라 말했다. 그녀는 몇 분 동안 심하게 흐느꼈다. 흐느낌 사이에 그녀는 모든 직원뿐만 아니라 동료 환자들조차 자신을 미워한다고 덧붙이며, 자신이 미움 받고 있는 것에 대한 불평을 거듭 말했다.

그러므로 "저는 계속 물건을 잃어버려요."와 "모두가 절 미워해요."가 그녀가 말한 자신의 우울에 대한 설명이었다.

정신분석이 일반적인 멜랑콜리 질환에 관해 가르쳐 준 모든 것과 들어맞게, 그녀의 치료자는 이 두 가지 사실—혹은 최소한 그런 식으로 반영되는 무의식 속에서의 사실—이 정말 그녀의 멜랑콜리아와 자살 소망을 설명해 준다는 것을 정말 기꺼이 수긍했다. A 부인은 많은 것을 잃어버렸고, 그녀의 멜랑콜리아는—여타 수많은 경우와 마찬가지로—심각한 상실에 대한 즉각적인 반응이었다. 또한 그녀는 스스로를 미워했다. 즉, 그녀의 멜랑콜리아는—모든 멜랑콜리아와 마찬가지로—지독한 자신을 향한 증오와 같은 의미였다(Freud, 1916-1917). 보다시피 그리고 멜랑콜리 반응에서 일상적인 것으로, 이 같은 자신을 향한 증오는 상실의 직접적인 결과로 일어났다.

그러므로 A 부인의 증상을 분석적으로 이해하는 일은 정확히 그녀가 잃어버린 것이 무엇이었는지 질문하는 데서 시작하는 것이 유익할 것이다. 비분석적인 관찰자에게 이는 멍청한 질문처럼 들릴 것이다. A 부인이 잃어버린 것은 명백하다. 그녀는 걸음걸이를 잃어버렸고, 왼쪽 손과 팔을 사용할 수 없게 되었으며, 좌측 시야 절반과 공간적 추론 능력 대부분을 상실했다. 한마디로 그녀는 삶의 유용한 일부분을 잃었다. 최소한 A 부인을 처음 볼 때는 이런 상식적인 설명에 들어맞는 듯한 모습이다. 그녀는 매번 울음을 터뜨리며 '자신의 독립성을 잃어버렸다.'고 거듭해서 말했다. 이유는 이것만으로 충분해 보인다. 하지만 그녀는 정확히 무엇을 이야기하고 싶었던 것일까? 그리고 다른 환자들(예: 좌반구 병변을 가진 이들)은 멜랑콜리 우울증에 빠지지 않고서 독립성을 잃지 않은 채 살아갈 수 있는 것일까? 어째서 그들은 A 부인에게는 그토록 감당할 수 없던 상실에 대해 애도를 해 나갈 수 있는 것일까?

이는 우리에게 중요한 의문을 제기한다. 어째서 A 부인은 자신의 독립성 상실(그녀는 그렇게 불렀다)에 대해 자살을 시도할 만큼 우울해진 반면에 동시에 뚜렷이 보이는 신체적 상실의 증거에 대해서는 의식적으로 알아차리지 못할 수가 있을까? 비록 우리에게는 그녀가 자신의 독립성을 잃어버렸다고 말하는 것이 무슨 뜻인지 자명해 보이지만, A 부인 스스로는 자신이 편마비와 반맹 등을 앓고 있다는 사실을 전혀 인식하지 못했다. 따라서 애당초 A 부인이 일어났음을 부정하고 있는 바로 그 사건에 대해 동시에 우울해하는 역설적인 상황과 우리는 마주하고 있다.

라마찬드란 박사의 증례를 포함하여 우리가 논의한 다른 환자들의 증례에서와 마찬가지로, 여기에서는 무의식적 지식이라는 개념이 반드시 필요하다. 이 개념을 통한다면 A 부인의 우울증이 그녀가 무의식적으로 알고 있는 상실에 대한 반응이라고 이야기할 수 있다. 이는 그녀가 손수 맞서서 방어하고 있던 지식에 대한 반응이었다. 그녀에게 우울증을 직접적으로 유발한 이 상실은—그에 대한 지식이 무의식적이었기에—오로지 간접적으로, 그녀가 부인하는 지식이 낳은 의식적 파생물이라는 방식으로 경험될 수밖에 없었다. 따라서 A 부인이 잃어버린 것에 대해 불평할 때 치료자가 그것은 A 부인의 마음속(즉, 의식 속)에서 있었던 것이라 분석적으로 탐색하려 들 때면, 매번 그녀는 자신이 느끼는 감정과는 그 깊이가 판이한 것으로 보이는 갖가지 사소한 상실에 대해 이야기하는 것으로 반응했다. 예를 들면, 그녀는 흔히 '안경을 잃어버렸다.' '누군가 담배를 훔쳐 갔다.'는 식으로 말했고 그런 다음 울음을 터트렸다. (우연히도 그녀가 이 물건들을 줄곧 잃어버리는 이유는 반맹과 지정학적 기억상실에 기인했다.)

그리하여 그녀가 물건들을 계속 잃어버리기에 우울하다고 말할 때 의식적으로 언급하는 상실은 이런 식의 것들이었다. 회기 중 때때로 A 부인은 물건을 잃어버렸다는 주제로부터 자신이 도둑맞은 물건들, 다른 사람에 관한 기억, 예를 들어 아버지를 여의었던 일과 젊은 시절 자궁 적출술로 자궁을 잃었던 일에 이르기까지 자유로이 연상했다. 마침내 그녀는 "아버지를 여의었던 일에 대해 단 한 번도 애도할 수가 없었어요."라고 말하기에 이르렀으며, 최근 병동에서 사소한 물건들을 잃어버렸을 때 강렬한 느낌이 생기는 것은 이렇게 과거에 있었던 더 중요한 상실들과 어떤 식으로든 연관되어 있음을 깨닫게 되었다.

다른 멜랑콜리 우울증 증례로부터 정신분석가라면 누구나 알 수 있는 무언가를 이제는 살펴볼 수 있다. 즉, A 부인이 일상의 사소한 상실에 대해 보인 극심한 감정 반응은 그것이 억압된 상실의 전치된 표상이라는 사실을 말해 줄 뿐만이 아니라 이 상실이 억압되어 그녀가 건강한 방식으로 애도할 수가 없었다는 사실 또한 반영해 준다. 만약 뭔가 잃었음을 인정할 수가 없다면, 어떻게 스스로를 서서히 그로부터 떼어 놓는 고통스러운 과정을 시작할 수 있을까?

따라서 이것이야말로 A 부인의 무시된 반쪽 신체에 일어났던 일이며 그녀의 질병인식불능증의 감정적 근간이었다. 그녀는 자신에게 벌어진 일의 끔찍함을 의식에서 온전히 받아들일 수 없었기에 독립성을 상실한 것에 대해 애도할 수가 없었다.

하지만 이런 식으로 방어기제를 광범위하게 적용하는 것은 이 증례의 일부분에 대한 해결책이 될 뿐이다. 그것만으로는 임상적인 상황 전체를 설명할 수 없다. 상실을 방어적으로 부정할 때 어떻게 무시와 질병인식불능증—즉, 이 증례의 음성 증상—이 생겨나는지는 명확하다. 하지만 이로 인해 어째서 양성 증상인 멜랑콜리 증상이 생겨나야만 할까? 이를테면, 어째서 그로 인해 자신을 향한 증오가 생겨나고 자살을 소망할 만큼 극에 다다랐을까? 그리고 어째서 A 부인은 모두가 자신을 증오한다고 느끼게 되었을까?

우울한 환자와 분석적으로 작업해 본 사람이라면 우리가 어디로 향해 가고 있는지 알 것이다. 신체적 통합성 상실에 관한 A 부인의 멜랑콜리 반응은 그녀가 그 상실을 굉장히 독특한 방식으로 부정한 것에서 온 부산물이었다. 이는 멜랑콜리에 대해 우리가 아는 보편적인 정신분석적적 지식에서 보자면 대단히 친숙한 것이다. 이러한 환자들은 스스로가 자신을 미워하기에 모두가 자신을 미워한다고 느낀다. 그것만큼은 확실하다. 그리고 A 부인의 경우에도 그것은 역시 확실하다. 그녀는 드러내어 놓고 스스로를 경멸했다. 혹은 최소한 '뇌졸중 이후 지금에 있어서는 완전히 불구이며 의존적인 인물이 된 자신'에 대해 드러내어 놓고 경멸했다. 하지만 그것이야말로 그녀가 스스로 방어하고 있던 바로 그 자아상이었다.

이는 A 부인이 자아상을 억압하는 데 사용하였던 구체적인 방어기제를 보여 준다. 그녀는 내사를 통해 자아상을 억압했다. 이 방어기제는 멜랑콜리아에 굉장히 전형적인 것이다. 이러한 환자들은 사랑하던 대상을 상실했다고 인정하는 것을 견딜 수가 없고, 따라서 잃어버린 대상을 내사함으로써—그것을 자기의 내부로 넣고 자신의 일부로 만듦으로써—상실을 부정한다. 그리하여 그들은 일종의 무의식적 내사물이라는 형태로 상실한 대상을 자기 안에 간직한다.

이는 A 부인의 증례에서 무시 및 질병인식불능증으로 나타나는 증상들을 풀어 나갈 실마리를 제공해 준다. 그녀는 진짜 자신의 외골격에 붙어 있는 마비된 왼팔을 무시했다. 그녀에 있어서는 본디의 멀쩡한 팔이 자신 안에, 자아의 무의식적 부분 속에 여전히 건재했기 때문이다. 그러므로 마비된 팔은 무시되고 장애는 부정되었다. 이것이 그녀가 보인 무시와 질병인식불능증의 감정적 근간이었다.

그렇다면 자기를 향한 증오심은 무엇이었을까? 즉, 이는 그녀가 또한 무의식적으로 알고 있던 또 하나의 매우 이질적인 자아상을 향해 있는 듯 보인다. 이것이 멜랑콜리의 무의식적 구조에 관한 현존하는 정신분석적 지식이 안내해 주는 곳이다.

수없이 많은 멜랑콜리 증례를 분석한 결과, 우리는 내사라는 방어기제가 언제나 대가를 치른다는 것을 알게 되었다. 이는 오직 매우 특정한 유형의 대상 관계만이 내사될 수 있기 때문이다. 우리는 그러한 유형의 대상 관계를 자기애적 유형이라고 부른다. 이것이 의미하는 바는 곧 독립적이고 분리된 대상의 존재가 애초에 완벽히 그렇게 인식되지 않았다는 뜻이다. 그 대상은 언제나 사랑스러운 자기 자신의 일부인 양 취급되었으며, 따라서 자신이 마음대로 좌우할 수 있는 것으로 여겨졌다. 그러한 대상을 잃어버리는 일이 그토록 특별히 견딜 수 없는 이유는 이 때문이다. 상실은 우리의 유아적 전능감을 산산조각 내고서 우리가 대상 세계에 정말 의존적임을 인정하라고 강요하며, 따라서 우리가 가진 자기애에 틈이 벌어지는 상처를 남기고 만다.

● 알아 두기: 자기애에 관한 정신분석 이론

A 부인을 분석하면서 우리가 발견해 낸 점을 설명해 나가기 위해서, 우선 자기애에 관한 기본적인 정신분석 이론을 반드시 짚고 넘어가야 하겠다. 주로 우울증과 편집증 환자들을 대상으로 한 분석에 근거한 이 이론에 의하면, 최초의 영아기에 있어 모든 대상 관계의 원형은 우리 자신의 신체와의 관계에서 비롯된다. 자아는 애초에 그 무엇보다도 신체적 자아이며, 자아가 외부 세계에서 발견하는 최초의 대상은 바로 자기 자신의 물질적인 몸이다. 최초에 이 몸—어디를 가든 우리와 붙어 있는 몸—은 뭔가 이질적인 외계의 것으로, 표층과 심부의 감각 수용체들로부터 올라온 다양한 유형(이에는 움직임에 관한 수동적 인식도 포함된다)의 특이한 감각이 기인하는 곳으로 경험되며, 더 중요하게는 주요 체성 욕구들, 즉 주기적 쓰라림이나 배고픈 불쾌감과 같이 갑작스러운 고통 상태의 형태로 우리의 주의를 끌고서 계속해서 충족시켜

주기를 요구하는 체성 욕구들의 원천으로 경험된다.

프로이트(1923b)는 증오가 사랑보다 더 오래되었다고 했으며, 이런 식의 예측할 수 없이 지속되는 원천, 원치 않는 자극에 대한 우리의 첫 번째 반응이 일종의 증오라고 했다. 즉, 그것을 제거하고 평온함 속에 남기를 바라고, 출생이라는 고통스러운 단절점 이전에 존재했던 더없이 행복한 상태로의 회귀를 허락받고 싶어 하는 것이다. 이는 자기애성 신경증 및 정신증에 대한 심리학을 공부하지 않은 사람들에게 선뜻 납득하기 힘든 대목이다. 외부의 대상 세계 및 그에 따르는 모든 좌절과 결핍을 향해 우리 모두가 지닌 가장 원시적인 태도는 일종의 증오이다.

하지만 다행스럽게도 사람의 마음속에서 작동하는 또 다른 경향 역시 존재한다. 이는 실제로 애초에 우리 존재를 탄생시킨, 무심한 생물학적 과정들로 이루어진 주관적 세계로서 발현된다. 우리는 지금 자연 선택이라는 과정 그리고 그 과정을 있게 만든 성적 욕동과 자기보존의 욕동에 대해 말하고 있다. 만약 우리가 세상 속에서 생물학적 욕구를 충족시키지 못하고 세상에 적응할 방법을 찾아내지 못했다면 하나의 종種으로서 생존할 방도는 없었을 것이다. 영아적 자아에서 솟아나는(우리식대로 표현하자면) 리비도화하고자 하는 충동 및 대상 세계—예측 불가능하고 원치 않는 자극을 주는 원천—를 우리의 것으로 취하고 우리 자신의 일부로 만들려는 충동은 바로 이러한 본능적인 원천에서 기인한다. 이런 식으로 최초의 사랑하는 관계가 형성된다. 바로 자신의 물질적 자기, 즉 우리 몸에 대한 자기애성 사랑으로 시작된다. 하지만 이 관계는 시작부터 (명확한 이유로) 체성 사랑 이면에 항상 도사리고 있기에 심각히 양가감정적인 관계이며, 그게 꼭 우리 자신의 일부라는 느낌 이면에는 그리고 그렇기에 마음대로 조종할 수 있다는 믿음 이면에는 그것이 실상 근본적으로는 이질적인 어떤 것, 평정심을 유지하려는 욕구를 깨뜨리고 주의를 요구하는 어떤 것, 여러모로 우리가 완전히 조종할 수는 없는 어떤 것, 따라서 실제로는 증오스러운 외부 세계에 속하는 것 혹은 외부 세계에 속하기도 하는 것이라는 무의식적 지식이 존재한다.

우리는 이 책을 읽는 많은 사람이 어쨌든 친숙할 기본적인 정신분석 이론에 대해 너무 깊이 설명하지는 않으려 한다. 다만 자신의 신체에 대해서 양가감정적인 속성, 모든 사랑하는 관계에 대한 원형을 형성하는 그 속성을 가졌다는 것을 상기시키고자 할 뿐이다. 스스로에 대한 신체적 자아를 넘어선다면, 그다음의 자기애적 대상 관계는 바로 어머니와의 관계이다. 이는 자기 몸을 대하는 관계 모델 위에서 세워진다. 어머니(혹은 또 다른 주 양육자)는 삶을 유지하는 데 필수적인 또 다른 대상이자 불쾌감으로부터 좋은 느낌과 안도감을 주는 원천이 된다. 따라서 그 또한 리비도화되고 사랑하는 자기 자신 속으로 취해지며 전능한 조절이 가능한 판타지 속의 영역으로 들어오게 된다. 하지만 어머니 역시 흔히, 오히려 자기 자신의 몸보다도 더 자주 그와 같은 판타지를 깨뜨리고, 우리의 자기애적 세계관에 손상을 입힌다. 그녀 자신은 우리와 한 몸이 아니고 독립적이며, 사라질 수 있고, 우리를 좌절시키거나 우리 요구를 들어주지 않음으로써—즉, 결국 그녀 역시 마찬가지로 증오스러운 외부 현실에 속한다는 사실을 보여 줌으로써—그렇게 한다.

이와 같은 초기 자기애적 카텍시스들로 이루어진 토대 위에서, 대상들로 된 외부 세계와 맺는 모든 리비도적 관계가 궁극적으로 만들어진다. 이런 식으로 뒤따르는 관계들은 점차로 덜 자기중심적이 되고, 세상은 우리와 절대 한 몸일 수 없으며, 우리가 즉각적으로 원하는 것들에 전적으로 무심하다는 사실을 마지못해 받아들이게 됨에 따라 세상 전체를 이해하게 되는 가운데, 발달 과정 동안 중요한 전환이 일어난다. 이 시점에서 우리는 자기애로부터 우리가 대상애라고 부르는 것으로 옮겨 간다. 하지만 잠시 뒤 우반구 증후군의 공간적 장애에 대해 살펴보는 대목에서 우리는 그 발달 단계로 되돌아갈 것이다.

A 부인이 내사한 잃어버린 신체상과 맺고 있던 관계는 자기애적 관계였다고 말할 때, 그리고 그러한 대상은 마음대로 좌우할 수 있는 것처럼 여겨지고, 상실을 견딜 수가 없는 것이기에 상실할 경우 유아적 전능감이 산산조각 나고, 대상세계에 정말로 의존적임을 인정하게끔 강요받게 되며, 따라서 그

녀의 자기애에 틈이 벌어지는 상처가 남기 때문에 그것이 독립적이고 분리된 존재임을 애초에는 완전히 받아들이지 못한다고 말할 때, 그것이 어떤 의미인지 상기하기 위해 이 이론 전체 속으로 들어가 보려 한다.

그러한 대상—즉, 자기애적으로 카텍시스가 붙은 대상—을 잃어버렸을 때 일어나는 일은, 그리고 그로 인해 그 대상이 가지고 있던 본색이 증오하는 외부 현실의 일부로서 드러날 때는 상실은 내사라는 모습으로 부정될 뿐만 아니라 그 현실 조각에 본디 품었던 증오심이 되살아난다. (더 엄밀히 말하자면 탈리비도화된다.) 상실한 양가감정적 사랑 대상은 따라서 한 사람의 자기 자신 속에 심어질 뿐만 아니라 또한 거절당한 구애자의 무자비하고 복수심에 불타는 처벌의 대상이 되기도 한다. 좀 더 구체적으로 말하자면, 양가감정적으로 사랑하던 대상이 사라질 경우 묶여 있던 양가감정은 풀려 나오고, 그 대상은 환상 속에서 절대적으로 선한 부분과 절대적으로 악한 부분—즉, 전적으로 사랑하는 부분과 전적으로 증오하는 부분—으로 나뉜다. 그 결과, 대상의 좋은 성질을 잃어버렸다는 것을 부정하기 위해 그 대상을 자기의 내부로 집어삼킨다면, 동시에 그 대상의 나쁜 성질 역시 자기 안으로 들어오게 된다. 이와 같이 내사 대상으로부터 내재화된 나쁜 측면을 증오하는 것이야말로 멜랑콜리아에서 대단히 특징적인 폭력적인 자기혐오의 원천인 것이다.

예컨대, A 부인의 경우 건강한 자신의 완벽한 신체상을 내사했는데, 자신 안에서 이를 안전하게 보존하기 위해 이제 그 신체상을 이상화해 버렸다. 앞서 설명하였듯, 이것이야말로 그녀가 무시 증상과 질병인식불능증을 보이게 된 감정적 근간이었다. 하지만 그와 동시에 그녀는 장애가 생긴 손상된 자신의 신체상 역시 내사했는데, 그로 인해 그녀는 그토록 끔찍이 우울감을 느끼게 되었고, 거절당한 구애자의 복수심으로 신체상을 증오하게 되었다. 이것이 그녀의 자기혐오 그리고 그에 따른 멜랑콜리아의 감정적 근간이었다. 주목해야 할 점은 이것이 대상 상실에 대한 정상적인 반응이 아니란 점이다. 이는 자기애적으로 카텍시스화된 대상을 상실함에 따른 병적인 반응이다. 건강한 반응은 정상적인 애도 반응이다. (이는 제5, 6, 7장에서 묘사된 좌측 실비안열 주변 증례 셋 모두에서 관찰된다.) 정상적인 애도에서는 대상을 자신 마음대로 좌지우지할 수 없음을 알고 있다. 심지어 그 대상을 너무나도 간절히 필요로 함에도 불구하고 그것은 언제나 자아와 분리된 별개의 것이었으며 이제는 영원히 사라져 버렸음을 인식하고 있다. 이를 인식함으로써 길고 고통스러운 애도 과정이 일어나게 되며, 그 과정 속에서 상실한 대상에 붙어 있던 리비도를 서서히 떼어 낸다.

하지만 A 부인의 반응은 병적인 것이었으며, 이는 그녀가 가진 자기를 향한 증오에서 비롯되었다. 그녀가 의식 속에서 모두가 자신을 미워한다고 이야기할 때 그것이 지닌 무의식적인 의미는 그녀 스스로가 자신을 미워하고, 더 이상 의지할 수 없고 더 이상 자신을 돌봐 주지도 않는 자신의 일부, 스스로 전능하게 조절할 수 있는 영역을 넘어선 그 부분을 미워하며, 따라서 궁극적으로는 현실 그 자체를 미워한다는 뜻이었다. 하지만 언제나 절대적으로 의지하던 현실에서 그리고 이제는 그토록 끔찍하게 그녀를 우울하게 만든 현실에서 가장 증오스러운 측면은 실상 사랑스러운 자기 안으로 내사된 부분으로부터 그것을 떼어 낼 수가 없다는 점이었다. 그녀의 자기혐오가 그토록 극도로 위험한 상황, 즉 자살로 치달을 뻔했던 것은 이 때문이다.

이러한 해석을 그녀에게 점차 해 주자 A 부인은 그 진실을 볼 수 있었고, 그러는 와중에—최소한 일시적으로는—자신에게 편마비와 반맹 등이 있음을 시인하였으며, 자신의 곤궁한 처지가 의미하는 바를 완전히 인정하였다. 이와 같은 측면에서 볼 때, 그녀는 마치 라마찬드란 박사의 환자가 칼로릭 자극에 반응했던 것과 같은 방식으로 그리고 B 부인과 C 씨의 방어기제가 저절로 흐트러졌을 때 잠시나마 보였던 것과 같은 방식으로, 분석적인 해석에 반응을 보였다.

이 대목에서 '칼로릭 자극 및 해석의 효과'와 '최면 암시 및 정신분석적 해석의 효과' 간의 역사적 유사성을 이끌어 낼 수 있을지도 모르겠다. 두 가지 기술은 모두 억압된 것을 의식적 인식 안으로 가져온다. 즉, 그 기술들은 환자로 하여금 억압된 자료들에 주목하게끔 강요한다. 하지만 분석적 기술은 의식 수준에서 환자의 자아와 협력하는 가운데 주목하게 만들기에—최면 암시(또는 칼로릭 자극)와는 달리—영속적인 변화라는 약속을 간직한다.

공간적 인지의 초심리학

지금껏 우리는 A 부인의 우반구 증후군에 대한 감정적인 측면을 분석적으로 살펴보았다. 억압 및 내사를 통해 상실을 부정하는 데서 무시 증상이 생긴다는 것과 질병인식불능증은 병전 신체상이 그녀 안에서 여전히 안전하게 보존되어 있다는 무의식적 믿음을 반영한다는 것 그리고 멜랑콜리아는 상실 후 내사한 대상으로 향하는 자기애성 리비도적 경향에서 비롯된다는 것은 명백하였다. 우리는 이 증후군에서 두드러지는 다른 주요 증상들—즉, 다양한 공간적 행동 및 인지 장애—에 대해서는 단지 간략하게만 언급하였다. 그러므로 마지막 두 증례로 넘어가기 전에 우반구 증후군의 이와 같은 양상에 대해서 추가적인 이야기를 몇 가지 짧게 이어 나갈까 한다. 이 대목에서 자기애에 대한 정신분석 이론을 덧붙이는 것도 가치 있는 일일 듯싶다.

기원상으로 볼 때 우리가 외부 대상 세계와 맺고 있는 모든 리비도적 관계는 우리의 몸과 어머니를 향한 자기애적 애착이라는 근간 위에 세워진다고 앞에서 언급하였다. 이러한 기원은 통상적으로 무시와 질병인식불능증을 수반하는 공간적 인지 장애의 몇몇 측면에 대한 실마리를 제공해 준다. 요컨대, 이 환자들에게 일어나는 것—그리고 우리가 인용한 짤막한 임상 사례들을 통해 충분히 증명되었기를 희망하는 것—은 그들의 외부 대상 카텍시스가 철수되고 그들이 외부 세계와 맺는 리비도적 관계가 거의 전반에 걸쳐 자기애적 수준으로 되돌아가 퇴행한다는 것이다. 요컨대, 외부 대상 카텍시스들이 붕괴되어 자아 속으로 되돌아옴에 따라 인지적으로 실제 외부 공간이 붕괴하는 결과가 초래되며, 그와 더불어 외부 대상이 독립적으로 존재한다는 것을 인지하던 능력—즉, 그것들이 타자 중심적이고 법칙을 따르는 속성이 있음을 인지하던 능력—이 다양한 수준에서 버려진다는 것이다. 그 후로 공간은 실제 그것이 존재하는 모습이 아니라 마치 환자가 희망하는 대로 배열된 것인 양 자기애적으로 취급된다. 따라서 우리가 너무 함축적으로 이야기한 것이 아니라면, 이 증후군을 정신분석적으로 접근함에 따라 통상적 인지 이론들로는 불가능했던 편측 무시와 질병인식불능증 그리고 공간 장애의 기저에 공통적으로 놓인 단일 요인을 밝혀내는 일이 어떤 식으로 가능해지는지 독자들이 깨달을 수 있기를 바란다. 이러한 점들이 신경심리학적 증후군들에서 빙산의 잠긴 부분을 조사함으로써 얻는 이득 중 일부이며, 우리의 '수중 심리학'이 기여할 수 있는 바의 일부라 하겠다. 그러나 우리는 단지 몇몇 포괄적인 설명 안에서 굉장히 많은 이론적 배경을 다루고 있음을 잘 알고 있다. 이와 같은 측면에서 뉴욕의 우리 연구 그룹이 검증했던 자세한 증거 전부를 여기에서 소개할 수 없어 유감이다(Kaplan-Solms & Solms, 출판 중 참조).

예비적 결론

마지막 두 증례로 넘어가기 전에, 지금까지 우리가 주장한 바를 요약하겠다. 정신분석적 조사 기법을 사용함으로써, 우리는 무시와 질병인식불능증을 보이는 우반구 환자들이 무의식적으로는 자신이 처한 비극적 상황에 대해 절대 인지하지 못하거나 무심히 대하는 것이 아님을 발견했다. 약간의 분석 작업만으로도 기저에 놓여 있던 극심한 우울감이 표면 위로 드러났다. 그리하여 한 순간 자신의 무력함에 무심하고 염려하지 않는 듯 보이던 환자는 정신분석적 해석이 그다지 심층적이거나 정교하지 않았더라도 다음 순간이면 갑작스레 터져 나오는 눈물을 삼키고 있었다. 처음 요약한 두 가지 우반구 증례(C 씨와 B 부인)에서 이러한 모습들을 목도한 후, 우리는 그 증례들에서 보이는 질병무반응증이 부분적으로 방어적인 것—좀 더 구체적으로는 사랑하는 대상을 잃어버렸음을 인식하는 데 저항하는 자기애적 방어—임을 결론짓게 되었다. 우리가 방금 어느 정도 자세히 논의한 세 번째 증례

(A 부인)에서 우리는 이러한 방어책이 완벽히 실패할 때 벌어지는 일을 확인했다. 다른 두 환자와 비슷하게, 우측 중대뇌동맥 영역의 뇌졸중을 앓은 이 환자는 완전히 진행된 임상적 우울증으로 압도당했는데, 그 우울증을 분석하자 프로이트가 자신의 유명한 논문 「애도와 멜랑콜리아Mourning and Melancholia」(1917e [1915])에서 처음으로 밝혀낸 전형적인 기전—다시 말해, 상실한 대상을 자기애적으로 내사한 결과로 그 대상을 향한 그녀의 강렬한 증오가 내부를 향해, 즉 사랑하는 자기 쪽으로 방향을 바꾸어 고통을 당하게 되는 것—이 드러났다.

이 세 가지 증례를 합친다면 다음과 같은 가설을 세워 볼 수 있다. 우반구 증후군의 주된 임상 양상 이면에는 실패한 애도 과정이 놓여 있다. 건강한 신체를 잃어버린 것에 대해 (좌반구 환자가 한 것처럼; 제5, 6, 7장 참조) 정상적인 방식으로 애도하기보다, 이 환자들은 상실에 관한 그 어떠한 일도 인식으로부터 차단하기 위해 고안된 강력한 방어기제를 동원한다. 요컨대, 정신분석적 조사를 통해 우반구 증후군이 보이는 주된 양상은 최소한 부분적으로는 상실 및 그와 연관된 우울 정동을 인지하는 것에 대항하는 방어임이 드러났다.

각 증례마다 문제의 방어들은 조금씩 종류가 다르나 기저에 있는 공통점은 다음과 같다. 상실한 대상에 붙어 있던 리비도적 카텍시스가 대상애 수준에서 자기애 수준으로 퇴행하고, 그리하여 대상에서 철수한 리비도가 자아 속으로 되돌아온다. 이는 소위 대상에 대한 욕동 카텍시스의 분산이라는 현상을 필시 일으키며, 그리하여 대상은 절대적으로 좋은 부분과 절대적으로 나쁜 부분으로 분리된다. 이로써 좀 더 기괴해 보이는 감정 증상적 측면뿐만 아니라 연관된 주의력 장애 및 공간 장애 역시—부분적으로는—설명이 가능해진다.

비록 이러한 설명은 우반구가 부정적 정동들에 특화되어 있다고 하는 단순한 생각과는 상반되나, 우리는 그 전부가 헤일먼(Heilman & van den Abell, 1980)이나 메술람(1981)의 주의-각성 가설과 상충한다고 생각하지는 않는다. 아울러 다마지오(1994)의 체성감시 가설과도 전적으로 양립 불가하다고 생각하지는 않는다. 다만 그러한 가설들에 무언가를 추가할 따름이다. 주의-

각성 가설의 경우 정신 기구 내 주의력 분포는 감정적으로나 동기적으로 중립적인 기능이 아니라는 사실을 지적한다. 비록 이 증례들에서 주의력이 적절히 각성되거나 분포되지 못했다는 것 역시 틀림없는 사실이겠지만, 이것이 단순히 소위 주의-각성 모듈의 손상에 기인한 것은 아니다. 오히려 이는 방어적으로 동기가 부여된 역동적 과정, 견딜 수 없는 현실의 일면을 알아차리는 것으로부터 개체를 보호하기 위해 고안된 과정이 만들어 내는 결과물이다. 비슷한 식으로, 체성감시 가설의 경우에 우리는 이 환자들이 신체적 인지력을 상실했기에 감정적으로 무심한 상태에 있다고 생각하지 않는다. 오히려 견딜 수 없는 신체 상태를 알아차리는 것으로부터 스스로를 방어하고 있기 때문에 감정적으로 무심한 것이다.

독자들이 이와 같이 좀 더 복잡한 정신분석적인 설명에 동의를 할지 안 할지는 모르겠으나, 임상 정신분석적 관찰—즉, 우측 실비안열 주변 환자들에게 부인할 수 없는 심각한 우울감이 존재하며, 이는 대개 억압되어 있고 그들의 신체적 장애에 관한 생각과 지각에 직접적으로 연결되어 있다는 것—에 의하면 질병인식불능증, 질병무반응증 및 무시에 관한 지배적인 인지 이론들이 개정될(혹은 최소한 무언가를 더 추가해야 할) 필요가 있음을 강력히 시사한다는 요점은 남는다.

이 모든 것이 우반구의 정상적 심리 기능에 무엇을 알려 줄 수 있을지 생각해 보며 마무리하기 전에, 우리는 지배적인 인지 이론들로는 설명이 불가하지만 대안적인 신경정신분석 이론을 통해서는 얼마든지 설명이 가능한 모습을 정신분석 상황에서 보여 준 두 명의 우측 실비안열 주변 뇌졸중 환자에 대해 추가적으로 간략하게 논하고자 한다.

첨언컨대, 현재 지배적인 신경인지 이론들에 대해 의구심을 제기하는 증례라는 이유로 우리가 특별히 이 증례들을 고른 것은 아님을 명확히 해야겠다. 실상 이 환자들이야말로 여태껏 정신분석적 치료를 위해 우리에게 의뢰된 이들로, 우측 실비안열 주변 병변을 가진 유일한 다섯 증례였을 뿐이다. 지금부터는 그들 중 네 번째 증례로 떠나 보겠다.

D 씨 증례: 편집증

D 씨는 최근까지 런던에 거주한 아일랜드인이었다. 정신치료를 위해 캐런 캐플런-솜즈에게 의뢰될 당시 그는 34세였다. 32세경, 즉 그가 우리 병원의 재활 병동에 입원하기 2년 반 전, 그에게는 지주막하 출혈이 있었다. 당시 검사에 따르면 후교통동맥의 동맥류가 있었다. 출혈은 우측 전대뇌동맥과 중대뇌동맥 부위의 심한 경축과 연관되어 있었고, 우측 전두, 측두 및 두정엽의 넓고 연속적인 경색을 일으켰다([그림 8-5] 참조). 동맥류는 우리 병동 소속의 신경외과 의사에 의해 클립 결찰술이 시행되었다.

병변의 범위를 고려할 때, D 씨가 신체적으로 굉장히 양호한 회복을 보이고, 비록 이전에 비해서는 낮은 수준의 일이었으나 다시 직업을 가질 수 있

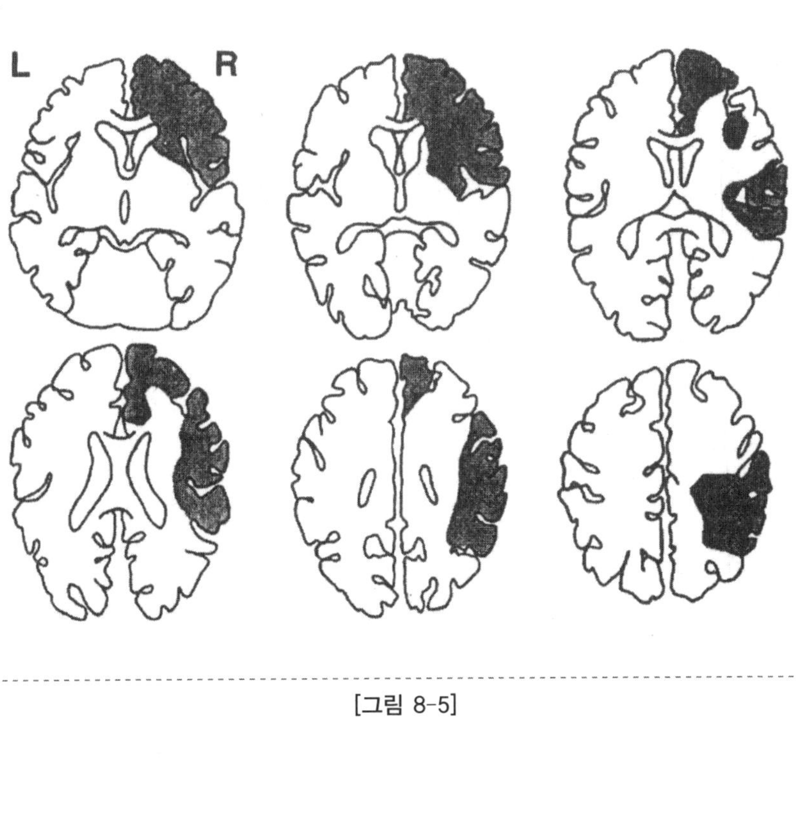

[그림 8-5]

었던 점은 정말 운이 좋았다고 하겠다. 뇌졸중이 있을 당시 그는 자산관리자로 일하고 있었으나, 지금은 보일러 관리자 직을 맡았다.

비록 그가 처음에는 전형적인 우반구 뇌졸중의 신경심리학적 후유증—즉, 무시, 질병인식불능증 및 공간적 장애—을 앓았지만 회복되는 중이었고, 그가 정신치료를 위해 의뢰될 무렵에는 인지적으로 거의 정상에 가깝다고 판단되었다. 그의 신체적 장애 역시 경한 좌측 편마비, 즉 궁극적으로 왼손 위약감이나 서투름으로 나타나는 장애에 국한되었다. 덧붙이자면, 이 손은 잦은 간대성 연축 발작을 보였다.

하지만 D 씨는 이 왼손에 극도로 집착적이었는데, 이 손을 격렬히 증오하였고 사용하려 들지 않았다(신경외과 의사는 향후 양호한 수준으로 기능 회복이 가능하리라 보았고, 물리치료사들도 이 의견에 동의했지만 말이다). 따라서 이것은 **마비혐오증**의 예로, 흔히 극심한 무시와 질병인식불능증을 유발하는 유형의 심한 우반구 병변을 지녔으나 이제는 임상적으로 완전히 반대되는 증상들을 나타내는—즉, 자신의 왼손과 그 신체적 장애에 극도의 강박증을 보이는—한 남자의 증례였다.

신경심리학적 평가

우리 병동에 입원하며 D 씨는 통상적인 신경심리 평가를 받았다. 공식적인 검사에서는 현저하게 보였으나 일상 행동에서는 두드러지지 않는, 경한 정도의 좌측 편 공간 무시hemispatial neglect가 드러났다. 또한 상당한 좌측 편 무동증hemiakinesia—즉, 편측성 운동 무시—가 있었다. 이로 인해 그는 필시 기능적으로 유용할 법한 상황에서 자신의 손을 사용하지 않았다. 아울러 이 환자는 자신에게 뇌졸중이 왔다고 추정하는 그때부터 완전히 꿈을 꾸지 않게 되었다고 말했다. 이와 더불어 중등도의 정동 탈억제를 제외하고는 여타의 국소화 증상 및 징후가 관찰되지 않았다.

신경심리사는 D 씨가 그에게 이상하리만치 공격적이고 부정적인 태도를 보인다고 했다. 아울러 D 씨는 심한 경계심을 보였고, 자신의 의료 기록들을 지나칠 정도로 소유하고자 한다고 말했다. 예를 들어, 신경심리사가 환자의 침상 끝에 달린 봉투 속 다양한 스캔 용지를 휘리릭 넘겨 보자 D 씨는 급히 일어나 그것을 낚아챘다. 그는 한 번에 오직 한 가지 영상 소견만 보라고 했고, 다음 것을 보기 전에 각 스캔 용지를 그 봉투 안에 다시 넣어 두는 조건하에서만 보는 것을 허락했다. 임상 파일에 적힌 소견들을 읽을 때에도 그는 똑같이 불신하고, 통제하려는 태도를 보였다. 다른 직원들도 유사한 행동이 보인다고 보고했다. 아울러 D 씨는 유달리 직원에게 하는 말투가 거칠었고, 병원 복도를 서성이는 경향이 있었다. 그 자신은 이를 두고 '울화를 식히는 것'(역주: 원문은 letting off steam)이라고 묘사했는데, 뇌졸중 이후 그가 보일러 관리자로 일한다는 사실을 고려한다면 흥미로운 표현 방식이었다.

정신분석적 관찰

이 환자가 보인 핵심적인 감정 증상—즉, 자신의 마비된 손을 증오하는 것인 마비혐오증—을 나타내기 위해 그의 정신분석적 치료 과정 중에서 우리는 단지 하나의 임상 장면만을 인용할까 한다. 다음은 그의 일곱 번째 회기에서 발췌한 것이다.

> D 씨는 면담실로 들어와 앉으며 주말을 잘 보냈다고 말했고 어째서 지난번 회진 때는 참석하지 않았는지—힐난조로—나에게 물었다. 회진 때는 신경외과 의사가 나를 만나고 있는지만 질문했다고 말했다. "그게 전부예요." 그리고 덧붙여 말했다. "그러고는 내 뇌 사진이 괜찮다고 하더군요." 이제 D 씨는 지독한 분노로 폭발하였다. 처음에는 늘 그랬듯 식후 담배가 자신이 즐길 수 있는 전부일 정도로 병원 밥이 얼마나 구역질나는지 이야기했다. 그러고는 말했다. "수간호사와 원장 수녀한테 이야기를 한 적이 있어요. 다른 환자들은 입 다물고 있지만 나는 내 마음을 표현하지요." 그는 또한 그 주 늦게 퇴원 수속을

밟았다고 알렸다. “나를 여기 잡아 두려고 영국군 전부를 데려온다 해도 나는 머무르지 않을 겁니다. 여기가 쓰레기장인 것은 차치하고서, 여기서 털끝만큼도 호전을 못 봤어요. 내 손은 다시 정교하게 움직여야 한단 말입니다. 그런데 이걸 좀 봐요. 선생 생각에 이 빌어먹을 것이 뭘 할 수 있을 것 같죠? 이건 무용지물이에요!” 그리고 D 씨는 갑자기 자신의 왼손을 다른 쪽 손으로 세게 쳤다. “여기 온 이후로 한 시간 이상 개인적으로 봐 준 적이 없어요. 집에서 치료해 줄 사람을 고용했어야 했는데. 그 작업치료는 아무 쓸모가 없어요. 쓸데없죠. 나는 때려 부술 겁니다. 작업치료실에 있는 모든 가구부터 시작해서요. 그 작자들은 자신이 뭘 하고 있는지도 몰라요. 그저 자기네만 빌어먹을 면피를 하려고 내가 좋아지고 있다고 말하겠죠.” 나는 끼어들어 말했다. “당신이 미워하는 것이 우리인지 아니면 당신의 손인지 잘 모르겠어요. 문제는 그 손이 당신의 일부이며, 자기 자신의 일부를 미워하는 일은 받아들일 수 없는 상황이겠지요.” 잠시 동안 그는 조용해졌고, 이윽고 입을 열었다. “그래요, 이 병원이 환자가 많아서 힘들다는 건 알겠어요.…… 하지만 내 예전 개인 물리치료사는 제 팔이나 다리에 굉장히 도움을 줬거든요.…… 그렇지만 그녀가 내 손을 치료해 주기 전에 나는 벨파스트에서 떠나왔어요.” 이후 그는 다시 극도로 화를 내었고 장광설을 계속 늘어놓았다. “하지만 내가 뇌 스캔을 찍으러 갔을 때조차도 의사는 사람 의사의 뒷모습이 아니었어요. 그는 그냥 수의사였죠.…… 수의사였다고요!” 이 무렵 나는 아까와 거의 똑같은 이야기를 장황하게 다른 표현을 써서 했고, 모든 의사가 그에게 지시를 했기에 굴욕감을 느꼈을 것이며, 꼬마 아이가 아닌 한 사람의 성인으로 다시금 대우받기를 원했을 것이라 덧붙였다. 내가 말하는 동안 D 씨는 잠자코 들었다. 그리고 긴 침묵이 있은 후 말했다. “나는 교수를 한 번도 못 봤어요. 12월에 그를 봤고 나에게 여기에 오라고 권하더군요. 그리고 그 이후로 그를 한 번도 못 봤다고요.” D 씨는 갑자기 벌떡 일어서더니 말했다. “이런 식으로는 못 살아요. 외과 의사가 뇌 손상에 대해 얘기했을 때, 이게 내 인생의 끝인 걸 알아차렸어요. 또 다른 데가 터지지 않았으니 운이 좋지요. 비록 터진 곳이 굉장히 심각하긴 해도. 다른 곳도 터졌어야 했어요! 나는 자살할 겁니다. 그래서 엽총을 샀죠." 그리고 그는 자신의 손가락을 입에 넣었다가 관자놀이에 대고서는 말했다. "여기…… 아니면 여기. 죽는 편이 나아요, 땅속 깊숙이 묻히는 편이. 나는 그럴 만한 배짱이 두둑합니다!" 이렇게 이야기하는 동안 그는 방 안을 서성였고, 나는 그가 나나 자신의 손을 공격하지 않으려 애쓰고 있는 것처럼 느껴졌다. (나는 안전에 위협을 느꼈다.) 그리고 그는 말했다. "나는 이 손을 산산조각으로 박살 낸 다음 그 조각들을 봉투에 담아 하나씩 외과 의사에게 부칠 겁니다." 그러고는 라디에이터에 손을 찍으려는 흉내를 내었다. "이런 식으로요. 선생이 없었으면 그렇게 했을 겁니다." 내가 말했다. "당신은 장애가 생겼다는 이유로 그에게 되갚아 주고 싶은가 봐요. 그리고 그에게 장애를 되돌려 주고 싶고요. 그러니까 당신은 더 이상 당신의 손이 그의 것인지 또는 당신의 것인지 확신하지 못하는 것이죠." 다시금 그는 조금 차분해졌고, 서성이다 앉기를 반복했다. "내 손을 6개월이나 맡겼지만 호전이 안 되고 있다면, 다시 올 때는 갈고리 의수를 착용하는 게 어떨까 물어볼 겁니다." 그는 계속 말했다 "이런 식으로는 살 수가 없어요. 끊어 내어 버릴 겁니다." 아울러 그는 망상적인 상태로 빠져 들어가는 것처럼 보였고 이렇게 말했다. "내가 이 병원에 처음 왔을 때 나는 내 손을 물어뜯었고 그 고기 조각들을 뱉어 냈어요. 왜냐하면 견딜 수가 없었거든요!" 당연히 현실에서 이런 일은 일어난 적이 없었다. 나는 그가 다시 현실 속으로 돌아오기를 바랐고 이렇게 말하기 시작했다. "당신에게 호전이 있는지 알 수 있는 유일한 방법은 시험 삼아 써 보는 것밖에 없어요……." 하지만 그는 끼어들어 말했다. "그겁니다. 또다시 운이 없네요. 언제나 나한테 일어나는 일이죠! 이를 견디고 지나가느니 지금 내가 서 있는 곳이 어딘지 알고 싶어요." 그는 극도로 분노하며 괴로워했고, 그의 후두는 위아래로 매우 빠르게 들썩였다. 나는 그가 상황에 통제력을 가지고 싶어 하며, 여전히 책임자로 보이고자 한다고 거듭 이야기했다.

환자의 감정 상태에 관한 적절한 인상을 심어 주는 데에는 이 정도로 충분했으면 한다. 그의 증례가 보여 준 임상적 양상은 공격적인 폭발이 두드러졌는데, 이는 ① 병원 직원 및 그와 연관된 모든 것 그리고 ② 약하게 마비된 자신의 왼손을 향해 있었다. 정신치료 회기들은 보통 이 두 대상을 향해 불평과 위협이 쏟아질 무렵 시작되었다. 더욱이 그가 증오하는 이 두 대상은 정말로 서로 간에 치환이 가능한 듯 보였다. 즉, 감정적으로 병원과 마비된 손은 D 씨에게 똑같은 것을 의미하는 듯 보였다. 따라서 왼손은 자기 자신의 일부라기보다는 외부 현실의 일부인 양 취급되었다. 언젠가 D 씨는 실제로 그 손이 자기에게 속하지 않은 것처럼 느껴진다고 말했다. 따라서 그 손은 상실하고 또 소유를 부정하는 자기 자신의 어떤 일부를 나타내었다. 이런 측면에서 그가 보인 태도들을 분석해 보면, 사실 그는 '손을 상실한 수동적인 경험'을 '소유를 부정하는 능동적인 경험'으로 바꾸려 애쓰고 있었다. 기능하지 못하는 손과 관련된 인지나 생각들로 뒤섞인 고통스러운 복합물은 환자로 하여금 그가 전능하지 못하며, 현실(심지어 그의 자아가 자기애적으로 결합되어 있는 현실의 측면, 예를 들어 그의 손이나 그것의 상징인 내재된 돌봐 주는 어머니조차도)을 조절할 수 없으며, 상실(어른의 지위를 잃어버리게 된 일을 포함하여)을 경험해야만 하고, 그러므로 무엇보다도 삶의 몇몇 중요한 측면에서 타인의 도움에 의존해야 한다는 사실을 떠올리게끔 만들었다. 달리 표현하자면, 손이 마비되었다는 것은 그에게 참을 수 없는 자기애적 손상을 나타내는 것이었다. 이는 심리 증상 복합물의 핵심을 나타내는 것처럼 보였다. 회기 중 언젠가 D 씨는 실제로 의식적으로 이러한 느낌을 참지 못한다는 것을 인식했다. 그는 자신이 처한 상황을 '완전히 모멸적'이라 묘사하였다.

D 씨가 이 자기애성 손상에 반응한 방식은 그 손—그리고 손과 연관된 온갖 나쁜 느낌—을 사랑스러운 전능한 자기 자신의 영역 밖으로 그리고 이제 그 손이 명백히 속하게 된 증오스러운 외부 현실로 내모는 것이었다. 그곳에서 손은 무자비하고 가차 없이 공격을 받았다. 때로는 실제 물리적인 폭력으로써, 때로는 망상과 맞닿은 판타지(예: 그 손을 잘근잘근 깨물어 씹은 다음 조각조각 뱉어 내거나 도끼로 쪼개어 외과 의사에게 부치는 것)로써 말이다. 이러한 공격들이 언제나 '소유를 부인하거나' 축출하는 성격을 띠었다는 점은 주목

할 만하다.

투사에 기반을 둔 이 정신 형태에서 편집증적 양상들의 집합은 명백하다. 정신분석에서는 편집증과 멜랑콜리아를 통틀어 자기애적 신경증이라 분류한다. 세상은 다른 고려 없이 좋은 것과 나쁜 것으로만 나눠지고 나쁜 모든 것은 외부로 투사되는데, 이에는 자신의 원치 않는 부분도 포함된다. 마찬가지로 D 씨가 인지한 몇몇 '좋은' 대상(예: 그의 '불행한' 아버지)은 이상화되고 자신과의 구분이 모호해졌다. 전이상에서 치료자는 때로는 이상화되고 때로는 폄하되었는데, 이는 치료자가 전적으로 자신의 요청에 응할 수 있고 자신을 이해할 수 있다는 판타지를 D 씨가 유지할 수 있는지 여부에 달려 있었다. 그녀가 분리되어 있다는 어떠한 징후(예: 그녀가 회진에 참여하지 않았을 때)라도 보일 때면 분리된 전이 속 한쪽 극단에서 다른 쪽 극단으로 치달았다.

손이 잘리고 의수나 금속 '갈고리'로 대체되었으면 하는 강박적인 소망은 명백히 외적인 현실을 그의 내적 (전능한) 판타지—즉, 자기애적으로 카텍시스가 붙은 자신의 신체로부터 실제 그 불쾌한 손을 분리시키고 '자신이 아닌' 무엇인가로 대체하고자 하는 판타지—와 일치되게끔 만들려는 시도의 일환이었다. 이런 식으로 수동성을 능동성으로 바꿈으로써 그는 또한 자신의 외상적 상실을 물리칠 수 있었다.

손에 대한 외재화나 투사 기전으로 손이 병원이나 그것과 연관된 모든 것과 치환 가능하다는 것이 설명되었다. D 씨에게 있어 그의 손은 자신을 계속해서 낙담하게 만드는, 자신 밖에 놓인 어떤 것을 뜻하였다. 그리하여 그는 증오와 쓰라림 그리고 불만을 가득 안은 채 앉아 안절부절못하며 호전되기를 기다리고 있었다. 불완전하고, 손상을 받았으며, 의존적인 현 상태에 자신이 연루되어 있음을 일깨우는 그 어떠한 것도 참을 수가 없었다. 그는 (자신의 몸에 기질적 약점이 있었기에 발생한) 지주막하 출혈이 자신의 장애를 일으킨 원인이라는 사실과 증상 호전을 위해서는 스스로가 적극적으로 협조하고 노력해야 한다는 사실을 의식적으로 반추하지 못했다. 그 대신, 자신에게 장애를 입혔다거나 자신을 호전시키지 못했다는 이유로 외과 의사와 재활

치료진을 번갈아 가며 비난했다.

심리적으로 풀어 보자면, D 씨는 생존을 위해 자신이 충분히 좋은 '엄마(의료진)'의 사랑과 보살핌에 심하게 의존하는 '아기(환자)'임을 인식하는 대신, 병원을 자신에게 나쁜('구역질 나는') 음식과 쓸모없는 약들을 주고, 갖은 방식으로 자신을 끊임없이 실망시키며, 절대 그 자신만을 위해 제대로 헌신하지 않는 무심한 엄마인 것처럼 취급하였다. 그는 능동적으로 어머니-병원을 조종하고 배척하였고, 온갖 종류의 최후 통첩을 하고 위협을 가하였으며, 종국에는 자신의 의존성, 불완전성 및 상실에 따르는 고통을 수동적으로 경험하기보다는 그녀의 보살핌으로부터 완전히 빠져나와 버렸다.

보이는 자살적 면모 역시 관련이 있었다. (마치 D 씨는 이렇게 말하고 있는 것 같았다. "만약 나에게만 즉시 그리고 정확히 내가 원하는 젖가슴을 대령하지 않는다면 나는 그 전부를 받아들이지 않겠다. 아무것도 수용하지 않을 셈이다. 나 자신을 포함해 그것을 깨물고 내뱉어 버릴 것이며 모든 것을 깨부수어 조각조각 낼 것인데, 이는 모두 네 잘못이며, 그로 인해 당신은 교훈을 얻을 것이다!") 하지만 이 판타지 속 자살적 면모에서 살해당한 것은 그의 사랑스러운 자기 자신이 아닌 다른 어떤 것을 나타내었다. 그것은 나뉜 것, 불완전한 것, 잃어버린 것 등으로 표상되는 그의 자아의 일부였는데, 이는 판타지 속에서 외부 세계의 일부로 변형되어 있었다. 이는 그의 자살 위협과 자신의 손을 향한 위협 그리고 타인을 향한 위협이 서로 치환 가능하다는 것으로 확인할 수 있었다. 그의 마음속에서 이는 모두 외부를 향한 위협이었다. 다시 말해, D 씨에게 가장 공포스러운 일은 나쁘고 증오스러운 외부 현실의 일부로 자각되는 그 마비된 손이 영원히 자신에게 붙어, 전능하고 완벽하며 사랑스러운 자기 자신이 오염되는 것이었다. 만약 자기애적으로 참을 수 없는 이 같은 상황이 온다면 그가 할 수 있는 유일한 방어는 그 손을 죽이고, 손이 표상하는 내적 대상을 죽이며, 따라서 그 자신을 죽이는 것이었다.

그러므로 요약해 보자면, 이 증례에서 우리가 보고 있는 환자는 리비도적으로 카텍시스를 투여했던 대상 세계의 한 조각—즉, (무의식적으로는 유아기 어머니의 돌봄과 연관된) 자신의 손—이 자신을 버리고, 낙담하게끔 만들며, 따로 떨어진 듯 행동하기 시작했고, 그의 명령을 듣지 않게 되는 등으로 인해 결국 자신이 정말 마음대로 좌우할 수 없음을 말해 주는 현실과 씨름하게 된 인물인 것이다.

이러한 자기애적 손상은 카텍시스 수준으로 볼 때 대상애에서 자기애로의 퇴행을 일으켰고, 이와 함께 뒤따르는 욕동들의 확산으로 인해 파괴적인 충동들이 대거 방출되었으며, 결과적으로 대상(그리고 따라서 자아)이 전적으로 '좋은' 부분과 '나쁜' 부분으로 분리되는 결과를 초래했다. 이는 A 부인에게서 보았던 것—환자는 죽이고 싶을 만큼 증오심을 품었던 대상이 정신적으로는 자기 내부에 있는 것처럼 경험했다—과 비슷한 양성 증상인 목숨을 위협하는 상황을 만들어 내었다. A 부인의 증례에서는 상실한 나쁜 대상이 내사되는 형태를 취했고, 따라서 정신병리적으로는 자살 사고를 보이는 멜랑콜리아로, 인지적으로는 내사된 팔다리에 대한 질병인식불능증적 무시로 나타났다. 반면, D 씨의 증례에서는 방어 과정에 있어 좀 더 나아가 투사적인 양상이 존재했고, 그 과정에서 그는 내부의 나쁜 대상을 몰아내려 필사적으로 시도하였다. 결국 분열된 그의 자아에서 나쁜 부분을 이제 그것이 명백히 속하게 된 증오스럽고 무심한 외적 현실로 몰아내려 한 셈이었다. 이는 정신병리적으로 공격적인 편집증, 인지적으로는 무시와 질병인식불능증의 정반대 결과를 초래했다. 이런 식으로 D 씨는 멜랑콜리아—말하자면, 대상 상실에 뒤따르는 자기를 향한 증오—가 접근하는 것을 막고 있었다. 대신에 그는 외부 세계로부터 나쁜 대상이—무능하고, 무관심하며, 구역질 나는 외과 의사들의 모습, 병원들의 모습 그리고 어머니들의 모습을 하고서 계속해서 자신을 가두려 하고, 통제하려 들며, 쓸모없는 간호를 종용하며—자신에게 다가온다고 경험했다. 이런 식으로 비록 자신의 정신 건강이라는 값비싼 대가를 치러야만 했지만, D 씨는 자신이 절대 견딜 수 없었던 정상적인 애도 작업의 고통을 피할 수 있었다.

우리가 어째서 이 우측 실비안열 주변 손상 증례를 지금껏 논의한 다른 세

가지 증례와 마찬가지로 '이 뇌 부위의 손상에 연관된 감정적 이상은 애도 과정의 실패에 기인한다.'는 우리의 견해를 지지하는 것이라 느끼는지 독자들이 알아보았으면 하는 바람이다. 아울러 우리가 어째서 주의-각성 가설, 체성감시 가설 및 부정적 정동 가설로는 우측 실비안열 주변부의 임상 장면이 나타내는 복잡한 면모를 정신분석 상황에서 드러내는 것만큼 완벽히 설명할 수는 없다고 느끼는지 독자들이 알아차렸으면 한다.

우리는 현재 지배적인 가설들로 D 씨 증례와 같은 증례를 설명할 수 있다고 보지 않는다. D 씨는 거의 모든 면에서 이러한 가설들이 예상하는 감정적 증상들과는 정반대되는 모습을 보였다. 그는 무시를 보이지도 않았고, 자신의 왼쪽 편에 주의를 기울이지 못하는 것도 아니었다. 그의 양성 증상은 그것에 집착하는 것이었다. 마찬가지로 그는 자신의 편측 마비를 무시하거나 인식하지 못하는 것이 아니었다. 그는 그것을 자신의 마음에서 떨쳐 낼 수가 없었다. 그리고 가장 확실한 것은 부정적 정동이란 측면에서 그는 결손이 없었다는 것이다. 그는 공격성과 증오심으로 펄펄 끓는 가마솥이었다. 우리는 현재 지배적인 인지 이론들의 토대 안에서는 이런 식으로 나타나는 환자를 설명할 길이 없다고 생각한다. 반면에, 방어에 관한 정신분석적 이론—우반구 증후군의 전형적인 형태에서는 적극적으로 억제되는 양성 증상이 있다는 발상—이야말로 동일 병변이 180도 다른 두 가지 감정 상태를 만들어 낼 수 있다는 사실을 손쉽게 설명할 수가 있다.

E 씨 증례: 교대로 나타나는 편집증과 멜랑콜리아

분량 관계상 간략히 다섯 번째 증례를 훑어본 다음, 우측 실비안열 영역의 정상 심리 기능에 대한 결론으로 바로 넘어가겠다. 이 증례들 가운데 마지막 증례의 E 씨는 30세 남자로 중대뇌동맥midcerebral artery에서 시상정맥동sagittal sinus으로 배출되는 동정맥 기형arteriovenous malformation: AVM이 우측 두정엽에 있

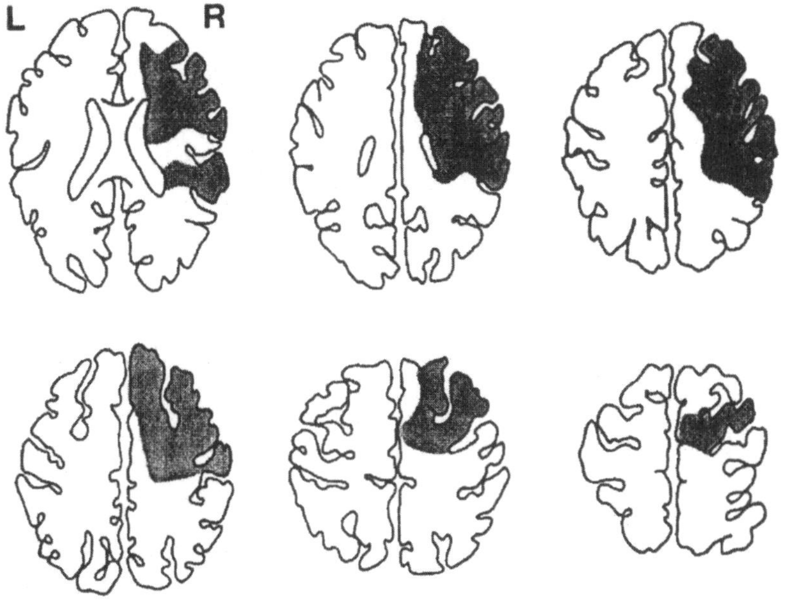

[그림 8-6]

었다. AVM은 수술적으로 절제되었고, 우측 전두-두정 영역 내 경색이 일어난 커다란 무혈관성 영역을 남겼다([그림 8-6] 참조). 이후 그는 다양한 신체 장애가 남았는데, D 씨와 마찬가지로 그는 장애에 대해 염려치 않고 무심할 뿐 아무것도 느끼지 못했다.

● 정신분석적 관찰

캐런 캐플런-솜즈가 정신분석적으로 조사한 결과, 이 우측 실비안열 주변 환자는 우리가 연구한 다른 모든 환자와 마찬가지로 자기애적 구조를 통해 자신의 상실을 확실히 깨닫는 일을 막아 내고 있었다. 그는 그 자신을 다른 환자들이 아닌 치료진과 동일시함으로써 우울한 정동이 접근하는 것을 막고자 했다. 또한 그는 (최소한 판타지 속에서는) 도움을 받는 사람이 아닌 도움을 주는 사람이 되었고, 이러한 방식으로 그는 애도라는 필요한 작업을 회피하고 있었다(B 부인 참조). 하지만 이 방어는 굉장히 성공적이지 못하였고, 자살 사고가 드러나는 우울증이 빈번히 빠져나왔는데(A 부인 참조), 그럴 때면 그는 D 씨가 한 것과 비슷한 방식으로 외과 의사들, 치료진 그리고 병원을 향해 격하게 분노하며 이차적으로 자신을 다시 방어했다. 이런 식으로 그는—D 씨와 마찬가지로—궁극적으로 자기애적 분노를 밖으로 향하게 할 수 있었다. 스스로를 죽여야 하는 대신 말이다.

그러므로 다섯 환자 모두에서 그들의 방어가 쪼개져 나가는 두 가지 주된 길은 자기애로 퇴행할 때면 언제나 함께 따르는 두 가지 커다란 위험과 공존한다. 자기애에 관한 정신분석 이론에 따르면, 대상 세계에서 리비도가 철수해 자아 속으로 되돌아갈 때는 항상 욕동들의 확산이 동반된다. 혹은 좀 더 현대적인 용어로 표현하자면 그 대상의 분리가 동반된다. 모든 대상 관계 속에 깊숙이 묻혀 있는 양가감정—즉, 모든 사랑하는 대상에 대해 우리가 품은 혼재된 느낌들과 그 대상들이 좋은 속성과 나쁜 속성을 동시에 지니고 있음을 아는 우리의 생각들—은 리비도 대상 카텍시스들이 자기애로 퇴행할 때면 언제나 흩어져 버린다. 이런 일이 일어날 때면, 전체 대상은 사랑하는 부분과 증오하는 부분으로 나누어지고, 그것들이 정말로 분리된 대상들인 것처럼 취급된다. 여기에 자살 충동의 멜랑콜리아(대상의 증오스러운 부분을 내사함에 따라 일어난다) 그리고 공격적 편집증(증오스러운 부분을 투사함에 따라 일어난다)으로 이끄는 미끄러운 비탈길이 놓여 있다.

논의: 오른쪽 대뇌 반구의 초심리학

이 모든 것이 우측 실비안열 주변 볼록면의 심층 심리 기능에 대해 이야기하는 바는 무엇일까? 간단히 말하자면, 이 모든 증례에서 우리가 보아 온 것은 전체 대상 관계의 감퇴(그러므로 대상애의 감퇴) 및 그에 상응하는 자기애로의 퇴행

(그리고 욕동의 확산과 그에 따르는 대상의 분리 및 결과물인 원시적인 방어들)이다. 이 모든 측면에서 우측 실비안열 주변 증례들은 그 짝이 되는 좌반구 증례들(제5, 6, 7장 참조)과 확연히 구분되는데, 좌반구 증례들에서는 정상적인 애도 과정을 통해 상실에 대처했다.

이를 바탕으로 우리는 다음과 같이 초심리학적 설명을 진행시켜 보겠다. 우리는 우측 실비안열 주변 볼록면이야말로 전체-대상을 표상함에 있어 결정적인 신경해부학적 구성체 요소이며, 따라서 전체-대상 카텍시스를 담는 신경생리학적 그릇이며, 성숙한 대상애를 가능케 하는 역량이라고 생각한다. 우측 실비안열 주변 손상으로 인해 전체-대상 표상을 담는 그릇이 부서질 경우, 실제 대상 세계(또는 그 세계의 좌절과 궁핍)에 대해 근본적으로 양가감정적인 우리의 태도를 묶어 놓은 능력이 사라지게 되고, 따라서 성숙하고 균형 잡힌 방식으로 대상과 관계 맺는 일이 불가능해진다.

반복하자면, 우측 실비안열 주변 볼록면은 전체-대상 카텍시스들을 담는 그릇이며, 우리 자신으로부터 분리된 것처럼 느껴지는 실제 외부 대상을 표상하는데 결정적인 신경적 구성체 요소이다. 우리가 실제 대상 세계와 사랑하는 관계를 맺을 때 그 근간이 되는 이러한 구체적인 것들(이러한 구체적인 것들에는 하나의 대상으로서 자신의 신체 표상도 일부 포함된다)을 상실하는 일은 필연적으로 대상애에서 자기애로의 퇴행을 초래하는 심한 타격이 된다. 달리 표현하자면, 우측 실비안열 주변이 손상될 경우, 유아적인 자기애성 리비도를 성숙하고 현실적인 대상애로 정상적으로 변화시키는 수단이 근본적으로 손상된다. 이는 좌측 대뇌 반구의 실비안열 주변 영역에서 동등한 병변이 있을 때 보이는 증후군과 감정적으로 구분 짓게 하는 우반구 증후군 특유의 요소이다. 좌반구 실비안열 주변 영역에서는 대상이 구체적인 것이 아닌 상징적인 것으로, 사물이 아닌 단어로 표상된다.

우반구 볼록면의 정상적인 감정적 기능을 이렇게 정신분석적으로 설명하는 일의 장점은, 현재 지배적인 신경심리학적 이론들과는 달리 이러한 환자들이 보이는 감정적 양상의 복잡성 및 그 전체 범위를 설명할 수 있게 해 줄 뿐만 아니라 무시와 질병인식불능증을 설명하는 현존 이론들로는 곤란해지는 우반구 볼록면의 공간적 기능에 대해 우리가 알고 있는 바와 완전히 합치되게 해 준다는 점이다. 구체적 외부 공간과 우리 사이의 관계를 지각하고 인지하는 일에 우반구 볼록면이 특화되어 있다는 사실은 익히 알려져 있었으며—오늘날에는 논란거리도 되지 않는다—자기애에 관한 이론은 우반구 기능 중에서 이 같은 공간적 측면들을 감정적 측면들과 연결시켜 준다. 이는 우리가 외부 대상 세계와 맺는 모든 관계가, 그 밑바닥은 우리의 리비도적 욕구들에 의해 추진된 것으로, 우리의 진화적인 생물학적 기질 속에 그 뿌리를 두고 있음을 상기시킨다. 이 같은 측면에서 우리 가설이 가진 간결함은 최소한 우리가 올바른 길에 들어섰다는 확신을 가져다준다.

보다시피, 우리는 우리의 설명을 임상 증거가 허락하는 확실한 한계까지 밀어붙이는 일을 피하지 않을 작정이며, 솔직히 말하면—몇몇 측면에서는—그 이상으로 밀어붙여 오고 있다. 하지만 앞서 언급했듯 마음의 정신분석적 모델이 어떤 식으로 뇌 조직 속에 표현될 수 있을지 첫 스케치를 그리려는 우리의 시도에서의 현 단계에서 과감하고 추정적인 설명을 내어놓는 것을 피해서는 안 되겠다. 이제 우리에게는 이와 같은 설명을 검증하고 그 과정에서 오류를 수정할 수 있는 방법이 있기 때문이다.

제9장

복중측 전두엽 손상의 네 가지 증례에 대한 정신분석적 관찰: '세상의 종말'*

일반적인 이론의 시작점

우리는 지난 네 개의 장에서 살펴본 것을 바탕으로 하여, 대상 표상은 (다른 모든 기억과 마찬가지로) 한 번이 아니라 여러 차례 거듭해서 부호화된다는 원칙(Freud, 1950a [1887-1902])을 소개하며 이야기를 시작하고 싶다. 지난 장들에서 살펴본 바에 따르면 대상은 기억 경로들이 단계적으로 반응하는 것으로 표상이 되는데, 이때 그 단계는 우측 실비안열 주변 피질의 상대적으로 얕은 단계에서 부호화되는 전체-대상 표상(구체적 지각적 심상에 밀접히 연결된 표상)으로 시작해, 좌측 실비안열 주변의 피질에서 부호화되는 (상징적인) 단어 표상을 거쳐, 복중측 전두 영역에서 일어나는 생리적 변형에 의해 상당 부분 구조화되리라 여겨지는(근거들은 이 장에서 간단히 살펴보겠다) 자기애적 대상 표상에 이를 때까지 이어진다. 다시 말해, 이전 네 개의 장에서 살펴본

* 이 장은 1997년 10월 2일 뉴욕 정신분석 연구소의 신경정신분석 센터에서 마크 솜즈가 발표한 논문(이는 앞서 발표한 캐런 캐플런-솜즈와 마크 솜즈의 임상 보고를 요약한 것이다)을 바탕으로 하고 있다. 이 장의 독일어 본은 솜즈(1998b)의 논문에서 확인할 수 있다.

내용과 더불어 이 장에서 묘사할 복중측 전두엽ventromesial frontal 환자들을 연구해 얻은 결과들을 종합해 보자면, 복중측 전두 영역이야말로 보다 원초적이고, 자기애적 대상 표상들을 나타내는 결정적 신경해부학적 틀로 보인다는 것이다. 이러한 대상 표상들은 자아와 초자아가 가진 자기조절 능력의 내적인 핵을 형성한다. 이런 내적 표상들은 제8장에서 살펴본 우측 실비안열 주변 손상 증례들에서는 상당 부분이 온전히 보존되어 있었던 반면, 이 장에서 살펴볼 복중측 전두 손상 증례들에서는 거의 완전히 해체되어 있었다.

여기에서는 지면 관계상 매우 도식적으로 이 증례들을 다룰 수밖에 없다. 이 증례들에 대한 더 자세한 임상 보고서는 캐플런-솜즈와 솜즈[Kaplan-Solms & Solms, 출판 중; 다음에 묘사된 첫 번째 환자와의 분석 회기들에 대한 경과 기록은 캐플런-솜즈와 솜즈(1996)의 논문에서도 다루었다]에서 찾아볼 수 있다.

F 부인 증례: 정신증

복중측 전두엽 증례의 첫 번째 주인공은 남미 출신의 30세인 F 부인으로, 오른손잡이 미용사였다. 그녀는 외상 응급의학과를 통해 우리 병원에 입원하게 되었는데, 지주막하 출혈로 의식이 혼탁한 상태였다. 혈관조영술상 전교통동맥anterior communicating artery의 동맥류가 식별되었고, CT 스캔에서—교통동맥의 출혈 그 자체로 인한 양측성의 영향뿐만 아니라—우측 복중측 전두엽 경색(전대뇌동맥anterior cerebral artery 영역)도 관찰되었다. 양측 전두 영역의 저음영은 뒤쪽으로 확장되어 뇌량corpus callosum의 앞부분과 기저 전뇌 핵들까지 포함되어 있었다([그림 9-1] 참조).

분석 상황에서 F 부인은 자유롭고 자연스럽게—참으로 과도할 정도로—느슨하고 혼란스러운 방식으로 연상하였다. 그녀는 자신의 마음에 떠오르는 것이라면 뭐든지 거의 다 말을 했고, 구체적concrete 연상이나 사고 이탈tangential association을 통해 한 가지 주제에서 다른 주제로 옮겨 갔다. 그녀의 마

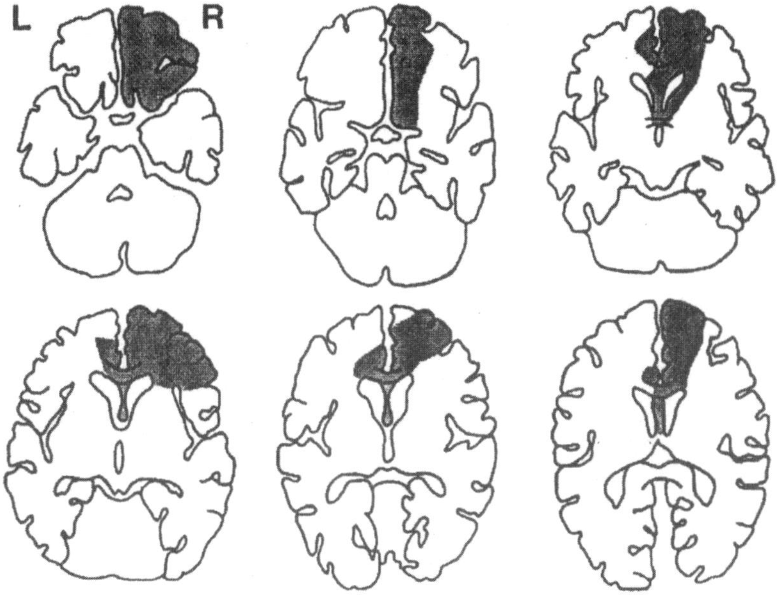

[그림 9-1]

음은 프로이트(1915e, p. 186)가 "무의식계의 독특한 특성들"이라고 묘사하였던 바를 뚜렷이 떠올리게 만드는 원리에 의해 작동하는 듯했다. 프로이트는 이러한 특성을 다음과 같이 정의했다. "첫째, 상호 모순의 개념이 존재하지 않음, 둘째, 일차 과정(카텍시스들의 유동성), 셋째, 시간의 구애를 받지 않음, 넷째, 외부 현실을 심리적 현실로 치환함."

F 부인의 연상은 앞뒤가 맞지 않는 말들로 가득했다. 그녀에게 어떤 생각이 떠오를 때면 오로지 단편적인 그 생각만을 인지하는 듯 보였다. 한 생각에서 다른 생각으로 옮겨 갈 때면 이전에 했던 생각의 자취는 남지 않았고, 생각 사이를 연결하는 논리는 빠져 있었다. 관찰하는 자아는 존재하지 않거나 거의 남아 있지 않는 듯 보였다. 그녀는 의심할 줄 몰랐다. 지금 의식에 떠오른 생각이 이전 생각과 정반대로 배치되는 것일지라도(종종 그런 일이 일어났다) 그녀는 이를 깨닫지 못했고, 따라서 그로 인해 동요하는 일은 전혀 없었다.

그녀는 이런 식으로 사고하였고, 시간의 구애를 받지 않는다는 것이 무슨 뜻인지를 보여 주었다. 가까운 과거이든 먼 과거이든 확실히 기억해 낼 수 있었지만, 각각의 기억은 외딴섬처럼 존재하는 듯 보였다. 기억들은 의식 속에서 조리 있는 짜임새로 서로 연결되어 있지 않았다. 이 부분에서도 역시 관찰하는 자아—즉, 현실에 바탕을 둔 고위의 반추 기능 및 조직화 기능—는 근본적으로 결여되어 있었다. 흔히 F 부인은 자신이 무언가를 기억하고 있다는 사실을 의식적으로 알아차리지 못했으나 무의식 속에서 그 자취가 쌓이고 있었다.

그녀는 시간에 대한 지남력을 잃었고, 과거와 현재는 그저 똑같이 느껴졌다. 그녀는 자신의 현 문제를 전 생애에 걸친 것으로 일반화하였다. 반대로 현재의 사건은 과거의 사례에 직접적으로 결부된 것처럼 느꼈다. 마치 과거가 여전히 지금 이 시점인 듯 말이다. 끊임없이 자신의 연상을 반복하는 것으로도 시간 개념이 부재한 모습은 드러났다. 그녀는 강박적으로 똑같은 상동증적 대화를 거듭해 나갔다.

시간과 관련하여 겪는 어려움과 비슷한 다른 어려움들이 또한 여러 영역에서 나타났다. 예를 들어, 그녀는 자신이 현재 앓고 있는 다양한 병을 뒤섞었고, 최근까지 다녔던 여러 병원을 합쳤으며, 자신의 가족 구성원들에 대해 혼합해서 이야기하는 식이였다. 때때로 이 환자에게 있어서 모든 것은 다 동일한 것처럼 보였다.

우리가 고립되고 조각났다고 표현한 F 부인의 생각과 기억들은 구체적이고 즉각적인 모습으로 떠올랐다. 아마도 그녀의 생각과 기억들은 서로 연결되어 있지 않았기에 그리고 논리-문법적 구조 혹은 시간적 구조로 묶여 있지 않았기에, 그녀는 그것들을—수의적·지향적 사고 과정을 위한 정보로서보다는 마치 자신에게 저절로 일어나는 일처럼—수동적으로 받아들였다. 이는 그녀에게 즐거움을 주는 일과 거리가 멀어 보였다. 그녀는 자기 자신의 몸과 마음을 더 이상 신뢰하거나 당연하게 여길 수 없었고, 때로는 생생히 느껴지는 소멸감으로 두려움에 떠는 듯 보였다.

정동은 전반적으로 탈억제되어 있었는데, 이를 통해 어느 정도까지는 동적인 양상에 대해 파악할 수 있었다. 탈억제라는 표현은 그녀가 갖게 되는 느낌의 강도를 일컫는 것일 뿐만 아니라 이러한 느낌을 기꺼이 표출하거나 그에 따라 내키는 대로 행동하는 모습을 일컫는 것이기도 했다. 또한 정동 상태들의 유동성이나 가변성을 뜻하는 표현이기도 했다.

그녀는 '불안정하고 미덥지 못한 자신의 정신적 경험'을 '쓰러져서 도움의 손길을 구하는 상황'과 같은 구체적이고 신체적인 경험으로 동일시하고 있었다. 이러한 형태의 상징적 동일시는 일차 사고 과정을 생생하게 보여 주는 사례였다. 자신이 처한 상황을 논리적 · 언어적 사고로 반추하는 대신, 그녀는 자신의 정신적 상태를 구체적으로, 마치 꿈에서 보는 듯한 시각적 이미지의 형태로 경험하고 있었다. 이는 그녀에게 내재된 생각들이 구체적이고 준환각적인 경험임을 말해 주었고, 근본적으로는 지정학적 퇴행 과정에 의한 것으로 보였으며, 전치와 압축이라는 잘 알려진 방어기제를 운용하고 있는 것처럼 보였다(제3장에서 묘사한 꿈/현실 혼동에 관한 다섯 번째 증후군 참조). 이와 같은 구체적 시각 경험을 예로 들어 보자면, 그녀는 벼락을 맞았고 보이지 않는 유리 속으로 걸어 들어갔으며(현재 그녀가 처한 곤경에 대한 은유였다), 그녀의 남편은 목발이 되거나 혹은 문자 그대로 나무가 되어 버리는(역시 실제 상황에 관한 구체화된 은유였다) 환상적인 이미지들로 나타났다. 이 대목에서 우리는 언어에 기반을 둔 사고가 시각공간적 형태의 사고로 치환되었음을 확인할 수 있었다. 환자 스스로도 이따금씩은 자신이 마치 꿈속에 갇힌 채 살아가는 것 같다고 호소하였다. 때로는 꿈과 현실을 전혀 구별할 수조차 없었다. 다시 말해, 그녀의 현실 검증력에 심각한 약화가 있었던 것이다.

우리가 방금 이야기한 구체적 시각 이미지들은 궁극적으로 밑바탕에 깔린 단 하나의 환상으로부터 기인하는 것이었다. 이 환상은 그녀가 치료를 받았던 전 기간에 걸쳐 그녀의 경험 속에 지배적으로 존재하였다. 그것이 다양한 방식으로 표현된 모습을 분석하자, 프로이트가 무의식의 네 가지 독특한 특성이라고 언급한 것 중 네 번째 것이 점차 증거를 드러내었다. 그것은 '외부 세계가 심리적 현실로 치환되었던 것'이다.

지배적인 전이 환상에 대한 기술

본질적으로 F 부인의 환상은 다음과 같은 형태를 띠었다. '아픈 아이가 어머니에게 돌봄을 받는다.' 전이의 측면에서 볼 때, 애초에 F 부인은 자신의 치료자(캐런 캐플런-솔즈)를 향해 마치 자신은 아픈 아이이며 치료자는 돌보는 어머니인 것처럼 행동했다. 그녀는 치료자에게 자신이 겪은 일 전부를 시시콜콜 이야기하였는데, 이는 치료자가 자신을 도와줄 것이라는 추측에 기인한 것이었다. 치료자는 공감적이었고, F 부인은 자신의 불안이나 동요, 괴로움을 터놓고 표현했다. 그러면서 강렬한 의존감이 빠르게 생겨났다. 그녀는 어머니에게 돌봐 달라고 애원하는 아픈 아이처럼 굴었다.

하지만 서서히 돌봄을 받고자 하는 핵심 환상의 질은 변해 갔다. F 부인은 자신에게는 어떤 일도 이루어지지 않을 것이며, 의사들은 자신을 돕지 못할 것처럼 느껴졌다. 그녀는 자신을 좌절하게 만든 몸과 마음을 마치 아무것도 설명해 주지 않고 돌봐 주지 않는 어머니인 것처럼 여기게 되었다. 그녀는 쓰러질 때 붙잡아 줄 사람이 아무도 없는 것이 얼마나 끔찍한 일인지 이야기했다. 특히나 이런 감정들은 회기 사이의 휴지기 때문에 유발되었는데, 그녀는 자신이 치료자로부터 '떨어져 나가고' 있다고 구체적으로 느끼면서 완전히 버림받는 것과 같은 경험을 하는 듯 보였다.

그녀는 주로 투사(엄밀히 말하자면, 투사적 동일시)를 함으로써 생겨난 불안들과 맞닥뜨리며 자신을 방어하고 있었다. 때때로 이는 단순한 생각의 형태로 떠올랐다. 그녀는 자신의 아이들과 함께 있었으면 하고 바랐다. 그렇다면 기분이 더 좋아지리라는 것이었다. 하지만 그 생각은 대개 망상으로 바뀌었다. 간질, 쓰러짐 그리고 기억상실로 고통받고 있는 이는 자신이 아닌 자신의 딸이었다. 혹은 회기가 끝난 후 병원에 남겨지는 이는 치료자였으며, 집으로 돌아가는 이는 그녀였다. 혹은 치료자가 그녀를 필요로 할 때 그녀는 곁에 없었다. 그 반대가 아니라 말이다. 그리하여 F 부인은 환상 속에서 자신을 돌보는 어머니가 될 수 있었고, 끔찍한 분리와 소멸의 불안을 조절할 수 있는 수단을 얻었다. 때로 그녀는 다른 이들을 향한 부정적 감정을 비슷한 구체적 방식으로 없앴다. 예컨대, 어떤 회기에서 그녀는 칼에 찔리거나 배신을 당하는 등 편집증적 환상의 형태로 감정을 투사하였다. 동일한 회기의 후반부에 그녀는 그것들을 (환상 속에서) 실제적 장 운동으로 배설해 내는 듯 보였다. 또 다른 경우에는 조증 방어를 사용하거나 치료자와 합쳐지는 환상을 표출하였다(이를테면 치료자의 의자에 앉는 식으로 말이다).

이러한 모습은 그녀가 치료자와 대화하는 것에 대한 저항과 관련이 있었다. F 부인은 스스로 자신을 추스르고 싶었고 혹은 그게 여의치 않을 경우 집으로 돌아가 자신의 아픈 아이들을 돌보고 싶어 했다. 그녀는 치료자라는 믿지 못할 존재에 대해 의존감을 느끼고 싶지 않았다. 게다가 치료자를 볼 때면 그녀에게 생각하고 싶지 않은 일들이 떠올랐다. 그것은 자신이 아프고, 우울하며, 시기하고 있다는 사실을 인지하게 되는 것이었다. 그녀는 마치 꿈을 꾸는 듯한 형태의 생각으로 자신이 저항하고 있음을 경험하였다. 생각 속에서 어떤 남자가 자신이 원치 않는 어떤 일을 강제로 하도록 강요하고 있었다.

그녀가 이러한 방어기제를 포기할 수 있을 때면(보통 그날 회기가 절반쯤 흘러갈 무렵, 치료자가 좀 더 버텨hold 주고 담아contain 준다고 느껴질 때), 그녀는 으레 차도가 없는 것에 대한 절망감과 불안감을 기꺼이 말로 표현하였다. 이런 순간에서는 아픈 아이의 어머니가 되는 망상을 경험하기보다, 집에 가고 싶은 사람은 자신이며 스스로가 어머니에게 간병받고 싶다는 것을 인정하였다. 이렇게 정신이 맑을 무렵의 어느 회기 중반 즈음, 그녀는 자신이 어떻게 느끼는지 생생히 말했다.

"저는 의지할 곳이 없어요. 사람들은 스스로가 겪어 보지 않고서는 그게 어떤 것인지 이해할 길이 없겠죠. 의사들은 아무것도 몰라요. 뭐가 문제인지 모르겠다고 하고서는 아무것도 안 가르쳐 줄 거예요. 의사들은 저를 못 고쳐요. 저는 계속 아프고 아무도 절 구원해 줄 수 없다고요!"

그녀가 이런 식으로 언어를 통해 자신의 불안을 떠올리고 표현할 수 있을 만큼 충분히 수용되었을contain 때면 언제나 눈에 띄게 차분해졌고 훨씬 기분이 나아졌다. 흥미롭게도, 동시에 그녀는 훨씬 더 조리 있게 생각하였고, 기억이 좋아졌으며, 공간과 시간에 대한 지남력이 호전되었다. 하지만 언제나 매 회기의 마지막이 되면 이러한 성과들은 물거품으로 돌아갔다.

짧은 치료 기간의 마지막 회기에서 핵심 환상의 의미심장한 변형물이 등장했다. 그녀는 치료자에게 자신의 경련과 섬망이 자신의 어머니를 놀라게 했다고 말했다. 이는 치료자가 자신을 마지막으로 '유기'하는 상황을 어떻게 받아들이고 있는지를 보여 주는 것이었다. 마지막 회기가 끝날 무렵, 그녀는 익히 보이던 지남력 상실과 정체성의 혼돈 속으로 되돌아가 버렸다. 그녀는 (보살펴 주는 어머니를 내사하여) 자기 자신과 치료자를 혼동하였고, (아픈 아이를 투사하여) 자기 자신과 자신의 딸을 혼동하였다.

핵심 환상의 또 다른 변형물은 그녀가 치료받던 기간 내내 순간적으로 나타났는데, 어머니가 아픈 아이를 노골적으로 거부하는 상황으로 표현되었다. 거부의 이유는 아이가 너무 지저분하고 스스로를 조절할 수 없었기 때문인 듯 보였다. 이 환상이 일어날 때면 보통 수치심이 뒤따랐는데, '건망증'과 '쓰러짐'(무의식에서 이 둘은 동등한 것이었다) 때문에 '미치광이'나 '칠푼이' 정도로 취급받는 것에 대한 감정이었다.

이러한 양상에 대해 분석함으로써 F 부인의 내면세계가 가진 구조에 대해 좀 더 잘 살펴볼 수 있게 되었다. 내면에서 반추하고 조직화하는 주체agency를 상실한 일은 환상 속에서 자신을 돌봐 주고 수용해 주는 어머니를 잃어버린 일로 경험되는 것처럼 보였다. 이와 같은 상실은 극도의 불안이라는 감정을 동반했다.

치료자가 보조 자아와 초자아 역할을 하며 구체적인 형태로 수용해 주자 그녀는 종종 잃어버린 이 주체(즉, 환상 속 좋은 대상)을 되찾을 수 있었는데,

그때마다 그녀는 놀라울 정도로 정신적 평형을 되찾았다. 하지만 진전된 모습을 유지할 수는 없었다. 즉, 그녀는 치료자의 수용하기(담아 두기) 기능containing function을 내재화할 수 없었고, 치료자가 없을 때면 완전히 퇴행해 버렸다. 치료자의 부재 시 안전감을 주고 보살펴 주는 어머니상과의 접촉이 끊어진 것을 필사적으로 되돌리기 위해 그녀는 망상적 대상이나 대상 관계를 만들어 내었다. 후자와 관련해 그녀의 장애는 프로이트가 자신의 논문「신경증과 정신증Neurosis and Psychosis」(1924b)에서 기술한 모델을 그대로 답습하고 있었다. 프로이트는 이렇게 썼다. "자아와 외부 세계의 관계에 있어서 망상은 본디 찢어진 틈이 보이던 곳을 덮는 헝겊 조각처럼 덧대어져 나타난다."(p. 151) 그러므로 정신증의 기전은 프로이트가 묘사하였던 것처럼 자기치유 환상이 직접적으로 표출된 형태라고 이 증례에서는 생각할 수 있을 것이다.

H 씨 증례: 정신증

두 번째 증례의 주인공은 H 씨로 65세의 은퇴한 기상학자였다. 그의 과거는 고난으로 점철되어 있었는데, 결국 우리 병원의 신경재활치료 병동으로 오게 됨으로써 막을 내렸다. 재활치료 병동으로 입원하기 10일 전 그는—완전히 술에 취해 격양된 상태에서—자신의 오른쪽 관자노리에 총을 쏴 자살을 시도하였다. 총알은 두개골을 뚫고 우측 전두 영역을 관통하여 전두개와anterior fossa를 부쉈고, 우측 안구를 적출시켰으며, 중앙선을 넘어 좌측 안구 위의 두개골, 즉 좌측 전두엽 영역에 박혀 있었다. 뇌 CT 소견에서 우측 전두엽의 복중측 영역에 다량의 출혈성 좌상이 보였고, 이는 중심선을 넘어 좌측 전두엽의 전측 대상회anterior cingulate cortex와 안와부에까지 확장되어 있었다([그림 9-2] 참조). 수많은 뼈 조각이 이 부위에서 관찰되었다.

H 씨는 F 부인과 놀랍도록 닮은 구석이 있었다. 다시금 증례의 핵심 양상은 프로이트(1915e)가 무의식Ucs.계의 기능적 특성이라고 생각했던 네 가지

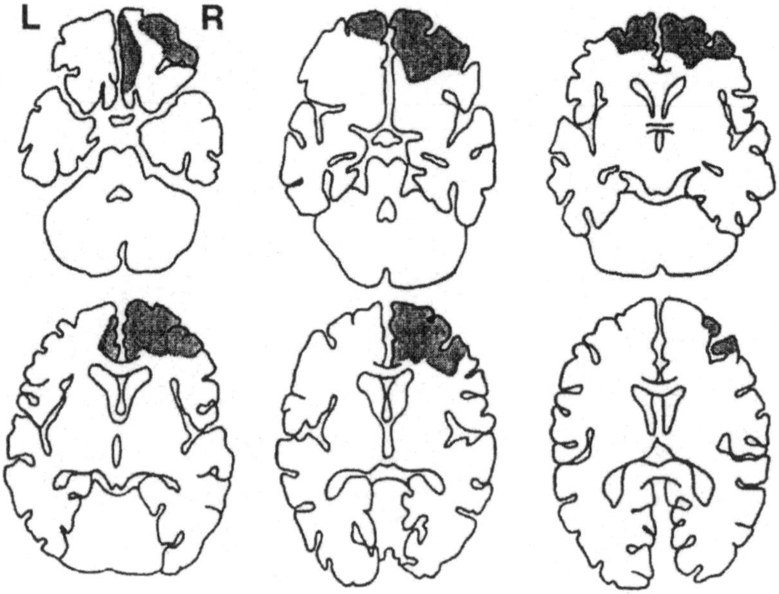

[그림 9-2]

로 정의할 수 있었다. 독자들이 상기하게끔 프로이트가 요약한 네 가지 특성을 한 번 더 인용하겠다. "상호 모순의 개념이 존재하지 않음, 일차 과정(카텍시스들의 유동성), 시간의 구애를 받지 않음, 외부 세계를 심리적 현실로 치환함."(p. 186)

우리는 이 네 가지 특성에 대해 각각 다시 논의할까 하는데, 외부 세계를 심리적 현실로 치환하는 것에서부터 시작해 보도록 하겠다. H 씨는 외부의 현실을 자신 내부(대개는 소망적인)의 도식들schemata에 근거하여 그릇되게 지각하는 경향이 만연해 있었다. 일례로, 그는 병원을 바지선이나 페리선이라고 여기는 망상을 보였다. 이 망상은 소망적 기능을 하는 것처럼 보였는데, 회기 도중 H 씨가 자신의 지남력 혼탁과 기억상실을 (의식적으로나 전의식적으로) 알아차리는 시점이면 언제나 생겨났기 때문이다. 이와 관련하여 불안을 유발하는(그리고 현실을 돌아보게 만드는) 질문들은 곧 이러한 망상으로 바뀌어 뒤따랐다. 병원이 바지선이라는 망상에 대해 그가 한 연상들은 망상이 과거 낯선 환경에 놓였을 때 경험한 즐거웠던 기억에 바탕을 두고 있음을 시사해 주었다. 바지선은 그가 매일 쳇바퀴 돌며 일하던 삶에서 벗어날 수 있었던 장소이자 낯선 사람들과 한정된 공간을 함께 쓰던 장소(예: 카리브해 지역에서의 보트 여행, 휴일의 바지선 여행)였다. 따라서 (병원에 입원해 있다는) 불쾌한 외적 지각은 (휴일을 즐기는) 유쾌한 내적 지각으로 치환되어 있었다. 현실이라는 조각은 부정당하거나 사라졌고, 망상이라는 '헝겊 조각'이 그 자리를 대신했다. 정신증의 기전에 대한, 앞서 제시한 프로이트의 설명(1924b)과 같이 말이다.

이 증례에서 소망적 통각apperception을 보이는 또 다른 예는 낯선 사람들을 친한 친구나 가족 구성원으로 잘못 알아보는 것이었다. (예를 들어, 그는 낯선 사람을 죽은 친구나 아내 혹은 딸로 착각하였다.) 내적 도식들이 외적 지각 위에 투사되는 그 밖의 예로는 디저트를 먹는 동안 토끼의 머리를 '보았다'고 하는 것이라든지, 보이지 않는 시야에서 도와주는 사람이 계속해서 '보이는' 환각이라든지, 차를 타고 매일 병원 밖으로 나선다는 망상이라든지, 자신의 장애를 인지하지 못하거나 전반적으로 부정하는 것을 꼽을 수 있었다. 하지만 H 씨가 현실로 투사하는 환상이 언제나 유쾌한 것들만 있는 것은 아니었다. 사회사업가가 병원에서 사람들의 '왕래'를 좌지우지한다는 정교한 환상은 불쾌한 망상의 한 예였다. 불행히도, 치료자는 그 망상의 밑바닥까지 분석적으로 들여다볼 수는 없었다. 때로 H 씨는 순간적으로 자신이 환상과 현실을 구별하지 못한다는 사실을 알아차리는 듯 보였다. F 부인이 그랬던 것과 마찬가지로 그 역시 종종 자신의 치료자를 동일한 방식으로, 즉 자신을 위해 현실을 검증해 줄 믿을 만하고 의지가 되는 보조 자아인 것처럼 사용하였다.

프로이트가 말한 무의식계의 특성 네 가지 가운데 두 번째 것으로 넘어가 보자. H 씨에게 시간 개념이 사라진 것은 외부 현실을 내부 현실로 치환하는 경향과 매우 밀접히 연관된 듯 보였다. H 씨에게 있어서 시간이란 완전히 주관적인 현상이었다. H 씨에 따르면 치료자의 시간, 그의 시간, '병원'의 시간,

'도시'의 시간, '조정된' 시간 등의 다양한 시간이 존재했다. 그 자신이 느끼는 시간 감각은 소망적 모델을 따르는 듯했다. 이른바 그는 시간을 자신의 소망에 따라 외적 현실을 거의 완벽히 배제한 채 판단하였다. 예를 들어, H 씨에게 시간은 거의 항상 오후 다섯 시인 것처럼 보였다(그때는 그의 부인이 방문하는 시간이었다). 혹은 그 시간이 아니라면, 그는 식사 시간인 것으로 생각했다. 그의 소망이 외적 지각을 왜곡하는 정도를 가장 잘 보여 주는 예를 꼽자면, 그가 (불과 몇 분 전에) 아직 오후 다섯 시가 아니라고 이야기를 들었음에도 '금연' 표지판을 보고서 시계가 오후 다섯 시를 가리키고 있다고 잘못 인식한 경우를 들겠다. 가끔은 시간이나 외부 현실을 그런 식으로 인식하는 밑바닥에 소망이 깔려 있음을 일시적이나마 알아차릴 때도 있었다. 그리고 한 번은 그것들이 자신의 소망 충족임을 표현하기까지 하였다.

이러한 모습이 가지는 흥미로운 점 한 가지는 치료자가 느끼기에 그 상황들이 익살맞게 보였다는 것이다. 이는 프로이트(1905c)의 농담에 관한 이론—즉, 일차 과정 기전들이 이차 과정 의식 속으로 예상치 못하게 터져 나오는 효과—과 연관 지어서 이해해 봄 직했다. (F 부인의 경우에도 마찬가지로 이러한 희극적 효과가 나타났는데, 그녀 역시 비극적인 상황에 처해 있다는 것을 우리가 익히 잘 알고 있었음에도 불구하고 그러하였다.) 이러한 희극적 효과의 또 다른 측면은 H 씨가 사는 세상의 자기중심적 성격일지도 모르겠는데, 이는 무지에서 비롯한 아기의 위험한 행동이나 어린아이의 터무니없는 장난을 볼 때 유발되는 전형적인 반응과 굉장히 비슷한 따스하고 유머러스한 반응을 이끌어 내었다.

프로이트의 네 가지 특성 가운데 세 번째 것으로 넘어가자. H 씨의 생각이나 행동의 상당 부분에서 일차 과정의 특징이 매우 쉽게 드러났다. 이와 관련하여 그의 모습에서 흥미로웠던 점은 그가 모호한 일반론이나 추상적 개념으로 혹은 암시적으로 말을 하고 관념적 완곡법이라 불릴 법한 식으로 생각하는 경향이 있었다는 것이다. 이러한 경향은 프로이트가 일차 과정 사고의 핵심적 바탕이라고 추측했던 '카텍시스들의 유동성'을 보여 주는 것이었다. 다시 말해, H 씨의 사고 과정들은 충분히 구체화되지 못했고 따라서 정상적으로 묶인 논리-문법의 구조와 기능을 잃어버렸다는 뜻이다. 이런 유형의 사고에 대한 일례로 H 씨는 자신의 침대 밑에 놓인 파일에 대해 간접적으로 언급하기를 반복했는데, 파일에는 그의 임상 상태와 경과에 대한 기록이 있었다. 이 파일이 표상하는 바는 바로 그 자신의 잃어버린 기억(따라서 기록은 안정감을 주는 원천이 되었다)인 듯 보였지만, 또한 자기 정신의 노출 내지 사생활의 상실(이런 측면에서 기록은 불안과 불신을 유발하는 원천이 되었다)로도 여겨지는 듯했다. 하지만 H 씨는 이런 감정들을 직접적으로 언급하기보다 정동적 카텍시스를 파일이라는 이미지에 쉽사리 전이시켰다. 이런 식으로 카텍시스가 자유롭게 전치되는 일은 이차 과정이 가하는 제한에 의해 정상적인 상황이라면 발목이 잡히기 마련인데, 이 증례에서는 그러한 이차 과정이 대부분 결여된 듯 보였다. 파일 관련 주제가 계속 반복되는 점은 H 씨 증례에서 보이는 또 다른 지배적 일차 과정의 면모를 말해 주는 것이기도 했다. 즉, 그것은 반복되는 상동증적 양상의 연상이었다.

일차 과정 사고는 때때로 구체적 시각 이미지로 된 의식이 나타나는 것으로도 알아볼 수 있었는데, 이는 F 부인이 매우 흔히 경험했던 것과 같은 종류의 것이었다. 분석적 치료가 시작되기 전에 실시한 초기 신경심리 평가 도중 나타났던 한 가지 예는 다음과 같다. 한 신경심리사가 환자를 평가하는 데 우왕좌왕하며 갈피를 잡지 못하자, H 씨는 조소하듯 그를 '하룻강아지'라고 불렀다. 그러고는 덧붙여 말했다. "이 애송이가 내 다리에 오줌 누는 걸 멈췄으면 좋겠는데?" 이는 꿈의 심리학에서 굉장히 친숙한 개념인 압축이 나타내는 특징이었다. 압축되고 구체화되고 시각적 질감을 띤 이러한 이미지와 함께, 환자가 자신의 말에서 상징적 의미를 인지하지 못하는 것처럼 보이는 것은 꿈 사고에서 두드러지는 전형적 양상이었다. 그러한 구체적 · 시각적 사고의 또 다른 사례로는 H 씨의 마음속에 시각적 이미지로 겁납고 속에 든 무기력한 모습의 비행기들이 떠올랐던 것을 들 수 있다. 그는 언어적 대화를 통해서는 그 의미를 이해하지 못했다. 한 걸음 더 나아가, 그는 다양한 상황에서 무너져 가는 구조물들을 반복적으로 언급하였다. 이 이미지는—(역시 압축에 의해) 동시에 다양한 의미를 지니고 있는 듯 보였는데—당시 읽고 있었던 기자Giza의 대피라미드에 관한 책으로부터 도출된 것처럼 보였다. (이 책이 유발한 여러 환상과 자신의 기억과 기타 실제 경험들 간의 혼동은 앞서 언급한 프로이트의 네 가지 특성 가운데 첫 번째 것과 연관된 현실 검증력의 손상을 보여주는 수많은 사례 가운데 하나였다.) 사실 '바지선' 망상 역시 이러한 부류의 구체적 시각 이미지로 온전히 생각해 볼 수도 있었으며, 그런 측면에서 때때로 H 씨는 치료 회기 도중 완전히 깨어 있음에도 불구하고 실제로 꿈꾸는 경험을 하고 있는 듯한 독특한 인상을 남겼다(제3장의 꿈/현실 혼동에 관한 다섯 번째 증후군 참조).

H 씨의 사고가 보이는 구체성 역시 주목할 만했다. 이는 아마도 무의식적인 사고의 시각적(비상징적) 특성이 가지는 피치 못할 결과인 듯했다. 비록 H 씨가 모호하고 일반화된 방식으로 말을 하여 언뜻 듣기에는 추상적인 듯 보였으나, 실제 그의 말에는 추상적 · 논리적 기능이 상당 부분 결여되어 있었다. 이러한 측면에서 볼 때, 그의 모습은 또한 꿈 사고(그리고 조현병에서의 사고)를 연상시켰다. 자신을 성찰하는 능력이 상대적으로 결여된 모습은 아마도 구체적(비언어적) 사고로의 퇴행에서 말미암은 것으로 보였다. 초자아가 언어에 뿌리를 두고 있다는 것 역시 이 대목에서 확인할 수 있었다. 하지만 다음의 측면에서 그는 치료자의 자아를 이용하는 데 거리낌이 없었다. 치료자가 그와 적절히 교감하기 시작하자마자 그는 이 관계를 받아들였고, 이후 잠시 동안은 어느 정도 자신을 되돌아볼 수 있었다. 이는 F 부인의 증례에서 보았던 자아와 초자아의 해체를 드러내는 또 다른 사례라 하겠다.

이 증례의 또 다른 측면은 카텍시스의 유동성으로 설명이 가능했다. H 씨는 특정한 해석이 타당하다는 것을 지식적으로 인지하고 받아들이는 경향이 있었는데, 이때 인지에 걸맞는 정동은 표출되지 않았다. 다시 말해, H 씨의 마음속에서 생각과 정동은 상당히 빈약하게 연결되어 있었다. 그는 대개 자신이 처한 극히 어려운 상황에 대해 초연한 듯 보였다. H 씨의 정동(예: 슬픔과 불안)은 우선 부정되었고, 치료자가 그에게 그러한 감정을 느낄 것이라고 설명하면 상당히 노여워하였다. 하지만 이러한 시도는 적응적이거나 성공적이지 못했고, 따라서 자신의 정동을 바라보는 그의 입장은 끊임없이 변하고 있었다.

프로이트의 네 가지 특성 가운데 마지막 것을 언급하자면, 이 임상 증례에서는 상호 모순의 개념이 존재하지 않는 증거들이 넘쳐 났다. 예를 들어, H 씨는 자신의 아들이 아이일 때 죽었다는 사실을 알고 있었지만, 그럼에도 불구하고 자신에게 성인이 된 아들이 있다고 주장하였다.

H 씨가 즐겨 쓰는 투사적 동일시 속에는 이상에서 열거한 네 가지 특성 모두가 나타났다. 많은 분석가는 이 원초적인 기제(이는 방어기제 이상의 것이다)를 무의식Ucs.계에 두드러지는 것이라고 본다. 우리는 전이 관계 속에서 이러한 것들이 어떻게 표현되는지에 잠시 주목해 볼까 한다.

지배적인 전이 환상에 대한 기술

처음부터 H 씨는 자신의 치료자(캐런 캐플런-솔즈)를 유익한 인물, 즉 자신의 마음이나 기억의 파편과 조각들을 다시 통합시키는 데 도움을 주는 인물로 여겼다. 그리하여 일견 치료자는 환자의 자아에서 사라진 부분—아기의 즉각적인 경험을 하나로 묶어 이해해 주는, 수용해 주는 부모가 내사된 것—과 동일하게 취급받는 듯했다. 이 동일시는 곧 초자아 기능으로 인해 복잡한 양상으로 번졌다. 그는 당시 이런 초자아 기능을 그녀에게서 온 것이라고 여겼고, 따라서 자신이 평가받고 멸시당하며 폭로된다고 느끼기 시작했다. 그가 가진 초자아의 잔유물들은 이러한 태도로부터 생생히 확인될 수 있었지만, F 부인의 경우와 마찬가지로 그것들은 치료자나 여타 병원 직원들을 향해 투사적으로 동일시되었다.

하지만 H 씨는 대개 보조 자아(혹은 내면의 좋은 어머니) 역할을 하는 자신의 치료자로부터 수용된다고 느꼈다. 그럴 때면 그는 자신의 지남력 결손이나 의존 욕구의 정도를 비통하게 표현하였다. (예를 들어, 그는 "마치 등교 첫날로 돌아간 여섯 살짜리 꼬마가 된 것 같네요. 뭐가 어떻게 돌아가는지 정말 아무것도 모르는 꼬마가……."라고 말했다.) 하지만 이처럼 치료자의 담아 두기 기능을 일시적으로 동일시함으로써 슬픔과 불안을 잠시 동안 경험할 수는 있었지만 그 감정들은 지속된 적이 거의 없었고, F 부인의 경우와 마찬가지로 그의 이성적인 병식은 회기를 마무리할 때 즈음이면 거의 항상 붕괴되었다. 그런 다음 그는 혼돈 속으로, 공간적 · 시간적 지남력 상실 속으로 빠져 들어갔다(즉, 일차 과정 사고로 돌아갔다). 때로 정신적으로 통일성이 무너진 그의 모습은 실제 (신체적) 쓰러짐의 형태로 나타났는데, F 부인이 줄곧 두 가지 현상(정신적 붕괴와 신체의 쓰러짐)을 은유적 방식으로 동일시하였다는 사실에 비추어 특히나 흥미로운 것이었다. (현실에서 실제로 쓰러진 적은 전혀 없었음에도 불구하고 그녀가 사방팔방에서 계속 쓰러지고 있다고 불평한 것을 독자들은 기억할 것이다.)

하지만 회기 도중 치료자의 자아 기능을 내재화함으로써 얻었던 현실 감각은 대개 H 씨가 감당하기에 너무 벅찬 것들이었고, 그러고 나면 기저의 투사적 동일시 경향이 다시금 나타났다. 예를 들어, 그는 자신이 처한 곤경에 대해 어렴풋이 알아차리다가도 이를 자신 주변의 다른 환자들(그는 '애처로운 사례들'이라고 불렀다)에게 투사함으로써 부인하였고, 그들과 그들이 가진 장애에 관심은 기울이지만 거리를 두는 식으로 말했다. 이러한 경향을 보여주는 일례로, 그는 '비논리적 사고'로 노인 남자 환자를 걱정하면서 노인의 부인과 딸이 '그가 죽기만을 기다리고 있다.'고 말했다. 이런 식으로 H 씨는 자신의 장애나 쇠약함이 의식에 떠오르는 것을 성공적으로 막고 있었던 것이다.

결국 H 씨가 동료 환자들과 관련하여 가장 사로잡혀 있었던 주제를 통해 그의 내면 상태를 상당 부분 파악할 수 있었다. 그는 자신의 옆 침대를 쓰던 실어증 환자의 의존적이고 고립된 모습, 문명사회의 예절을 찾아볼 수 없던 야만적인 모습, 그녀의 우울한 모습, 때로 그녀가 바라는 것을 이해하거나 제공해 주지 못했던 직원들의 행동에 주목하였다. 게다가 그녀를 향한 그의 정서적 태도는 명백히 양가감정적이었다. 어떤 때는 그녀의 어려운 처지를 굉장히 동정하다가도 바로 그다음에는 역겨움과 혐오감을 드러내어 보였다. (여기서 우리는 H 씨에게 상호 모순이 존재하지 않는 또 다른 예를 확인할 수 있다.) H 씨는 (무의식적으로) 자신의 의존성, 요실금, 환자로서의 자기patient-self가 겪는 어려움에 대해 염려하는 동시에 양가감정적으로 즐기고 있음이 분명했다. 비록 치료자가 그를 보는 단기간 동안에 이러한 생각과 감정들이 뿌리내리고 있는 유아적 기원을 밝혀낼 수는 없었지만, 그것들은 어떤 식으로든 요도적 성욕 및 요도적 공격 양상과 명백히 연관되어 있었다. 이러한 측면과 더불어 그가 종종 자신의 혼란스러운 정신 상태를 재정적인 파탄과 동일시했다는 것은 우리가 앞으로 기술할 전두엽 장애의 요실금 환자가 그토록 사로잡혀 있던 생각들의 메아리처럼 들린다. 그 환자의 경우와 마찬가지로, H 씨에게서 정신적 조절 능력이 사라지자 신체적인 방광 조절 기능의 상실 역시 뒤따랐다. (그는 자신의 정신 기능이 신체적 수준까지 퇴행하였음을 어느 정도 알고 있는 듯 보였고, 어느 날 혼잣말로 "내 몸이 내 마음을 조절하지, 그 반대가 아니라."라고 말했다.) 이런 관점에서 정신의 '검열' 기능은 신체적인 요도 조절과 직접적으로 동일시되는 듯 보였다.

하지만 H 씨의 증례에서는 구강적 집착이 항문이나 요도적 집착보다 더 두드러졌고, 이런 측면에서 그는 다음에 논할 환자보다는 F 부인과 더 많은 공통점을 보였다. 그는 마치 아기처럼 응석받이 역할을 즐겼고, 자신을 자살 시도로 내몰았던 어른의 책임감에서 벗어난 것을 만끽하였다. 하지만 동시에 그는 이러한 의존적 퇴행, 집안의 생계를 책임지던 성인 남성상의 상실에 대한 죄책감을 느꼈다. 이와 같은 (우선 의지하고픈 충동 및 죄책감을 유발하는 초자아의 관결 사이의) 갈등 역시 투사라는 방식(예: 다른 환자들의 완전한 수동성, 의존성, 낮은 문화 수준 등에 대한 것)으로 전형적으로 다루어졌다. 이와 비슷하게, H 씨는 의사와 간호사들이 수행하는 이른바 '중요한 업무'에 대해서도 어떤 때는 존경을 표하다가도 또 다른 때에는 경멸을 드러내었다.

이러한 갈등에서 흥미로운 점은 최소한 어느 정도는 관찰하는 자아, 현실 검증력 그리고 초자아 기능들이 존속되고 있었다는 것이다. 이런 측면에서 H 씨는 F 부인에 비해 정신적 통합성이 더 잘 유지되어 있었다. 하지만 앞서 말했듯 이러한 기능들 대부분은 외재화되어 있었고, 회기 상황 속에서만 의식화되어 경험될 뿐이었다. 즉, 치료자가 수행한 버티고 관찰하는 기능들은 치료자가 구체적으로 곁에 있을 때만 내재화되었던 것이다. 이는 전이의 부정적인 양상과 긍정적인 양상 둘 다를 보여 주었다. 전이 속에서 치료자는 대체로 도움을 주고 조언해 주며 수용해 주는 인물로 경험되었으나, 때로는 침습적이고 비판하며 재단하는 인물로 느껴지기도 했다. H 씨의 불안정한 자아는 이런 측면에서 전이의 또 다른 양상—이른바 자신의 치료자(그리고 재활치료 팀 전반)의 능력, 즉 자신을 적절히 보살펴 주고 자신을 대신하여 현실을 정확히 검증해 주는 능력에 대한 근본적인 불신—을 보여 주었다. 때로 그는 자신이 재활치료와 정신과 치료에 관심이 있으며 도움을 받고 있다고 말하면서 치료자를 은근히 폄훼하였는데, 이 대목에서도 비슷한 요소들을 읽어 낼 수 있었다.

G 씨 증례: 정신증

우리가 연구한 세 번째 증례의 주인공은 62세의 기술자였던 G 씨이다. 그는 생애 대부분을 스위스에서 보냈으나 지주막하 출혈로 신경외과 병동에 입원할 당시에는 런던에서 일하며 살고 있었다. 지주막하 출혈은 좌측 하지 마비와 심한 정신 착란을 일으켰다. 혈관조형술에서 전교통동맥anterior communicating artery의 동맥류가 관찰되었다. 또한 우측 전대뇌동맥 및 중대뇌동맥anterior and middle cerebral artery의 연축이 무시 못할 정도로 보였다. 한 달 뒤에 찍은 CT 스캔에서는 복중측 전두 영역 중 전측 대상회와 전뇌 기저부에서 양측성의 저음영이 보였는데, 이는 우측 전대뇌동맥에서 혈행을 받는 부분 일

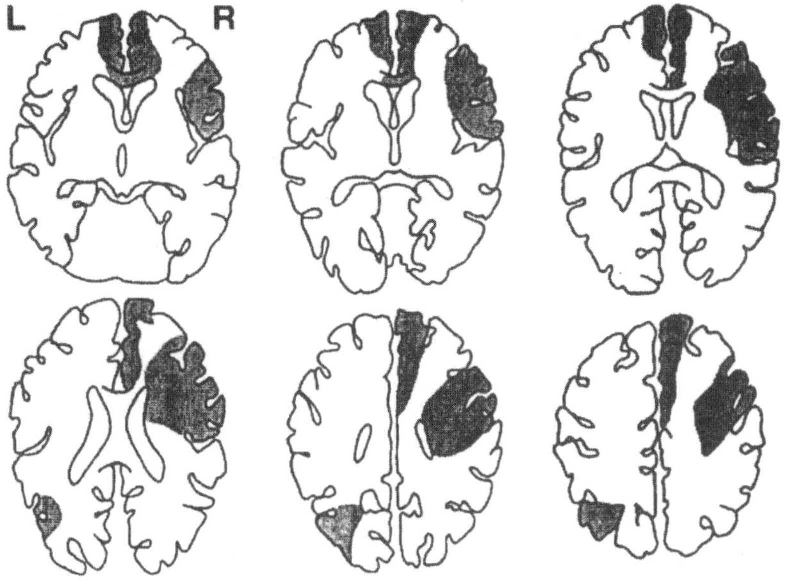

[그림 9-3]

부를 포함하고 있었다. 영상의학과 의사는 우측 내기저mediobasal 전두 경색이라고 판정했다. 스캔에서는 또한 좌우측 중대뇌동맥 혈행부의 경색 부위들도 보였는데, 그로 인해 볼록면convexity에도 두 곳의 병변 부위가 생겼다([그림 9-3] 참조).

분석 상황에서 이 환자가 보인 모습은 앞서 살펴본 두 환자의 경우와 비슷하게 무엇보다도 다음 두 가지 임상 양상으로 특징지을 수 있었다. 첫째, G 씨는 심한 정신 착란을 보였다. 그 심리학적 기전은 다음에서 논의하겠다. 둘째, 이 착란은 우호적인 상황에서는 일시적으로 가역적이었다.

이 정신 착란은 어떤 모습을 하고 있었을까? 그것은—이전의 두 복중측 전두 영역 환자들과 마찬가지로—프로이트(1915e)가 무의식Ucs.계의 근본적 속성이라고 한 바를 모두 보여 주고 있었다.

상호 모순이 존재하지 않음을 말해 주는 가장 놀라운 예는 G 씨 자신이 죽었다고 믿는 것(코타드 증후군)이었는데, 사실에 입각해 모순점을 보여 주거나 논리적으로 설득해도 그의 믿음은 변하지 않았다(제6장 참조). 자신이 죽었다는 믿음과 병원에서 살아 경험하는 일상은 서로 양립할 수 없음에도 불구하고 나란히 존재했다. 이와 유사하게, 그는 아내가 매일 문병 온다는 사실에도 불구하고 그녀가 스위스에 있다고 믿었다. 하지만 논리력을 완전히 상실한 것은 아니었다. 예를 들어, G 씨는 (어느 회기 도중 정신치료자의 관점을 동일시하게 되어) 운전이 불가능함을 서서히 깨닫자 자신이 차를 몰 수 있다는 생각을 버려야 한다는 사실을 어느 정도 자각하는 듯했다.

그의 모습에서 일차 과정 양상은 구체적인 시각 이미지들로 사고하는 경향을 통해 생생히 관찰되었다(F 부인이 그랬던 것과 같았다). 꿈 사고에서 보이는 핵심 양상들(즉, 압축, 전치, 시각적 표상)이 이러한 시각적 이미지에서 나타났다. 예를 들어, 그는 혼란스럽고 기억이 떠오르지 않는 상황을 두고, 자신이 모든 것을 기록해 놓은 파일을 잃어버렸다고 치료자(마크 솜즈)에게 말했다. 면담 과정 동안 감당할 수 없었던 자신의 불안감은 인식하지 못한 채로 말이다. 이와 비슷하게 회기 도중 저항으로 가로막히는 순간이 있었는데, 그는 그 상황을 구체적 사고의 형태로 인지했다. 그는 이렇게 말했다 "지금 텔레비전에서 하는 거 대부분은 지루하다고요." 그리고 또 다른 시점에 그가 다른 방식으로는 생각할 수 없음을 알아차리는 듯 보였을 때, 그는 사람들 사이를 헤치고 휠체어를 모는 게 어렵다는 식으로 이야기했다. 또한 빈번히 상징적 동일시를 보이기도 하였다. 예를 들어, 치료의 실패, 재정적 파탄, 대소변 실금이 그러하였다. 이는 정동이 하나의 관념적 덩어리에서 다른 덩어리로 자유롭게 갖다 붙는 일로 인해 생겨났다. 이러한 전이는 무의식적 상징화라는 익숙한 경로를 따르고 있었고(예를 들어, 대변은 돈과 같았다), 언어적인 연결은 구체적인 방식으로 운용되었다. [예를 들어, 재정 업무가 수렁으로 '빠졌다'(역주: 원문은 fallen through)는 것은 실금과 동일시되었다. 혹은 재정 업무를 '내가 엉망으로 만들었다.'는 내 바지를 '엉망으로 만들었다.'와 동일시되었다.] (전치와 압축이라는) 동일한 현상들은 서로 다른 개념의 덩어리들을 따로 분리하는 일에 어려움이 있다는 것으로 풀어 쓸 수 있었다. 이런 경향은 그가 말할 때

(그리고 실제로 사고할 때) 상습적인 탈선을 보이는 것으로 나타났다. 일차 과정 사고의 다른 양상들도 저명했다. 첫째, 그의 망상 중 상당수는 분명히 소망적인 것들이었다. (예를 들어, 그는 자신이 운전할 수 있고, 집으로 가는 중이며, 자신이 위원회의 주요 구성원이라고 믿었다.) 둘째, 있을 법한 가상의 상황이 구체적인 실제가 되었다. (예를 들어, 그는 자신의 아내가 치료자와 바람을 피울까 봐 두려워했는데, 이는 곧 아내가 치료자와 불륜을 맺었다는 '사실'로 바뀌었다.)

시간에 관한 무관념 문제는 G 씨가 자신의 생각과 기억들을 분별해서 간직하는 데 겪는 어려움을 보여 주는 또 다른 예가 되었다. 그가 겪는 시간적 착란의 대부분은 이런 식으로 설명이 가능했다. 예를 들어, 그는 재활치료에 차질이 생긴 것을 두고 (실제로는) 8개월 전에 일어났던 재정적 문제를 대하는 것처럼 반응했다. 또한 그는 분석 회기들을 마치 몇 년 전에 회사 경비로 참석한 코스인 것처럼 착각했으며, 자신이 현재 앓고 있는 질환을 제2차 세계대전과 혼동하였다. 이런 측면에서 그에게 시간 관념이 존재하지 않는 것은 기억상실의 직접적인 결과물인 듯 보였다. 일례로, 치료자가 그에게 몇 살이냐고 물었을 때 그는 이렇게 답했다. "스물다섯 아니면 아마 서른 살. 정확히는 잘 모르겠군요. 왜냐하면 나는 한동안 지독하게 아팠고 그만큼을 잃어버린 것 같거든요."(실제 그는 62세였다). 앞서 언급한 또 다른 요인은 이론적인 가능성(대개는 가상의 상황)을 마치 현재 시점에서 실제로 일어난 일처럼 취급하는 모습으로 나타났다.

외적 현실이 심리적 현실로 치환되는 양상은 어느 정도까지는 앞서 묘사한 그의 모습 곳곳에 내포되어 있었다. 환상은 흔히 실제인 양 취급되었다. 다양한 사례 가운데 일부는 다음과 같다. 그는 자신이 죽었다고 믿었고, 부인은 스위스에 있으며, 꿈에서 나온 것들은 실제 일어난 일이고, 자신은 운전을 할 수 있으며, 재활치료를 받는 것이 아니라 어떤 코스를 수강하고 있는 것이었고, 병동에서 옮겨졌을 때는 축구팀에서 제외되었던 것이라 믿었으며, 병동 수녀와 치료자는 자신이 스위스에서 알던 사람이었고, 치료자는 자신의 아내와 불륜을 저지르고 있다는 것이었다. 하지만 현실 검증력이 완전히 손상된 것은 아니었다. 예를 들어, 그는 꿈과 현실을 구별하지 못한다고 이야기하면서 "어떻게 구별할 수 있겠어요?"라고 말했다. 또한 그는 종종 치료자의 판단에 동의하면서 자신이 '딴 세상on the other side of the fence에 있던 것 같다.'고 했다. 그리고 믿을 만한 제3자에게 실제 일어나고 있는 일에 대한 진솔한 의견을 구하는 것이 좋겠다고 종종 이야기했다. 그러므로 이 환자가 투사를 사용하는 일은 F 부인의 경우에 비해 적었고 덜 완고한 편이었다.

G 씨의 모습에서 더 이야기할 부분은 그가 탈억제되어 있었다는 점이다. 이 역시 부분적으로 그러한 경향을 띠었을 뿐인데, 예를 들어 간호사나 치료진과 빈번히 다툰다거나, 부인에게 갑작스럽게 화를 낸다거나, 이따금씩 눈물을 흘린다거나, 기분이 빠르게 바뀐다거나 하는 모습에서 찾아볼 수 있었다.

이러한 모습을 통해 이 환자가 가진 주관적 정신 세계 속 주된 환상 몇 가지를 이례적으로 생생하게 살펴볼 수 있었다. 그는 일차적으로 자신의 장애를 강인한 성인 남성상의 상실로 받아들였고, 대개 이 주제에 사로잡혀 있는 것처럼 보였다. 그는 이러한 상실을 참을 수 없는 굴욕으로 경험했다. 굴욕감은 때마침 공존한 배변 조절 기능의 상실과 강하게 결부되어 있었다.

◉ 분석 과정의 간략한 예시

G 씨가 임상적으로 어떻게 보였는지 초기 몇몇 회기의 분석 과정을 통해 간략히 요약해 보겠다.

그와 치료자의 관계는 대체로 굉장히 좋은 편이었다. 첫 회기부터 그는 즉각 치료자를 자신의 어려움을 솔직하게 털어놓을 수 있는 사람으로 보고 응대하였다. 그의 첫 번째 걱정거리는 상실이었다. 그는 고통스러워하며 치료자에게 자신이 글을 써 놓은 파일이 없어졌다고 말했다. 즉각적인 불안에 대해 해석해 주자 그의 정신 상태는 눈에 띄게 호전되었고, 놀라울 정도로 일관된 방식으로 치료자에게 자신의 상실한 상태, 산산이 부서진 자아상, 회복의 중요성에 대해 이야기했다. 하지만 회기 도중 치료자가 자아로서의 지지를 철회하기만 하면 그리고 종료되어 그가 나설 무렵에는 다시 착란을 보였다.

다음 회기에서 그가 느낀 내적 굴욕감은 어느 병원 직원과의 관계로 외재화되었는데, 자신이 엉뚱한 병동에서 방황하였기에 그 직원이 자신을 무례하게 대했다고 말했다. 이 대목의 연상을 통해 처음으로 그의 정신 상태(이 경우에는 공간 지남력 상실과 관련하여)는 장과 방광의 조절 기능 상실로 이어졌다. 치료자는 온화한 초자아상과 동일시되었다. 그는 '비록 당혹스럽긴 하지만' 치료자에게 터놓고 자신의 굴욕적 경험들을 이야기하기로 결심했다. 그럼에도 불구하고 그에게 굴욕감은 너무 큰 것임이 드러났고, 그는 소망적 망상 속으로 빠져 들어갔다.

세 번째 회기에 다른 병동으로 옮겨질지도 모른다는 가능성은 그를 착란 속으로 퇴행하게끔 만들었고, 지정학적 모델과 연관된 물음에 중대한 실마리를 던져 주었다. 다시 한 번 기저에 깔린 불안에 대해 해석해 주자 유의한 효과가 (일시적으로나마) 나타났다. G 씨는 조리 있게 자신의 두려움, 즉 자신이 치료진에게 너무나 짐이 되기에 재활 프로그램에서 탈락하는 게 아닐까 하는 두려움을 말하였다. 해석을 들려주는 동안에는 그에게 온전한 정신이 유지되었다. 자아로서의 지지를 멈추자 점차로 일관성은 사라졌다. 어떤 이야기가 가르치려 드는 것처럼 느껴지자 그는 분노하였다. 그는 잔소리 듣는 것을 지긋지긋해 했다. 자신의 상실 상태에 대해 굉장히 민감하게 느끼고 있던 것들이 터져 나왔다. 하지만 마음속에 있는 이야기를 할 수 있게 되자 화는 서서히 가라앉았고, 회기가 끝나 다시 착란으로 빠져들기 전까지 치료자는 재차 온화한 초자아상으로 받아들여졌다.

네 번째 회기에서 G 씨는 (그가 보기에) 스스로 바보 같은 짓을 한 탓으로 병동 내 게임에서 배제되어 굉장히 화가 났다고 언급하였다. 이어지는 연상은 자립성—특히나 재정적 자립성—을 잃어버린 자신에 대해 고통스럽게 자각하는 내용이었고, 결국 그는 울음을 터뜨리고 말았다. 그의 굴욕감은 여전히 감당하기 힘든 것이었고, 좀 더 구체적 유형의 사고로의 퇴행을 가져왔다. (이것저것 캐묻는 치료자에 의해 유발된) 심리적 고통은 신체적 고통과 동일시되었고 배변 훈련을 강요당하는 것과 같은 있음직한 무의식적 환상이 곧 그의 연상에서 두드러졌다. (이제 자기주장과 같은 반항적인 표현들이 군데군데 산재하게 되었다.) 회기를 마칠 무렵, 그는 완전히 퇴행하였으며 아내와 언쟁을 했는데, 이는 필시 회기 중 그가 나타냈던 반항과 같은 동기를 갖고 있었다.

이어지는 회기 역시 성인들의 세계로부터 강등당하거나 배제당하는 주제로 점철되어 있었다. 이는 망상의 형태로 나타났는데, 처음 그 망상은 한 사람의 성인으로 대우받기를 원하는 바람으로 표현되었다가 나중에는 자신보다 더 힘센 누군가가 자신을 대신할 것 같다는 두려움으로 번졌다. 다시금 기저에 깔린 불안에 대해 해석해 주자 그의 정신 상태는 두드러지게 변하였고 치료적 동맹이 형성되었다. 회기 막바지에 자아 지지를 멈추자 그는 또 다시 착란으로 퇴행해 버렸다.

병동에서의 좌절—자기애적 무력감으로 인해 환자 스스로가 배제 또는 강등당했다고 느낀 경험—은 갑작스러운 전이상의 변화를 불러일으켰다. 치료자는 기만적이고 믿을 수 없는 초자아상이 되었다. 외상을 남긴 수동적 거절의 경험은 역전되어, 그는 재활 프로그램 전체뿐 아니라 치료자마저도 적극적으로 거부하였다. 적극적인 해석이 있었음에도 불구하고 착란 상태는 계속되었다. G 씨는 자아를 지지해 줄 다른 인물이 필요하다고 표현했다. 그는 더 이상 치료자를 완전히 신뢰할 수 없었기에 실상을 판단해 줄 제3자의 자문을 원했다. 이와 동시에 병동에서 자신이 경험한 실패는 재정적인 파탄과 혼동되었고, 이로 인해 그는 자아를 지지해 줄 재정적 자문을 원했다. 치료자가 자신의 생각 조절에 도움을 주지 못하리라는 의구심이 들자, G 씨는 이를 장 운동을 조절하지 못하는 것으로 경험하였다. 이를 통해 전이상 치료자가 애초에 어떤 역할을 맡았던 것인지 알게 되었다. 그는 무의식적으로 치료자를 자신의 괄약근 조절에 도움을 주는 내재화된 인물로 사용했던 것이다.

이런 점에서 그의 남성적인 능력은 직접적으로 대변의 딱딱함과 동일시되는 것이 분명했다. ('대변과 성기가 같은 것'이라는 도식하에서 말이다.)

이러한 주제들은 이어지는 회기에도 계속되었다. 내면의 혼돈과 좌절감은 육체적으로 실제 설사의 형태로 경험되었고, 환상 속에서는 자신에게 죄책감(또는 치욕)을 불러일으키는 재정적 재앙으로 느껴졌다. 그의 초자아는 자신이 빚을 지고 있다고 믿는 인물이나 자신을 재정적으로 궁핍하게 만든 인물에게로 투사되었고, 그는 '벌을 받아야만' 했다. 내적 조절 능력이나 초자아의 지지를 완전히 상실한 느낌은 일시적이나마 실질적 죽음으로 느껴졌다.

착란은 이런 순서로 마지막 회기까지 이어졌다. 그는 꿈을 하나 이야기했는데(처음에는 이를 현실로 오해했다) 꿈속에서 초자아상으로부터—뇌졸중이 있은 직후—자신이 죽었다는 얘기를 들었다는 것이었다. 이 꿈은 종교적 진실과 관련된 생각이나 현실 감각과 연결되어 있었다. 하지만 이 회기 동안 그의 착란이 심하였기에 근본적으로 그것이 무슨 뜻인지 알 수가 없었다.

요약하자면, 뇌졸중과 그 후유증은 외견상 환자에게 굴욕적인 괄약근 조절력의 상실로 받아들여졌고, 이는 성인 지위의 상실 내지 남성적 힘의 상실과 동일시되었다. 우리는 이것이 너무 확대 해석한 것이라고 생각하지 않는데, 최소한 어느 정도 그는 (분석 회기를 포함한) 재활 프로그램을 배변 훈련의 연속인 듯 받아들였기 때문이다. 치료진(그리고 정신치료자)은 ① 괄약근 조절 능력을 되찾도록 도와주는(즉, 자아를 지지해 주는) 초자아상인 동시에, ② 적절히 장 운동을 조절하지 못한다는 이유로 그를 배척하는 초자아상으로 여겨졌다. 전자의 경우, 환자는 우호적인 상황에서 일시적으로나마 치료자의 자아 지지를 내재화할 수 있었고, 따라서 자신의 사고를 꽤나 조절할 수 있게 되어 자아 및 초자아의 역량을 광범위하게 발휘할 수 있었다. 하지만 외부로부터의 지지가 중단되거나 중단되었다는 느낌을 받게 되면 이러한 역량은 급속히 사라졌다. 그러면 그는 (다시 외재화된) 초자아를 거부적인 것 내지 배제적인 것으로 느꼈고, 신체적 실금으로 자기애적 이상을 상실함으로 인해 굴욕적인 심적 고통 속에서 정신증적 착란 상태로 퇴행하였다.

이 증례에서 나타난 정신증적 증상 기저에 깔린 기전은 다시 한 번 프로이트(1911c [1910], 1924b)의 설명에 따라 이해해 볼 수 있다. 현실과의 접촉이 사라지고 나면('세상이 끝나면') '회복하려는 시도, 일종의 재구성 과정'이 뒤따르는데, 이는 일차 과정 사고의 모든 특징을 지닌 망상적 환상의 형태로 나타나거나 혹은 잃어버렸던 정신 구조를 분석 상황에서 구체적으로 내재화함에 따라 망상적 환상의 형태로 나타난다. (이때 잃어버렸던 정신 구조는 환상 속에서 관찰하고 조절하고 억제하는 무언가로 표상되던 것이다.)

I 양 증례: 한정된 범위 안의 정신증

마지막 증례의 I 양은 복중측 전두 병변을 가진 다른 세 환자와는 꽤 달랐다. 그럼에도 불구하고 몇 가지 중요한 유사성은 존재했다. 사실 우리의 견해로는 그녀 역시 세 환자와 동일한 여러 증상을 보였다. 하지만 명확히 한정된 범위 속에서만—소위 막으로 둘러싸인 형태로encapsulated—이러한 증상들이 관찰되었다는 점에서 차이가 있었다.

I 양은 32세의 오른손잡이로 비서 일을 했다. 그녀는 캐나다 출신이었으나 스코틀랜드인 약혼자와 함께 수년간 브라이튼, 에든버러에 살고 있었다. 몇 년 전 인종 폭동이 일어났을 때 런던을 방문한 것이 그녀의 불운이었다. I 양과 그녀의 약혼자는 차를 몰아 런던 시내를 가로지르고 있었는데, 아차 하는 사이에 폭동이 가장 극심했던 지역 내로 진입하고 말았다. 그들은 사나운 폭도들로부터 공격을 당했다. 그들의 자동차를 향해 날아온 벽돌은 조수석 앞유리를 박살내고는 I 양의 오른쪽 이마를 강타했다. 그녀는 커다란 개방성 두개골절을 입었고, 우측 전두골이 함몰되었으며, 광대뼈 구조가 부서져 버렸다. 그녀는 일시적으로 의식을 잃었으나 곧 깨어났고, 병원에 도착할 무렵에는 말을 할 수 있었다. 또한 언어적 지시에 반응하였다.

부골 절제술을 한 후 MRI를 촬영하자 광범위한 내측 전두엽 병변이 관찰되었다. 저음영 영역은 뒤쪽으로 확장되면서 양측 대상회의 앞부분을 포함하고 있었는데, 우측 편이 좀 더 광범위한 침범을 보였다. 앞서 이야기한 다른 전두엽 증례 셋의 경우와는 달리 이 병변에서 복측 전두 영역은 침범당하지 않았다. 즉, 이전의 세 증례에 비해 상대적으로 배측dorsal에 치우친 병변이었던 것이다([그림 9-4] 참조). 이는 중요한 의미를 띄었다. 덧붙이자면, 양측 측뇌실 전각에 공기가 보였다. 수술 후 I 양은 이틀간 착란 상태에 있었다. 그녀는 이 착란 상태에서 빠른 속도로 회복하였지만 완전하지는 않았는데, 이에 대해서는 곧 살펴볼 것이다.

분석 상황에서 그녀가 보여 준 양상 가운데 가장 주목할 만한 점은 정신증 증상이 한정된 범위 안에서만 존재했다는 것이다. 현실 검증력의 손상은 국한된 형태를 띄었는데 주로 편집증적 환상과 관련되어 있었고, 관찰하는 자아와 기타 초자아 기능은 근본적으로 보존된 상태였다.

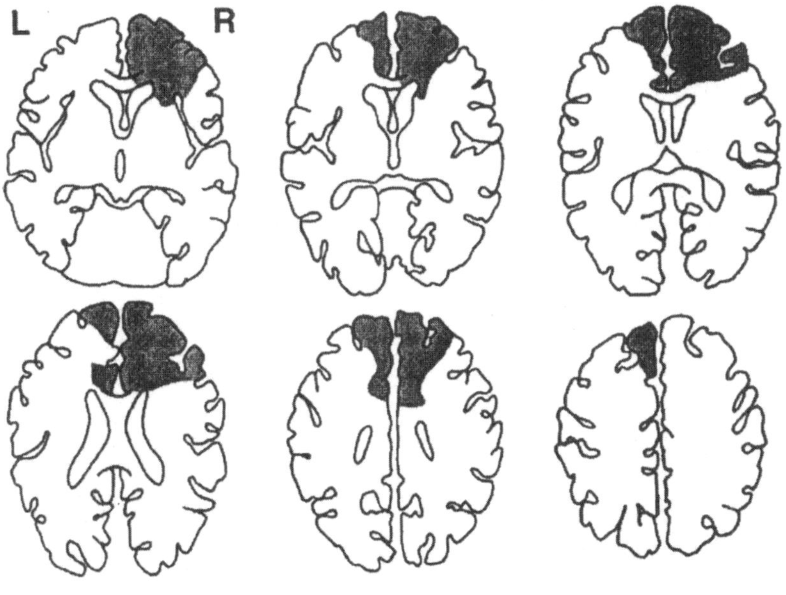

[그림 9-4]

정신치료 회기들 동안 I 양은 어린 시절 경험한 외상적 기억 두 가지를 떠올렸는데, 이는 명백히 현재의 외상과 관련이 있었고 그녀의 심리 구조에 어느 정도 숨 쉴 구멍을 마련해 주는 것처럼 보였다. 그중 첫 번째 기억은 어린 시절 급성 위장관염으로 병원에 입원했던 사건과 연결되어 있었다. 이 사건은 밴쿠버나 에든버러 교외라는 평온하고 안전한 세상에서 살던 그녀에게 갑작스럽고 충격적인 방식으로 침범해 들어온 현재의 경험과 잘 맞아떨어지는 듯 보였다. 이 기억은 그녀가 현재 느끼고 있는 불쑥 침범당하는 느낌에 대해 논의하던 중 떠올랐다. 당시 I 양의 증상과 관련된 무의식적 환상이 무엇이었는지 알아낼 수는 없었다. 또한 그녀의 안전했던 일상과 신체 경계의 조절감, 즉 경험에서 반드시 표상되어야 하는 느낌이 그토록 심하게 망가진 까닭이 무엇인지 역시 알아낼 수는 없었다. 하지만 그녀는 병원 직원이나 의학적 시술로 침습당하는 현재의 경험에 대해 환자용 간이 변기 사용을 거부하는 것으로 대항하였고, 이는 하제를 투약하여 강제로 하게 할 때까지 지속되었다. 이러한 반응은 또한 어느 정도까지는 병전의 성격 방어(즉, 항문 보유적 성격, 정동의 격리, 강박적 조절 등)를 나타내는 듯 보였다.

영아기 무렵 실제로 급성 설사를 경험했던 일은 환상이 때때로 실제가 될 수도 있다는 현재의 믿음을 만들어 낸 원형이 되었을지도 모르겠다. 다시 말해, 영아기 때의 경험이 현재 그녀의 현실 검증력 손상에 단초를 제공했을지도 모른다는 것이다. 이 어린 시절 기억은 또한 I 양의 마음속에서 가족에게 버림받았던 공포와 밀접히 연결되어 있는 것처럼 보였다. 그리고 이는 전이가 생겨나기 시작하자 회기를 끝내기 힘들어하는 모습으로 재현되었다. (그녀는 어린 시절 입원 경험에 대해 "가족들이 떠나기만 하면 저는 울고불고 했어요."라고 말했다.) 본질적으로 I 양의 영아기 경험은 현재 품고 있는 무의식적 환상의 양상을 보여 주는 것이었다. 그녀는 장 운동이나 신체 경계를 조절하지 못하게 된다는 내용의 무의식적인 원형에 의해 자신의 마음이나 정신적 경계를 조절하지 못하게 되는 것처럼 느꼈다(혹은 두려워했다). 그녀에게 환상들은 설사처럼 '쏟아져 나왔다.' (그리고 앞서 살펴본 다른 환자들과 마찬가지로 탈억제된 그녀의 생각들은 실제로 자신의 설사와 동일시되었다.) 또한 I 양이 자신의 실금 환상에 대해 느낀 수치심은 항문기적 요소를 시사해 주었다. (그와 동시에 그녀에게 관찰하는 초자아가 상대적으로 통합되어 있음을 보여 주었다.) 그녀의 자존감 상실 역시 이 무의식적인 환상(즉, 내부의 좋은 대변을 잃어버리고, 자신의 괄약근을 조절하는 능력에 대한 자부심을 잃어버리는 무의식적 환상)과 명백히 연결되어 있었다. 병을 앓기 전에 I 양은 자신의 높은 지능과 맑은 기억력 그리고 자신의 감정을 고도로 잘 다스리게끔 훈련된 능력에 대해 대단한 자부심을 가지고 있었다. 그녀가 자신의 마음과 장을 무의식적으로 동일시하고 있다는 것이 다시 한 번 눈에 들어왔다.

그녀가 현재 상황과 결부시킨 두 번째 외상적 기억은 사춘기 시절로 거슬러 올라간다. 그녀는 자신의 어머니가 이성을 잃고 자살을 시도하던 장면을 기억해 내었다. I 양이 침실로 걸어 들어갔을 때 그녀의 아버지는 어머니 위에 올라탄 채로 바닥에 엎드려 어머니가 자살하려는 것을 막으려고 애를 쓰고 있었다. 이 원형에 근거하여(그리고 이와 관련된 무의식적 환상에 근거하여), I 양은 자기 자신이 겪은 현재의 외상적 경험을 일견 끔찍스러운 성폭행으로 경험하고 있는 듯 보였다. 이 대목에서도 환상들이 때로 실제화된다는 관념이 저명하게 드러났다. 그녀의 어머니는 과도한 성적 질투로 고통을 겪은 것으로 보였는데, 아이러니하게도 그녀의 아버지는 실제로 외도를 했고, 결국 어머니는 정신병적 양상의 우울증에 빠지고 말았다. 이 기억은 I 양의 현재 정신 상태와 두 가지 중요한 측면에서 연결점을 가지고 있었다. 하나는 난폭한 성적 삽입 행위에 대한 공포와 환상들이었고, 다른 하나는 자신의 어머니에 대한 양가감정적 동일시였다.

우리는 우선 난폭한 성적 삽입 행위에 대한 공포와 환상들에 대해 이야기하겠다. 이런 감정과 생각들의 총체(즉, 난폭한 강간 환상들)는 I 양이 가진 한정된 정신병적 증상의 핵심을 형성하고 있었다. 그녀는 어린아이처럼 흡혈귀, 사악한 존재, 잠자는 동안 밖에서 집 안으로 침입해 들어오는 사람들, 침대 밑이나 침대 속에 도사리고 있는 뱀들을 무서워하였는데, 이는 현실 검증력이 손상된 모습을 극명히 보여 주는 예였다. 이러한 공포는 병원 직원이나 의학적 시술이 자신을 뚫고 침습해 들어온다는 불평과 연결되어 있었다. 이러한 연결고리는 애초부터 명백하였는데 그녀는 이렇게 말했다. "사람들이 이리저리 찔러 대는 것에 진절머리가 나요. 주사 같은 것 따위를 두 번 다시는 맞고 싶지 않은걸요." 최근 그녀는 공격을 당할까 봐 특히나 밤이 되면 얼마나 놀라는지 언급했다. 이러한 공포는 특별히 흡혈귀에 대한 두려움의 형태로 나타났으며 부분적으로는 의학적 시술로 인해 찔리는 느낌과 관련이 있었다. 어느 날 그녀는 밖에서 박쥐 소리가 났다고 생각하여 수차례나 확인하게 되었으나 들린 것은 잡음이었고 밖에는 아무것도 없었다. 흡혈귀를 염려하여 그녀는 베개 밑이나 자신의 목에 마늘을 놓고 잤다. 심지어 정향을 병원으로 가지고 들어왔으나 사용하지는 않았다.

● 분석 과정의 간략한 예시

이러한 느낌이나 행동의 기저에 깔린 성적 환상의 양상들은 이제 간략히 요약하려는 일련의 회기 동안 서서히 올라왔다. 첫 회기에서 I 양은 런던의 가혹하고 침습적이며 강요하는 면모를 에든버러나 밴쿠버의 아늑하고 고즈넉한 면모와 대비시켰다. [이 대목에서 그녀는 치료자(캐런 캐플런-솜즈)를 둘 중 어떤 범주에 넣을 것인지 결정하기 위해 관찰하는 듯 보였다.] 그다음으로, 그녀는 자신을 공격한 사람들을 향한 격한 증오심을 털어놓았다. 동일한 회기에서 그녀는 자신의 부모님과 관련한 경악스러운 (침실) 장면을 묘사하였다. 그다음 회기에서 그녀는 사고 직후 응급 의료진이 자신의 옷을 벗기는 데 저항하려 했던 일을 언급했다. 이는 앞서 우리가 언급한 주제—즉, 환상이 실제가 될 수도 있다는 것—에 대한 그녀의 첫 번째 언급이었다. 세 번째 회기에서 그녀는 성행위에 대해 현재 느끼는 혐오감을 이야기했고, 이를 삽입당하지 않고자 하는 자신의 바람이나 성적 질투심과 연관시켰다(이러한 의식적 불안감은 겉보기에 그녀의 병전 양상과는 이질적인 것으로 보였다). 그리하여 기저에 깔린 성적 환상이 비로소 그 모습을 드러내었다. 자신의 어머니와 동일시하는 양상 역시 마찬가지였다. (이에 대해서는 조금 있다 논의하겠다.) 이 회기에서 그녀는 또한 자신의 사생활이나 자신의 신체적 공간이 병원 직원에 의해 얼마나 지속적으로 침해당하고 있는지를 말했고, 스스로를 보호하는 성격적(즉, 항문기적) 방식에 대해 언급하였다. 그녀는 자신이 당해야만 했던 온갖 야만적인 의학적 시술에 대해 한참 동안 불평하였으며, 그로 인해 생긴 상처, 멍, 흉터에 관해 상당히 자세히 묘사하였다. 애초의 공격과 병원이 가한 '공격'은 그녀의 마음속에서 밀접하게 연결되어 있었다. (남자) 의사가 그녀 안으로 고통스럽게 그리고 반복적으로 찔러 넣었다는 카테터에 대한 묘사와 자신의 작은 혈관에 들어가기에 카테터가 너무 컸다는 묘사는 기저에 깔린 성적 환상을 생생하게 드러내 보였다. 동일한 회기에서 환자는 자신이 리비도를 상실한 일(즉, 성행위에 흥미를 잃은 일)과 침범당하는 것에 대한 공포를 스스로 연관 지었다. 이어지는 회기에서 그녀는 (침범당하는 느낌에 대해 치료자가 언급하자 그 대답으로) 영아기 위장관염을 겪은 일에 대해 말했다. 그 다음 그녀는 뱀이 무섭다는 공포증적 불안감을 털어놓았는데, 이는 남근 삽입에 대한 명백하고 직접적인 공포와 연관되어 있었다. 예를 들어, 그녀가 이야기한 꿈 자료에서 무의식 속 동일시—뱀은 남근과 같다—는 거의 위장되지 않은 채였다(뱀들이 그녀의 질로 기어올랐다). 이런 식으로 흘러가 마지막 회기에 이르렀을 때, 그녀는 등을 대고 눕는 것이 싫다고 말했는데, 그렇게 눕게 되면 '공격당하기 쉽게' 느껴진다는 것이었다. (이는 거듭되는 명백한 성적 암시이다.)

요약하자면, I 양에게 외상적이었던 폭행 사건은 난폭한 강간이라는 무의식적 모델에 맞춰 경험되었다. 이 환상은 외상 후 기간 동안 지속되었고 병원 환경에서 느끼는 경험에 색을 입혔다. 더군다나 '때로 환상들이 실제가 된다.'는 전의식에서 맴도는 의심(이는 그녀 자신의 영아기 위장관염뿐만 아니라 모친의 경험에 의해서도 강화되었다)에 근거하여, 이 외상적 성적 환상은 주기적으로 그녀의 현실 검증력을 압도하였다. I 양은 거의 정신병적 방식으로 이 심리적 상황에 반응하였다(예를 들어, 자신의 이마에 십자가를 여럿 그렸고, 베개 밑에 마늘 조각들을 숨겨 놓았다). 하지만 그녀는 좀 더 은근한 방식으로 반응하기도 했다(예를 들어, 그녀는 성욕이나 외모에 대한 관심을 잃었다). 그녀가 외모를 가꾸는 데 관심을 잃어버린 일(그리고 사람들이 자신을 쳐다보고 있다는 편집증적 공포)은 또 다른 어린 시절의 경험과 관계가 있는 듯 보였다. 그녀는 학교에서 주목의 대상이 되는 것이 끔찍하게 싫었다. 이 역시 무의식적인 성적 의미(즉, 자신의 성적 매력이나 노출 욕구에 대한 공포)를 담고 있는 듯 보였다. I 양이 이렇게 터져 나오려는 충동으로부터 자신을 방어하는 방식은 어린 시절의 영아기 트라우마에 대한 기억으로 강화되었다. (요약하자면, 정신 수준에서 현실 검증력을 되찾으려는 그녀의 시도는 성기 수준에서 자신의 질 입구를 닫거나 남근이 들어오는 것을 거부하는 것과 동일시되었다.) F 부인, G 씨, H 씨, 즉 복중측 전두 병변을 가진 다른 세 증례와 마찬가지로 상징적 사고에서 구체적 신체 반응으로 퇴행하는 일이 어렵지 않게 관찰되었다.

이제부터는 I 양의 기억 중 외상적 침실 장면과 연결된 다른 주제—즉, 어머니와의 동일시에 대한 그녀의 양가감정—에 대해 논해 보려 한다. 첫 번째 분석 회기에서 I 양은 어머니가 정신병을 앓았다며 불안에 떨며 이야기했다. 그녀는 자신의 현재 증상이 역시 정신병에 걸린 것을 뜻하는 것은 아닌지—다시 말하자면, 현실감을 완전히 잃어버리고 병원과 약물에 의지하는 삶을 살게 되는 것은 아닌지—두려워했다. 그녀는 이와 같이 증가한 동일시 경향에 대해 두 가지 방식으로 대항했다. 첫째, 그녀는 어머니에게서 보았던 병적 양상을 부정하거나 최소한으로 축소하려 들었다. 둘째, 어머니로부터 그리고 광기 전체로부터 거리를 두려고 하였다. 예를 들어, I 양이 앞서 언급한 침실 장면(즉, 모친의 자살 시도)을 묘사할 때면 그녀는 자신의 충격과 공포를 아버지가 느낀 것으로 전치해 버리고, 자신은 이러한 느낌들로부터 해리되었다. (그녀는 현재의 외상에 대해서도 똑같은 방식으로 반응했다.) 또한 그녀의 입에서 나온 모든 증거가 반대급부의 사실을 말해 주고 있음에도 불구하고 그녀는 어머니가 정신병에 걸리지 않았다고 주장했는데 그녀가 '굉장히 강했다.' '엄청나게 강했다.'고 말했다. (그녀는 자신의 병전 감정 조절력과 식욕 억제력에 대해서도 비슷한 용어로 표현했다.) 어느 회기에서 그녀는 자신이 폭행당했을 때 남자친구(그리고 아버지)가 눈이 뒤집힐 정도로 분노하였음을 묘사하였는데, 이때 그녀 자신은 눈에 띄게 침착하였고 아무런 감정도 드러내지 않았다. 이는 그녀의 항문기적 성격 방어 및 공포증이나 편집 사고가 발생하기 쉬운 경향(즉, 정동을 격리시키고 공격성을 투사하는 경향)을 보여 주는 것이었다. 동일한 회기에서 그녀는 자신이 외모에 흥미를 잃었다고 말했는데, 이 역시 그녀의 어머니가 우울증에 빠졌을 때 반복하던 행동이었을 것이다. 그런 기억에 대해 직접 거론하지는 않았다. 또한 그녀는 치료자의 사생활이나 직장생활에 대해 궁금해했고, 특히나 "내가 미친 건가요?"라는 함축적인 질문을 던지며 치료자를 현실 검증용 보조 인물로 활용하는 듯 보였다. (이는 치료자의 자아 기능을 통째로 내재화했던 F 부인, G 씨, H 씨를 떠올리게 하였다. 비록 I 양의 경우에는 좀 더 미묘한 형태를 띠기는 했지만 말이다.) I 양은 회기가 끝나 치료자와 헤어져야 하는 상황을 힘겨워했다. 하지만 한편으로는 치료자가 좋은 사람인지 또는 나쁜 사람인지 재단하기 위해 탐색하는 듯 보였다. 어떤 회기에서 그녀는 자신의 성적 질투심이 얼마나 비현실적인지(혹은 얼마나 '미친 짓'인지) 털어놓았다. 그녀의 이야기는 그녀의 어머니가 가진 병리와 직접적으로 연결되어 있었고, 이를 통해 강력한 무의식적 동일시를 파악할 수 있었다. 하지만 I 양은 의식 수준에서 이 상관관계를 인지하지 못했다. 또 다른 회기에서 그녀는 자신의 영아기 위장관염에 대해 묘사했다. 이는 자신이 상한 무엇인가를 먹었기 때문에 생긴 일이었다. 그 이후로 항상 자신은 먹는 것에 굉장히 주의한다고 말했다. 또한 어렸을 때 살던 집 근처의 소름끼치는 정신병원과 그곳에 입원해 있던 난폭한 환자, 자위하는 환자들에 대해 (덜덜 떨며) 이야기했다. 짧은 치료 기간을 통틀어서 그녀는 이때 가장 강한 감정을 밖으로 드러내며 말했다. 마지막 회기에서 그녀는 병원을 떠나게 된 것에 대해, 그 '뚫고 들어오는' 침습성과 그 '악취'에서 벗어나게 된 것에 대해 더할 나위 없는 안도감을 표했다.

지배적인 전이 환상에 대한 기술

이 모든 자료가 I 양과 치료자의 분석적 관계를 말해 주고 있었다. (무의식적) 구강기 수준에서 그녀는 다음과 같은 방식으로 치료자를 평가하려 드는 듯 보였다. "이 사람은 괜찮은 사람이고 먹어도 안전할까? 아니면 나쁜 사람이고 독이 들어 있어 먹으면 내가 장(그리고 생각)을 조절하지 못하게 되는 것은 아닐까?" 이는 결국 그녀의 내재화된 어머니와의 관계가 어땠는지 명확히 알려 주었다. 그녀는 자신이 겪은 외상적 폭행 사건의 후유증(그리고 억눌리지 않은 성性에 뒤따르는 온갖 위험)을 마치 자신의 나쁜 어머니와 동일시해서 경험하는 듯 보였다. 또한 그녀는 그것을 나쁜 어머니가 내사된 것인 양 경험하기도 했는데, 이는 자신과 자신의 압도당한 신체 경계 속으로 침범해 들어오는 음식의 위험성과 연관되어 있었다. 그녀의 반응은 미친 어머니와의 동일시에서 벗어나고자 하고, 믿을 수 없고 독이 든 나쁜 어머니를 외부로 투사하려는 잘 짜인 시도를 보여 주는 것이었다. 후자의 경우 그녀에게 편집증을 일으키고 현실 검증력을 뒤흔드는 근원으로 작용하는 듯 보였다. I 양은 더 이상 자신 내부의 어머니를 신뢰하지 않게 되었다. 그런데 한편으로 그녀는 어느 때보다도 더 자신을 어머니와 동일시해 느끼고 있었다. 아이였을 때 그녀는 어머니의 침대로 가 안정감을 느끼곤 했다. 하지만 치료자가 보기에 이제 그녀는 혼자서 공포와 맞닥뜨리며 기진맥진해 있었다. 그녀에게는 더 이상 진정으로 안전한 장소는 존재하지 않았다.

여태까지는 주관적인 무의식적 환상이라는 측면에서 그녀의 마음 상태를 살펴보았다. 이제 객관적인 초심리학적 관점에서 동일한 과정을 살펴보자면, 그녀의 초자아 가운데 어머니 쪽에서 온 부분이 구조를 잃어버렸다고 설명할 수 있을 것이다. 즉, 일차적 어머니 내사물을 다시 외재화한 것이다. 이 같은 측면에서 볼 때, 그 핵심 기전은 다른 복중측 전두 병변 증례들에서 본 것과 유사하다. 비록 훨씬 더 한정된 방식으로 훨씬 국한된 범위 안에서 일어난 것이긴 하지만 말이다.

심리학적 관점에서 볼 때, 그녀의 증상이 한정된 범위 안에서만 존재한 이유는 그녀가 지속적으로 아버지(그리고 남자친구와 아버지 전이상의 치료자)에게 힘이 있고 보호받을 수 있다고 느껴 의지할 수 있었다는 사실로 이해가 가능할 것이다. 해부학적 관점에서 보자면, 이 증례에서는 상대적으로 복측 전두 피질과 대부분의 좌측 전두엽이 남아 있었다는 점과 관련이 있을 것이다.

이와 같은 측면에서 F 부인, G 씨, H 씨와는 달리 I 양의 경우 자아를 지지하는 인물 역할을 하는 치료자가 구체적으로 실제 옆에 있건 없건 간에 완전히 그에 따라 현실 검증력이나 심적인 조절력이 변동하지는 않았다는 것을 명확히 해 두어야 할 것이다. 그녀는 훨씬 넓은 범위의 초자아 구조를 유지하고 있었고, 따라서 그녀의 정신 상태는 더 많은 부분에서 내적 요인들의 조절을 받았다.

논의: 복중측 전두 영역의 초심리학

이 네 가지 증례를 바탕으로 하여, 우리는 이 부위의 뇌 영역이 인간의 정신 기구라고 하는 초심리학적 구조 전체에 기능적으로 기여하는 바를 다음과 같은 가설로 내어놓으려 한다. 우리는 가능한 한 정밀하게 가설을 조직화하고자 노력하였으나, 아직 예비 연구 단계에 머물러 있는 수준에서는 상대적으로 개략적 용어들을 사용할 수밖에 없는데, 이에 대해 독자들이 실망하지는 말았으면 좋겠다. 우리의 가설은 다음과 같다. **복중측 전두 피질에서는 마음 속 일차 과정을 억제시키는 근본적인 경제적 변환**economic transformation**이 일어난다. 경제적 변환이라 함은 프로이트가 '묶기**binding**'라 묘사했던 과정을 일컫는**다. 달리 표현하자면, 이 뇌 부위는 이차 과정 전체를 생리적으로 실현시키는 데 일조하는 해부학적 중심 지점—혹은 최소한 해부학적 그물망에서 중요한 부분—인 것이다.

이보다 더 중요한 심층 심리학적 기능은 거의 없을 것이다. 이 가설로부터 수많은 함의가 도출될 수 있으며, 그것들이 앞서 우리가 요약한 임상 자료들과 어떻게 연결될 수 있는지 쉽게 파악할 수 있을 것이다. 예를 들어, 이 경제적 기능에 혼란이 생긴다면 마음에 있어 현실의 작용을 전달하는 매개물 전체가 필연적으로 혼란에 빠질 것이다. 그러므로 현실 원칙 및 자아 구조화 그리고 초자아적 억제를 이루는 핵심적 토대가 전반에 걸쳐 혼란에 빠질 것이다. 아울러 검열이라든지 억압, 현실 검증, 판단력 등과 같은 명칭하에 다양하게 기술되는 좀 더 구체적이고 광범위한 정신 운용 및 과정들 역시 혼란에 빠질 것이다. 우리는 이런 식으로 이 장의 임상 자료들에서 보이는, 이 모든 과정이 와해된 모습을 이해할 수 있었다. 무엇보다도 자기애적 내사물들이 파괴되고('세상의 종말'), 그 결과 정신증으로 퇴행하는 모습을 이런 식으로 개념화하였다.

이 책의 마지막 장에서 우리가 내세우는 일반적인 가설 모델은 대뇌 피질 전체를 '감각계에서 유래된 기전들의 연쇄로 이루어진 것'으로 생각해야 한다는 것이다. 이를 통해 연상 과정이 진행되는 동안 외부 환경이나 내부 환경에 존재하는 특정한 요소들은 선택적으로 골라진다. 이러한 선택 과정이 일단 자리 잡기만 하면, 일련의 '자극 방벽'으로 작용하게 되어 정신 기구가 익숙한 자극에 거듭 반응하여 지나치게 각성하게 되는 일을 막아 준다. 이와 같은 방벽은 기억 시스템으로서, 바로 자아의 기본 골격을 이루는 것이다. 비록 이 시스템들이 처음에는 외부 현실의 영향하에 형성되기는 하지만 그것들은 거듭된 학습의 형태로, 즉 신경심리학자들이 의미 기억이나 절차 학습 등으로 명명한 형태로 서서히 내재화된다고 말하고 싶다. 일단 내재화되고 나면—암묵적 · 무의식적으로 예측값들의 묶음을 만들어 내는—이 여과 장치들은 이후에 뒤따르는 모든 지각적/운동적 경험에 영향력을 행사하여 통제를 가한다.

우리는 이렇게 내재화되고 조직화되는 과정 전체를 정신분석에서 자아의 구조화라고 부르는 것과 동일하게 취급하기로 했다. 그 근거로 전전두 영역은 일단 이런 식으로 구조화가 일어나고 나면 피질 내 존재하는 모든 하위 시스템에 영향력을 행사하여 통제를 가한다. (전전두 영역은 내부와 외부로부터 동시에 입력 신호를 받아들이고, 기억을 통한 분석 과정에 있어 가장 깊은 단계를 표상하며, 운동 실행의 시발점이 된다.) 대부분의 신경심리학자가 이 해부학 영역이야말로 다른 모든 뇌 구조물 위에서 반추하는 '초구조물'을 이루고 있다는 것에 대해 동의하고 있다.

핵심 사항은 다음과 같다. 전전두 영역에서 구조화되는 것은 특정 형태로 연결된 고도로 추상화된 묶음이다. 이러한 연결은 그 특성상 궁극적으로 순차적이다. (뒤쪽 대뇌 피질들에서 주로 관찰되는 동시적인 형태의 연결망과는 대조적이다.) 이러한 순차적 연결 구조는 어린아이에게 세상이 무엇인지 전달해 주는 어른들의 발성으로부터 직접적인 영향을 받아 형성되는 것에 그 기원을 둔다. 아이는 이렇게 내재화된 연결 묶음을 사용하여 서서히 생각과 행동을 분화시키고, 조직화하고, 조절력을 얻게 된다. 전전두 조직이 결정적인 시기를 겪고 난 후(생후 5세경 전후로 일어난다)에는 이러한 추상적 · 순차적 부호들—심리학자들이 '내적 언어inner speech'라고 묘사하는 것—이 견고히 구조화되고, 따라서 아이는 대단히 안정된 형태를 갖춘 정신적 조절력으로 자신의 생각과 행동을 좌지우지할 수 있게 된다. 한번 이 같은 수준에 도달하게 되면, 아이의 정신적 삶 전체는—다른 어떤 것보다도—반추적 기능에 특화된 추상적 연결 묶음들에 의해 근본적으로 재구조화된다. 동시에 아이는 '궁극적으로 시간과 무관한 시각공간적 형태의 사고'에서 '궁극적으로 언어적이고 순차적인(혹은 명제적인) 형태의 사고'로 넘어가게 된다.

우리의 이론을 전반에 걸쳐 체계적으로 정리하면서(제10장 참조), 우리는 '내적 언어가 가진 독특한 속성 몇 가지'를 '구어의 특별한 속성 몇 가지'와 결부시킬 것이며, 아이는 부모의 목소리를 내재화하고 구조화함으로써 자신만의 주관적 정신 과정에서 거리를 둘 수 있게 되고 자신의 생각과 행동을 추상적 방식으로 평가함에 있어서 범주적 · 명목적 및 그 밖의 언어의 특정 속성을 사용할 수 있게 된다고 주장할 것이다. 언어가 가진 계획적인 속성 역시 아이로 하여금 목표물이 지금 구체적으로 눈앞에 있지 않더라도 내부의 분화된 도식scheme에 비추어 행동의 순서를 짤 수 있게끔 해 준다. 이는 아이가 자신의 생각과 행동을 추상적인 · 목표 지향적 행동 계획에 따라 하게끔 해 준다.

생리적 수준에서 이 능력은 전전두 영역이—뇌 중심 구조물들과 풍부한 상호 연결을 통해—대뇌 피질 도처에서 뉴런 발화율, 발화 순서 및 발화 패턴에 영향을 끼치는 방식으로 실현된다. 이는 전전두 영역, 특히 복중측 영역이 지닌 자발적이고 선택적인 각성 기능이라고 표현할 수 있겠다. 이 기능이 손상될 경우 루리아(1980)가 "경로들 간 흥분성의 균등화equalization of excitability of traces"라고 설명한 상태가 생리적으로 나타나게 된다. 이 상태에서는 고도로 분화되고 선택적으로 각성되는 전전두 영역 기능—즉, 내적 언어의 도움으로 직접적으로 수행되는 기능—이 망가져 버린다. 앞에서 요약한 임상 자료에서 우리는 이 현상들을 생생히 확인하였고, 어째서 전두 영역의 선택적 각성 기능을 '현실 검증'이나 '검열'이라는 표제하에 속하는 심리적 기능군과 결부시키려는지 그 까닭을 읽을 수 있었다. 우리는 심리학적 측면에서 이런 기능이 망가져 보이는 것은 생리학 측면에서 전전두 영역의 선택적 각성 기능이 망가진 것과 같다고 주장해 왔다. 이것이야말로 '묶기'라는 초심리학적 과정에 깃든 본질적인 중요성이라고 하겠다.

기본적 신경과학과의 연결고리

우리 이론이 도출해 낸 일반적인 결론에 대해 이 책의 마지막 장에서 개략적으로 설명하기 전에, 앨런 쇼어Allan Schore가 쓴 흥미진진한 책 『정동 조절과 자기의 기원: 감정 발달의 신경생물학Affect Regulation and the Origin of the Self: The Neurobiology of Emotional Development』(1994)에 등장하는 몇 가지 설명과 이 장에서 얻어진 결론이 맞닿은 부분들을 결부시켜 보고자 한다.

쇼어의 핵심 논지는 "주 양육자에 의해 전해지는 초기의 사회 환경이 뇌의 구조적 발달에 직접적인 영향을 끼치는데, 이는 훗날 아이가 겪을 사회정서적 발달을 결정짓는 발달이다."(p. 62)라는 것이다. 이어지는 장들에서 그는 이 논지에 합당한 근거들을 다양한 문헌에서 찾아 여러 가지 수준에서, 즉 모자 관계 관찰에서부터 분자 생물학에 이르기까지 이질적인 분야들에서 데이터들을 얻어 내어 솜씨 좋게 취합하여 보여 주었다. 그리하여 도출된 모델은 후생학적 경과상 특정 시점의 제한된 신경 조직들 안에서 어머니의 정동 조절 기능이 아이의 뇌 속에서 내재화되고 구조화되는 기전에 대해 정확히, 세세한 부분까지 훌륭하게 설명해 주는 것이었다.

쇼어의 모델은 우선적으로 복중측 전두 피질에 초점을 두는데, 그는 이 부위를 피질하 변연계 구조물 및 뇌간 구조물들에서 기인한 동기부여 시스템을 억제하는 부위로 정의 내렸다. 이 부분의 신체적 성숙 과정은 초기 모자 관계에서 보이는 특정 측면에 의해 유의하게 유도된다는 것을 그는 보여 주었다. 따라서 복중측 전두 피질은 거의 말 그대로 내재화된, 담아 주는 어머니상을 상징하는 것으로 간주된다.

쇼어는 영아기 첫 1년의 막바지에 시작되는 극히 결정적인 시기 동안 복중측 전두 피질이 성숙을 시작한다고 제안하며 이를 뒷받침해 주는 증거들을 책의 서두 부분에 소개하였다.

> 특히나 모자간에 정신생물학적 조율이 일어나고, 각성이 증폭되며, 상호 간 눈빛 교환이 일어나는 동안, 모체는 '개체 발생의 틈바구니 속에서 가해지는 굉장히 강한 사회정동적 자극'을 조절해 줌으로써 모자 사이에 긍정적인 정동이 생겨나고 지속된다고 주장하고 싶다. 이와 같은 교류는 특정한 신경내분비적 변화를 일으키는데, 특히 초기 성숙기 동안 시각공간적 특성을 지닌 우반구의 안와전두 영역 속 깊숙한 부분 및 변연계 신경화학적 회로의 피질하 상행 축삭들—즉, 교감신경성 복측 피개 변연 회로sympathetic ventral tegmental limbic circuit—에서 광범위하게 신경 연결을 촉진시킨다. 이렇게 각인되는 경험은 말러Mahler가 연습을 하는 중요한 시기practicing critical period—즉, 과다한 행동, 높은 수준의 긍정적 정동 및 놀이 행동을 보이고, 초기 정동 조절을 위한 기능적

> 시스템 기저에 놓인 상호 표상 모델을 형성하는 능력이 순차적으로 확립되는 시기—라고 정의한 초기 시기 동안 발생학적 적응을 유발하는 전두 변연 흥분 시스템의 성숙을 촉진시킨다(p. 65).

책의 제2부에서는 사회화 과정이 시작됨에 따라 다음과 같은 유의한 발달이 나타난다는 가설을 지지하는 증거들이 등장한다.

> 14개월에서 16개월 사이의 영아가 사회화 과정에서 스트레스를 받을 때 흔히 보이는 심리생물학적 반응은 저각성 상태가 되는 것이다. 이러한 단계 전형적인 스트레스 상태는 다양한 형태의 정신신경내분비적 변화를 수반하여 다른 변연계 회로, 즉 외측 부교감 변연 회로가 팽창하는 데 필요한 최적의 사회정동적 자극으로 작용하게 된다. 이 회로가 경험 의존적으로 안와전두 피질 내로 배선되어 들어오면, 효율적이고 적응적인 억제 시스템이 생겨난다. 초기 변연 회로의 교감신경과 부교감신경 간 경쟁은 결정적 시기의 막바지인 약 18개월 무렵 충분히 분화가 일어나는 안와전두 시스템을 만드는 구획화 과정의 토대가 된다. 이런 식으로 재구조화가 일어나고 나면 이전에 있었던 발생학적 적응 양식은 사라지며, 더 복잡한 표상 기능과 더 효율적인 정동 조절 기능이 나타난다(p. 66).

우리가 이 책에 주목하는 이유를 독자들이 간파할 수 있었으면 좋겠다. 이는 실험에 기반을 둔 쇼어의 결론이 우리가 관찰한 임상상과 지극히 잘 맞아떨어지기 때문만은 아니다. 앞서 이야기했다시피 우리가 지금 제시하고 있는 방법은 정신분석과 신경과학을 연결시키고자 하는 우리 임무의 최종적인 단계가 아니다. 단지 첫걸음일 뿐이다. 아울러 이 방법을 통해 일단 대강의 형태적 연관성이 정립되고 나면, 정신분석과 기본적인 신경과학 연구 사이에 훨씬 더 정교한 가교를 놓는 통로가 될 이론적 기반을 신경과학적 문헌상에서 획득하게 될 것이라고 우리는 말한 바 있다. 쇼어의 책은 정신분석이라는 학문과 소통할 수 있게끔 우리가 임상-해부학적으로 연구를 진행하고 있는 뇌의 측면과 가장 관련이 깊은 기초과학 문헌의 몫을 정확히 훑고 있다. 쇼어의 책이 가진 강점은 관련 문헌을 최신 지견으로 포괄적으로 살펴보고 있다는 점과 개별적인 데이터들을 성공적으로 묶어 내었다는 점에 있다. 아쉽게도, 쇼어의 책이 가진 약점은 우리가 가장 관심을 두고 있는 바로 그 분야에 있다. 즉, 그의 책은 정신분석 이론에 대해 상대적으로 단순하게 접근하고 있다.

예를 들어, 프로이트의 정동 이론에서 설명하는 조절(이른바 긴장 방출) 원리들을 두고 쇼어는 "본질적으로 아기의 행동은 애초부터 대상을 찾는 것이다."(p. 24)라고 말하면서, 현대의 정신분석에서는 그 이론이 교체되어야 할 것이라 하였다. 이와 같은 주장은 '대상을 찾는' 아기들이 찾는 것은 쾌락(혹은 불쾌감의 제거)이며, 대상이 아기의 욕구를 충족시켜 줄 수 있을 때에만(궁극적으로 욕동 긴장을 줄여 줄 때에만) 그 대상에 이끌리게 된다는 사실을 무시하는 것이다. 이것이 프로이트의 정동 이론의 핵심이다. 자연 선택이라는 과정에 의해 쾌락을 주는 감각들은 서서히 그 대상들 및 리비도적 욕동을 가장 잘 만족시켜 줄 것 같은 활동들에 부착되게 된 것이다(그리고 따라서 궁극적으로는 종種들이 살아남게 해 주었다; Solms & Nersessian, 1999a).

하지만 쇼어는 다음과 같이 썼다.

> 특정 보상 회로, 즉 복측 피개의 도파민성 시스템이 활성화되고, 비활성화되지 않을 때 고양감이 일어난다는 최근의 신경화학적 연구에 따르면 프로이트의 관점은 근거를 잃는다. 오로지 긴장이 사라진 상태에서만 쾌락이 유지된다는 프로이트의 주장과는 대조적으로, 아기의 고양감은 자율신경계 중에서 흥분성의, 에너지를 집결시키는 교감신경계의 활성 증가에 연관된다는 사실이 잘 알려져 있다.…… 하지만 이러한 결과들은 현대의 대상 관계 이론과 애착 이론에 의해 제안된 발달상의 개념적 해석이 옳다는 것을 말해 준다.…… 스턴(Stern, 1990)은 쾌락이 적당한 자극(흥분)과 연관이 있으며, 프로이트(1920g)가 상정

한 흥분이 감소하거나 없는 상태와는 무관하다고 주장하였다(pp. 84-85).

이러한 언급은 프로이트의 정동 이론에 대한 만연한 몰이해에 기인한 것이다. 프로이트의 이론은 묶여 있지 않은unbound 흥분의 변화 양상에 대해서만 논할 뿐, 시스템 내 존재하는 흥분의 전체 수준에 대해 논하는 것이 아니다. 사실 감정을 느끼는 상태 및 기저에 놓인 흥분의 양적 가감 사이의 관계를 논한 프로이트의 개념은 오늘날 밝혀낸 결과물과 전혀 상충되지 않는 위치에 그 정수가 놓여 있다.

> 우리는…… 쾌감과 불쾌감을 마음속에 존재하지만 어떤 식으로든 '묶여' 있지는 않은 흥분의 양과 연관시켰다. 아울러 불쾌감은 묶여 있지 않은 흥분의 양이 증가하는 것에 상응하고 쾌감은 그 감소에 상응한다는 식으로 연관시켰다. 이를 통해 우리가 뜻하는 바는 결코 '쾌감 및 불쾌감의 강도'와 '그에 상응하는 흥분량의 변동' 사이의 단순한 상관관계가 아니다. 우리가 직접적으로 어떠한 비례율을 이야기하고 있는 것은—정신생리학이 말해 주는 그 어떠한 관점에서도—더더욱 아니다. 느낌이 어떤 성격인지 결정짓는 요소는 아마도 주어진 어떤 시간 내에서 증가되거나 감소된 정도일 것이다. 이 대목에서 실험을 해 봄 직도 하겠으나, 우리가 가야 할 길이 확실한 관찰을 통해 안내받을 수 있는 것이 아닌 이상 우리 분석가들에게 이 문제를 더 깊이 파고드는 것을 권하고 싶지는 않다(Freud, 1920g, p. 8).[1]

오늘날의 지식이 말해 주는 복중측 전두 영역의 신경 역동을 고려할 때, (생각보다 더 복잡하고 정교한) 프로이트의 정동 이론적 설명을 쇼어가 어떤 식으로 이해하였을지 궁금하다. 그의 해석에서 출발점으로 삼은 부분은 어쩌

---

1) 쾌감과 불쾌감 사이의 관계나 그에 상응하는 흥분량의 변동에 관한 좀 더 복잡한 사항들은 질적 사건에 기반을 둔 양적 변동을 예측하는 능력을 자아가 가지고 있다고 본 프로이트의 생각과 함께 소개된다(Freud, 1926d [1925]; Solms & Nersessian, 1999a 참조).

면 복측(도파민성) 피개-변연 회로가 가진 에너지 소모 속성과 외측(노르아드레날린성) 피개-변연 회로가 가진 에너지 보존 속성일지도 모르겠다. 우리가 보기에 도파민성 회로가 리비도적 욕동 방출(그리고 그러한 방출의 기대)과 연관되어 있다는 관점을 지지하는 증거는 너무나 명백하여 거의 분석할 필요조차 없을 지경이다(Solms, 1997a, 출판 중 [a] 참조). 아울러 노르아드레날린성 회로가 최소한 부분적으로는 리비도적 에너지들을 묶어 두는 것(욕동 방출의 억제)[2)]과 연관됨을 시사하는 강력한 증거 역시 존재한다. 이 상관관계가 인정된다면 몇몇 초심리학적 과정을 기본적인 신경생물학적 기술로 접근할 수 있게 해 줄 매우 중요한 발판이 마련될 것이다.

이런 식의 접근이 열어 줄 개념적 경관에 대해 독자들이 알아볼 수 있었으면 좋겠다. 우리는 이러한 점을 보이기 위해 쇼어의 책을 살펴본 것이다. 일단 복중측 전두 영역이야말로 마음속 일차 과정을 억제하는 경제적 변환을 핵심적으로 수행하는 곳처럼 보인다는 임상-해부학적 기반이 마련되고 나면, 그 신경화학적 상관물과 '묶음'의 생리학적 기전에 대해 분자 수준에 이르기까지 좀 더 잘 이해하게끔 해 줄 기본적 신경과학 연구와의 개념적 가교가 만들어질 것이다. 쇼어가 검토한 연구에 따르자면, 이러한 변환은 (기본적 본능 충족 의도를 수행하는 것으로 보이는) 도파민성 중측 피질 및 변연 회로들mesial cortical and limbic circuits이 초기 대상 관계의 직접적인 영향하에 형성된 노르아드레날린성 내기저 전두 회로들mediobasal frontal circuits과의 경쟁에 의해 억제되는 현상과 관계가 있을 것이다.

우리는 이것이 추정적인 의견임을 알고 있으나, 임상-해부학적 상관관계를 통해 기본적인 신경과학 수준에서 초심리학적 형태의 연구를 진행할 수 있는 날이 곧 다가오기를 바라고 우리가 그 순간을 만들어 가는 중이었으면 하고 바랄 따름이다.

---

2) 초심리학적 개념들의 물리적 상관물들을 찾고자 할 때, 심신 관계를 바라보는 프로이트의 개념은 단순한 등표현형isomorphism이 아니라 이중양상 일원론dual-aspect monism임을 기억하는 것이 중요하다.

맺는말

이제 우리의 연구 결과 전체를 살펴보기 위해 한 발짝 물러설 시점이 된 것 같다. 우리는 다양한 해부학적 부위를 다친 환자들을 세 그룹으로 분류하여 정신분석적으로 관찰하고 기술하였다. 첫 번째 그룹에 속한 환자들(좌측 실비안열 주변 볼록면; 제5, 6, 7장)은 각기 다른 인지 결손을 보였는데, 좌측 실비안열 주변 볼록면 위 서로 다른 해부학적 영역이 맡은 역할이라 여겨지는 상호 연결된 일련의 초심리학적 기전들을 추정하게 해 주었다. 이 기전들은 모두 (의사소통의 수단일 뿐만 아니라 인지를 운용하는 도구이기도 한) 언어라는 초심리학적 기능과 연관되어 있었다. 두 번째 그룹의 환자들(우측 실비안열 볼록면; 제8장)은 대상 표상에 장애를 보였다. 특히 이와 같은 경우에는 대상을 현실적으로 표상하는 능력이 상실되어 있었고, 자기애적 양식에 의존하여 대상을 표상하고 관계 맺고 있었다. 이러한 장애들을 일으키는 기전은 자기애적 신경증들(즉, 우울증 및 편집증)에서 보이는 것과 본질적으로 유사하였다. 마지막으로 세 번째 그룹의 환자들(복중측 전두 영역; 이 장)에서는 마음속 가장 기본적인 억제 기전이 고장 남으로 인해, 자아와 초자아를 구성하는 그 골격물 자체가 엉클어져 버렸고 그에 따라 심지어 자기애적(내적) 대상들마저도 부서져 버렸다. 이러한 장애를 일으키는 기전은 따라서 정신증들의 기전과 유사하다고 하겠다.

제3부에서 우리는 이와 같은 세 가지 해부학적 영역을 좀 더 광범위한 맥락 속에 위치시키고, 정신 기구가 인간의 뇌 조직 전체에서 어떤 식으로 표현될 수 있을지에 대한 일반적인 이론을 세워 보겠다. 그렇게 함에 있어서 우리는 부분적으로 제2부에서 소개한 방식의 분석적 관찰에 의존하고자 하는데, 앞서 설명한 열두 가지의 증례 이외에도 (여기에 소개하지 않은) 다른 뇌 부위에 손상을 보이는 추가적인 스물세 가지의 증례를 더 포함하겠다. 그럼에도 불구하고 우리가 관찰한 분석적 데이터에서 많은 간극은 존재한다. 우

리는—잠정적인 방책으로—현존하는 신경심리학적 지식과 정신분석적 지식에서 가져온 합리적 추론들로 이 간극들을 메우고자 노력해 왔다.

이 모든 추론을 대단히 시험적인 것으로 간주해야 함은 두말할 필요도 없다. 그럼에도 불구하고 이 시점에서 귀납적으로 도출해 낸 대략적인 이론은 유용할 것이다. 심지어 이 책에서 설명한 방법을 더 체계적으로 적용함으로써 얻어진 경험적 자료에서 피치 못할 모순점이 드러나 이론이 모순점을 개념화하는 데 출발점 역할을 하게 될지라도 말이다. 독자들—그리고 동료 연구자들—은 이런 의미에서 제3부에서 다룰 설명을 봐 주었으면 한다.

제3부

통합

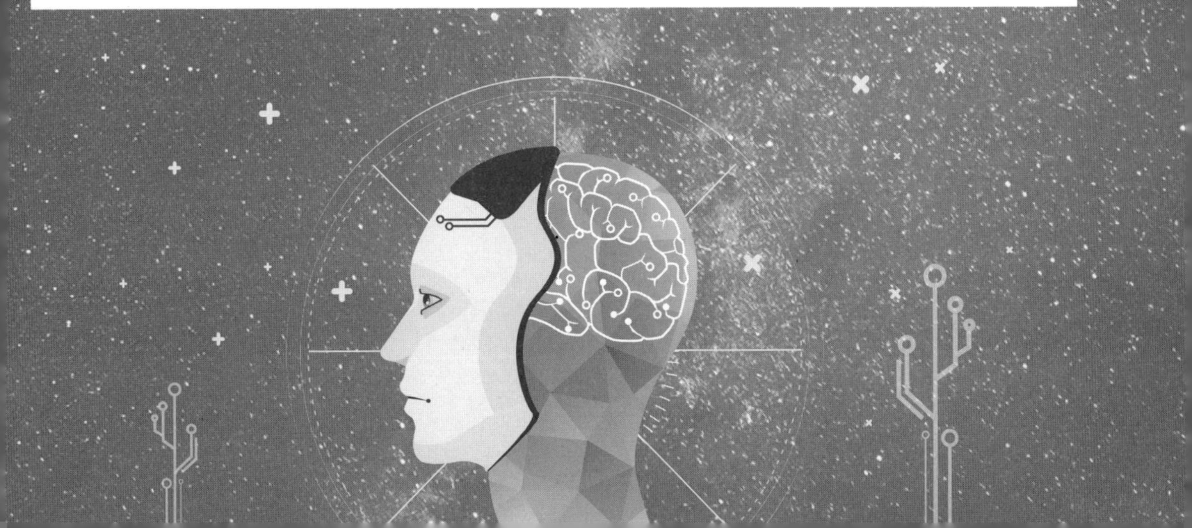

제10장

정신 기구의 신경해부학을 향해*

이 장에서 의도하는 바는 인간의 정신 기구—즉, 정신분석에서 상정하는 것—가 뇌 조직 속에서 어떤 식으로 표현될 수 있을지 대략적인 모델을 제시하는 것이다. 이는 미지의 무언가를 향한 첫걸음이기에, 여기서 제안하는 것들의 상당 부분이 개정될 여지가 있음은 두말할 나위가 없다. 우리가 내세우는 가설은 국소적인 대뇌 병변을 지닌 35명의 환자를 정신분석적으로 관찰하며 도출하게 된 그리 많지 않은 임상 자료에 근거한 것으로, 이 중 12명은 제2부에서 다룬 바 있다. 임상적 현실과 비교하며 가설 검증을 계속해 나간다면 아마도 이러한 과제를 바라보는 우리의 관점은 광범위하게 변할지도 모른다. 하지만 지나치게 염려한 나머지 이즈음에서 잠시 멈춰 지금껏 우리의 노력이 이뤄 낸 것들에 관한 개략적인 관점을 처음으로 살펴볼 기회를 지나쳐서는 안 될 것이다. 정신분석과 신경과학을 적절히 재결합시키는 일은 여전히 갈 길이 먼데, 그러한 연구에 필요한 방향성을 제시하는 것이 이런

---

* 이 장은 1994년 6월 4일 뉴욕 정신분석 연구소 신경정신분석 센터에서의 강연을 바탕으로 하고 있다. 이 장은 솜즈(1996b)로, 독일어 본은 솜즈(1998c)로 출간되었다.

식의 예비적 밑그림에서 목표하는 바이다.

정신분석적인 관찰과 신경과학적인 지식을 통합하려 할 때 맞닥뜨리는 첫 번째 문제점은 어떤 참고문헌이 사용한 개념적 토대를 골라야 하는지에 관한 점이다. 제1부에서 간략히 설명한 이유로 우리는 지그문트 프로이트의 고전적인 초심리학 개념을 한편에 놓고, 알렉산드르 로마노비치 루리아의 역동적 신경심리학 모델을 다른 한편에 놓아 길잡이로 삼기로 하였다. 이렇게 상대적으로 보수적인 모델을 선택한 것에는 다음 두 가지의 이유가 있다. 첫째로, 우리가 연결 짓고자 하는 두 영역에 있어서 그것들은 여전히 가장 포괄적인 모델로 남아 있으며, 둘째로, 인간의 마음에 대한 이 두 접근법은 개념적으로 그리고 방법론적으로 서로 조화롭게 양립할 수 있기 때문이다.

이러한 결론을 뒷받침하는 요지에 대해서는 이미 언급한 바 있으니 여기서 되풀이하지 않겠다. 대신에 우리가 씨름하고 있는 좀 더 광범위한 주제—즉, 뇌와 마음 간의 관계 문제—로 다시금 시선을 돌려 우리가 내린 결론에 대해 운을 띄우는 게 좋을 듯싶다. 이에 관해서 우리는 프로이트가 만들어낸 전반적인 체계를 따르고자 한다. 그의 접근법은 굉장히 독특한데, 과학적으로 탐구된 적은 고사하고 지적으로 다루어진 적도 거의 없던 개념적 세계관을 열어젖혔다(Solms, 1997b 참조). 따라서 우리는 프로이트의 『정신분석의 개요Outline of Psycho-Analysis』(1940a [1938])에서 몇몇 발췌문을 인용하는 것으로 이 장을 시작하려 한다. 이 논문은 이 중요한 문제에 관해 그가 최종적으로 숙고한 바를 대략적으로 이야기하고 있다. 글의 첫머리에서 프로이트는 다음과 같이 썼다.

> 정신분석에서는 근본적인 가정을 하는데, 이를 논의하는 일은 철학적 사유에 맡겨 두어야 하겠으나 이 가정이 정당하다는 것은 결과물들이 뒷받침해 줄 따름이다. 우리가 정신(혹은 정신생활)이라 부르는 것에는 두 가지 종류가 알려져 있다. 첫 번째는 그것의 육체적 장기이자 작용이 일어나는 무대인 뇌(혹은 신경계)이며, 다른 하나는 즉시적인 자료이자 여타 어떠한 묘사로도 더 이상 설

명할 길이 없는 의식이라는 활동이다. 우리는 이들 사이에 놓여 있는 그 무엇도 알지 못하며, 어떠한 자료로도 우리의 지식이 다다르는 두 종착점 사이에 직접적인 연관성이 있음을 밝혀내지 못한다. 만에 하나 방도가 있다 치더라도, 기껏해야 의식적 과정이 일어나는 부위를 특정해 줄 뿐, 둘을 이해하는 데 더 이상의 도움을 주지는 못한다.

우리의 가설 두 가지는 우리 지식이 끝나는 지점인 동시에 시작점이기도 한 이곳에서 출발한다. 첫 번째는 위치를 특정하는 것과 관련된다. 우리는 정신생활이 어떠한 기구의 기능이라고 가정하는데, 이때 이 기구는 공간을 차지하며 여러 가지 부분으로 이루어진 속성을 지닌 것으로 그려진다. 이른바 망원경이나 현미경 또는 그런 부류와 유사한 어떤 것을 떠올려 볼 수 있겠다. 이전부터 동일한 방향으로의 시도가 몇몇 있어 왔기는 하지만, 지속적으로 이러한 개념에 대해 검정해 나가는 작업은 과학사적으로 처음 있는 일이 아닐 수 없다 (pp. 144-145).

이어서 프로이트는 공간적 속성을 가진 이 기구가 놓여 있는 기본적인 모습을 묘사하였고—지정학적으로 이드id, 자아ego, 초자아superego로 구분하였다—그런 다음에야 그 기구의 원동력이 되는 생물학적인 과정에 대해 설명하였다. (곧 이 주제에 대해서도 다루겠다.) 그다음으로, 프로이트는 자신이 세운 두 번째 근본적인 가설을 언급하기에 이른다.

나는 정신 기구의 구조 및 그 내부에서 활발한 힘과 에너지들에 대해 서술하였고, 한 가지 저명한 증례를 통해 그러한 에너지들이 (주로 리비도가) 종족 보존의 목적에 부합하는 생리적 기능으로서 조직화되는 과정을 추적해 보았다. 이때 정신이라는 것에 굉장히 독특한 속성이 있음을 보여 주는 바는 아무것도 없었다. 정신생활이 기능하는 데 있어서 이러한 기구와 에너지들이 기초가 된다는 당연한 경험적 사실만을 제외한다면 말이다. 지금부터는 정신이라는 것이 지닌 독특한 속성, 널리 알려진 견해에 따르자면 진실로 그 밖의 모든 것을 배제하는 데 부합하는 속성에 대해 쓸까 한다.

이 연구는 일체의 설명이나 묘사가 필요치 않는 두말할 나위가 없는 한 가지 사실—의식이 존재한다는 사실—로부터 출발한다.…… 만일 누군가 의식에 대해 이야기한다면 우리는 순식간에 가장 개인적인 경험을 바탕으로 그것이 무엇인지 알아차릴 것이다. 과학에 익숙한 사람이든 문외한이든 간에 많은 이가 의식 그 자체를 정신적인 것이라 가정하는 것에는 이견이 없다. 그런데 그렇다면, 정신 현상을 지각, 느낌, 사고 과정 및 의지로 구분하는 일을 제외한다면 심리학에 남은 과제란 아무것도 없을 것이다. 하지만 일반적으로 합치된 의견에 따르면 의식적 과정은 그 자체로 완결된 연속적 형태를 띠는 것이 아니다. 그러므로 정신적인 것과 동시에 양립하는 물리적 · 신체적인 과정이 있다고 가정하는 수밖에 없으며, 그 과정들 중 일부는 의식적 과정과 양립하는 반면에 일부는 그렇지 않기에 우리는 물리적 · 신체적인 과정이 정신적 흐름보다 좀 더 완전한 것이라 추론해야만 한다. 만일 이것이 사실이라면 심리학에서 신체적인 과정을 강조하는 일은 당연히 이치에 맞을 것이며, 그 속에서 정신적인 것의 진정한 핵심을 보고자 하는 일과 좀 더 다른 방식으로 의식적 과정을 평가하려는 시도는 설득력을 얻게 될 것이다. 하지만 많은 사람을 비롯해 대다수의 철학자는 이를 받아들이지 않고서 정신적인 어떤 것이 무의식적일 수 있다는 견해를 자기모순적이라 치부할 따름이다.

하지만 그것이야말로 정신분석에서 주장해야만 하는 바이며, 바로 그것이 정신분석의 근간이 되는 두 번째 가설이다. 정신분석에서는 신체적인 것에 양립하는 현상이야말로 진실로 정신적인 것과 동일하다고 가정하여 설명하는데, 따라서 언뜻 보기에 의식이 가진 질적 속성에 대해서는 무시해 버리는 듯싶다. ……

이제 정신분석과 철학 간의 논쟁에 있어서 고려해야 할 것은 단지 사소한 정의의 문제일 뿐인 듯 보인다. 즉, 현상이 일어나는 흐름을 어떤 식으로 바라보는 것에 '정신적'이라는 명칭을 붙일 것인가 하는 문제이다. 하지만 사실상 이것이야말로 가장 결정적인 단계가 될 수밖에 없다. 의식만을 다루는 심리학은 (명백히 다른 어떤 것에 의존하고 있는) 불완전한 흐름을 넘어선 적이 없었던 반면,

정신적인 것이 본질적으로 무의식적임을 견지하는 관점에서는 심리학을 여타의 학문과 마찬가지로 하나의 자연과학으로서 위치하게끔 해 준다. 심리학에서 관심을 갖고 있는 과정들은 다른 과학에서, 이를테면 화학이나 물리학에서 다루는 것과 마찬가지로 그 자체로는 인지할 수 없는 것들이다. 하지만 그 과정이 따르고 있는 법칙을 밝혀내고, 긴 흐름의 구간 동안 빠진 곳 없이 상호관계 및 상호 의존성을 추적해 나가는 일은 가능한 것이다. 즉, 알고자 하는 자연 현상의 영역을 '이해했다.'고 말할 수 있는 지점까지 도달하는 것이 가능하다는 뜻이다. 새로운 가설을 세우고 새로운 개념을 창조해 내지 않고서 이러한 일은 일어날 수가 없다. 이는 우리에게 당혹감을 주는 증거로 손가락질 받아야 할 것이 아니라 과학을 풍요롭게 해 주는 요소로서 평가되어야 함이 마땅하다. 다른 자연과학 분야에서의 지적인 보조 개념들이 일종의 근사치를 띠는 것과 마찬가지로 이 역시 그에 상응하는 유사한 값어치를 가진다고 주장해도 될 것이며, 또한 좀 더 많은 경험이 쌓이고 조사가 이루어진다면 그 값들이 수정되고 상관관계가 밝혀지며 더 정확한 정의가 내려질 수 있으리라 희망한다. 그러므로 만약 새로운 과학의 기본적 개념과 원리들(본능, 신경 에너지 등)이 오래된 과학적 개념들(힘, 질량, 인력 등)만큼이나 상당 시간 동안 규명되지 않은 채로 남겨져 있다면, 그 역시 우리가 기대한 바와 완전히 일치하는 일일 것이다.

모든 과학은 우리의 정신 기구를 매개로 해서 도달하는 관찰과 경험에 근거한다. 하지만 우리의 과학에서 다루는 주제는 정신 기구 그 자체인 관계로, 유사점은 여기서 끝이 난다. 우리는 동일한 지각 기구를 매개로 하여 '(의식적인)정신적' 사건들의 흐름상에 단절이 생기는 부분을 발판으로 해서 엄밀한 관찰을 시도해야 한다. 우리는 타당한 추론을 하고 이를 의식적인 자료로 번역하여, 빠진 부분을 채워 넣을 것이다. 이러한 방식으로 무의식적 정신 과정들을 보완할 수 있게끔 일련의 사건을 이른바 의식적으로 재구성하는 것이다. 우리가 말하는 정신의 과학이 상대적으로 확실한 이유는 이러한 추론들이 가진 구속력에 근거한다. 우리가 하는 작업에 심취해 들어온 이라면 우리의 테크닉이 어떠한 비판에도 흔들리지 않을 만큼 탄탄하다는 것을 깨닫게 될 것이다(pp. 157-159).

이어서 프로이트는 정신에서 질적 속성이 서로 다른 것들—의식, 전의식 및 무의식—을 분류해 가며 그것들의 작동 방식을 결정하는 심리 법칙에 대해 설명하였다. 그 후, 마음에 대해 그와 같이 생각해 볼 수 있는 여러 가지 증례를 자세히 제시하고서는 다음과 같이 결론지었다.

> 우리는 정신 기구가 공간 속에 존재하고, 임시방편적으로 뭉쳐져 있으며, 삶의 절박한 요구에 의해 발달했고, 오직 어떤 특정한 지점과 특정한 조건하에서만 의식적인 현상을 발생시킨다는 가설을 채택해 왔다. 이 가설을 취함으로써 우리는 여타의 과학과 유사하게, 이를테면 물리학처럼 심리학의 근간을 세울 수 있는 입장으로 올라설 수 있었다. 우리가 맞닥뜨리는 문제는 다른 과학 분야에서와 다를 바가 없다. 우리는 직접적으로 지각되는 연구 대상의 특성(질적 속성) 이면에 존재하는, 특정 감각 기관의 수용 능력에 보다 덜 좌우되는 어떤 것을 발견해야 하며, 근사치들을 사건의 실체라고 추정되는 것에 좀 더 가깝게 만들어야만 한다. 우리가 사건의 본질 자체를 꿰뚫어 볼 가망은 없는데, 새롭게 추론해 낸 모든 것은 지각이라는 언어로 다시금 번역되어야만하기 때문이다. 그런 이유로 우리가 속박에서 풀려나는 일은 그저 불가능할 따름이다. 하지만 여기에 과학이 가진 바로 그 한계와 속성이 놓여 있다. 이는 물리학에서 다음과 같이 이야기하는 것과 마찬가지일 것이다. "충분히 명확하게만 관찰할 수 있다면, 고형 물체로 보이는 어떤 것이 사실은 어떠어떠한 모양과 크기를 지닌 입자들로 이루어져 있고 어떠어떠한 상대적 위치에 놓여 있음을 알 수 있을 것이다." 그 와중에 우리는 기계 장치를 사용하여 우리 감각 기관의 효율성을 극대화하려 들 것이다. 허나 그 모든 노력은 최종적인 결론에 아무런 영향을 끼치지 못할 것으로 보인다. 실체 그 자체는 언제나 '미지의 것'으로 남아 있는 것이다(p. 196).

프로이트의 이러한 언급을 다시 한 번 상기해 볼 필요가 있다는 것에 독자들이 동의하였으면 하는 바람이다. 그가 언급한 것들은 우리가 몰두하고 있는 작업의 본질적인 속성 및 정신분석의 과학적 목표 전체와 관련하여 우리의 작업이 차지하는 위치를 아름답게 밝혀 준다고 본다.[1] 고전적인 행동 신경학이 시도한 일은 단속斷續적인 의식의 흐름을 기저에 깔린 물리적인 사건의 흐름으로 설명하는 것이었다. 프로이트가 개념화한 것에 따르면 이러한 접근법에는 두 가지 단점이 있다. 비록 그런 방식으로써 의식 과정이 일어나는 정확한 부위를 짚어 낼 수 있으리라는 바람을 고수할 수는 있었겠지만, 의식 과정을 이해하는 데에는 그것이 아무런 도움이 되지 못한다. 이는 비정신적인 사건을 들어서 의식적 사건을 설명하려 했기 때문이었다. 따라서 고전적 행동 신경학은 정신적인 것의 진정한 본질을 설명하기 위해 또 다른 과학 분야를 고려해야만 했다. 이는 의식을 자연과학의 영역에서 사실상 제거해 버리는 셈이었다. 프로이트가 내세운 대안적인 접근법은 의식 활동의 원인이 되는 비의식적 사건을 마치 그 역시 의식적인 정신 사건인 것처럼 취급하는 것이었다. 프로이트는 그것들을 이른바 의식적으로 지각 가능한 언어로 번역하기로 마음먹었다. 이 개념적 도약으로 말미암아 (의식적 및 무의식적) 정신 사건들의 독립적인 인과계因果界가 만들어졌고, 이로 인해 정신분석은 다른 분야들과 마찬가지로 자연과학의 하나로 자리매김할 수 있었다. 이러한 단계를 통해 정신의 무의식—즉, 우리 의식 활동의 기저에 위치하여 인지할 수 없는 것—은 과학적 심층 심리학이 연구하는 실제 대상이 된 것이다.

하지만 현대의 신경과학적 관점에서 보자면 이러한 접근법 역시 심각한 단점을 지니고 있었다. 정신 기구의 신경학적 실상을 무시함으로써—즉, 두 번째 '우리 지식이 다다르는 마음의 종착점'을 무시함으로써—프로이트는 그의 무의식 개념을 물리적인 과학 영역으로부터 제거해 버렸다. 이로 인해 정신분석에서는 물리적 과학 영역에 뒤따르는 모든 방법론적/실제적 이점을

1) 참고로, 프로이트는 그로덱Groddeck에게 이렇게 언급했다(1917년 6월 5일의 편지). "무의식은 신체와 정신을 잇는 적합한 매개자야. 아마도 오랫동안 찾아 헤맸던 '미싱링크'일 듯하네."(Groddeck, 1977, p. 38)

사용하지 못하게 되었다. 그 결과, 정신분석가들이 물리적인 기술을 이용하는 일—프로이트의 표현을 빌리자면, 기계 장치를 사용하여 감각 기관의 효율성을 극대화하려는 일—은 불가능해졌다. 이런 종류의 물리적 장치들이 개발됨으로써 최근 신경과학적 지식은 비약적으로 발전하였고, 프로이트가 우리 정신생활의 '육체적 장기이자 작용이 일어나는 무대'라고 칭했던 기관에 대한 지식은 수백 배 늘어났다. 하지만 정신분석에서는 오로지 주관적인 의식으로부터 도출된 자료와 추론만으로 무의식이라는 그림을 구성하였기에, 우리가 보는 마음의 심리학적 모델을 그에 상응하는 객관적 실체—즉, '뇌(또는 신경계)'—를 이해하며 얻어진 엄청난 이득에 결부시키지 못한다. 프로이트가 말했던 것처럼 의식적인 지각의 한계로부터 우리가 풀려나는 일은 그저 불가능할 따름이며, 따라서 무의식 그 자체는 언제나 '미지의 것'으로 남겨질 것임을 인정해야 하겠다. 하지만 외부로 향한 우리의 지각이 얻어 낸 자료의 상당 부분을 정신분석이 사실상 무시해 왔던 것 역시 부인할 수 없는 사실이다. 가용한 자료의 절반 속에만 틀어박힘으로써, 정신분석은 정신 기구에 대한 순수한 지식을 얻을 기회를 한정해 버렸을 뿐만 아니라 물리적인 수단을 통해 정신 기구를 조절하는 일에 그 지식을 적용해 볼 여지마저 포기해 버렸다.[2] 물리적 과학의 발전상으로부터 고립됨에 따라 일반 대중에게 있어 정신분석의 입지는 피치 못하는 지경에 이르렀다. 이와 같은 사실을 외면할 수는 없다. 비록 심리적 현실과의 관계에 있어 상대적 무지와 무력함을 깨달았기에 정신적 기구를 상정할 수밖에 없었다고 합리화할 수 있을지는 모르겠지만 말이다.

어째서 정신생활이 우리에게 두 가지 다른 형태로 나타나야만 하는지, 즉 한편으로는 신체 장기로 나타나고 다른 한편으로는 의식적 활동으로 나타나야 하는지에 대해 나지막이 스스로에게 질문을 던져 봄 직도 하다. 물론 이

2) 참고로, 프로이트(1940a [1938])는 다음과 같이 말했다. "미래에는 특정한 화학 물질들을 통해 정신 기구 내 에너지의 양이나 그 분포에 직접적으로 영향력을 행사하는 방법이 등장할 것이다. 아마도 꿈에서도 생각하지 못했던 치료법들이 존재할 것이다."(p. 182)

질문에 똑 부러진 해답을 내어놓을 수는 없을 터이다. 이는 삶의 가장 난해한 불가사의 가운데 하나이다. 하지만 정신에 두 가지 측면이 있다는 것은 우리가 우리 자신과 외부 세계 둘 모두를 동시에 한 덩어리로 의식적으로 인지한다는 측면에 미루어 볼때 당연한 귀결점이 아닐까 싶다. 또한 이 둘 사이에 명확한 구분이 있는 덕분에 생물학적 실상이라는 관점에서도 분명한 생존상의 이점이 생겨났고, 프로이트는 이를 '특정 행동specific action'이라는 개념하에 포함시켰다(Freud, 1950 [1895]).

프로이트가 새로운 과학 영역을 개척해 나갈 무렵, 그 영역 안에서 사상 최초로 실제의—일부로서의—마음이 광범위하게 연구되었다. 물론 이미 기반이 잡혀 있던 신경학적인 과학의 발전상과는 분리된 입장을 취하는 타당한 이유가 존재했다. 우리는 이 책의 제1장에서 그 이유에 대해 논의한 바 있다. 하지만 제2장과 제4장에서 보았듯 중요한 여러 측면에서 이제 상황은 변하였다. 첫째로, 정신분석이 탄생한 첫 세기 동안 노력한 선구자들 덕분에 이제 우리는 의식 활동을 채우고 있는 사건들의 심리학적 속성에 대해 탄탄한 밑그림을 가지고 있다. 시간이 가면 우리의 지식에 무수히 많은 진보가 있으리라 의심치 않지만, 무의식적 정신 사건에 대한 기본 구조와 근본적인 운용 원리는 이제 우리에게 알려져 있을 뿐이다. 앞에서 인용한 프로이트의 문구를 빌리자면, 우리는 이제 무의식을 심리학적으로 '이해'하게 된 것이다. 둘째로, 과학기술 분야의 놀라운 발전으로 인해 100년—심지어 50년—전보다 뇌의 기본 구조와 운용 원리를 훨씬 잘 파악할 수 있게 되었다. 즉, 마음의 장기 혹은 또다시 프로이트의 용어를 빌리자면 그 '작용이 일어나는 육체적 무대'에 대한 탄탄한 신경학적 '이해'가 수립된 것이다. 셋째로, 우리 입장에서는 가장 중요한 것인데, 루리아 이후 현저한 방법론적 발전이 있었던 덕분에 이제 '우리의 지식이 다다르는 종착점' 두 곳을 서로 연관 짓는 유용한 수단이 생겼다. 이 새로운 방법론—'역동적 위치특정법dynamic localization'은 루리아(1973)가 기능과 부위에 관한 고전적 이론들을 재개념화하여 탄생시킨 것으로 앞서 논의한 바 있다. 정신분석적으로 상정된, 인간의 정신 기구를 이루는 심리학적 기능을 연구하는 데 있어서 이 방법을 사용하지 않을 이유는 없으며, 따라서 뇌의 해부학적 구조로부터 프로이트의 심리학적 모델의 주된 구성 요소를 역동적으로 위치시키는 일 역시 무리가 없을 것이다.

이와 같은 발전상 셋을 엮어, 우리는 두 가지 자연적 사건이 가지는 연속적 흐름 사이의 관계를 그려 볼 수 있는 위치에 이르렀다. 의식 및 무의식적 정신 사건의 심리적 흐름을 한편에 두고, 신체적 뇌 속 사건의 물리적 흐름을 다른 편에 두는 것이다. 따라서 우리는 심리적 현실이라는 입장에서 정신분석이 발견해 낸 내용을 물질적 현실이라는 입장에서 신경과학이 발견해 낸 내용과 결부시킬 수 있게 되었다. 즉, 지식이 다다르는 두 종착점 양측으로부터 정신 기구에 관해 우리가 아는 바를 결부시킬 위치에 서게 된 것이다.

이제부터는 지난 몇 년간 우리가 해 온 그리 많지 않은 사례 연구를 바탕으로 하여 이러한 측면에서 알게 된 바를 정리하려 한다. 하지만 앞으로 설명할 정신 기구의 신경학적 모델이 우리에게 더 친숙한 심리학적 모델보다 어떠한 측면에서도 '더 실제적'인 것은 아님을 사전에 일러 두고 싶다. 우리는 그저 동일한 것을 다른 관점에서 설명하려는 것이다. 즉, 물질적 현실의 일부분으로서 그 정신 기구가 우리에게 표상되는 바를 묘사하고자 할 따름이다. 그렇게 함으로써 우리는 무의식적인 '것 자체'에 대한 두 가지 관점을 연결시킬 뿐, 심리적 관점을 물리적 관점으로 환원시키려 들지는 않을 것이다. 이는 능숙한 번역가가 한 가지 언어를 다른 언어로 환원시킬 수는 없는 것과 같은 이치이다. 만에 하나 그런 게 가능하다면, 마음으로 신체를 환원시키려 한다는 말이 좀 더 그럴듯해 보일 것이다. 우리는 신체가 독립적으로 마음이라는 지각계를 창발시킬 수 있는지를 알지 못하기 때문이다(Solms, 1997b 참조). 심층 신경심리학이 목표하는 바는 마음의 정신적 모델을 물리적인 것으로 바꾸려는 게 아니다. 오히려 전통적인 초심리학이 지닌 관점에 새로운 '물리적' 관점을 보충하려는 것이다. 목표는 직접적으로는 절대 알 수 없는 대상에 대한 추가적인 관점을 얻는 것이다. 장님이 코끼리를 만지는 상황을 생각해 본다면, 이러한 목표가 가져다주는 이점에 대해 이해할 수 있을 것이다. 우리는 의식 활동을 살펴보는 것과 마찬가지로 뇌를 통해서도 "심층 심리학이라는 어둠에 한 줄기 등대 불빛"을 비출 수 있으리라 진심으로 믿는다(Freud, 1923b, p. 18).

그렇다면 인간의 정신 기구를 물리적 관점에서 설명할 때 어떤 그림이 나올지 살펴보기로 하자. 설명은 가급적 간결하게 하여 전반적인 관계 양식이 명확히 드러나게끔 하겠다. 자연히 너무 세세한 부분까지 들여다보지는 못할 것이다.

정보의 수용, 분석 그리고 저장

프로이트가 지정학적 체계의 위치를 상정함에 있어서 내어놓았던 몇몇 관찰로부터 이야기를 시작하는 것이 적절할 듯하다. 프로이트는 언제나 지각-의식Pcpt.-Cs.계를 대뇌 피질 내에 위치시켰다(예: Freud, 1920g, p. 24 참조). 1986년 프로이트가 개작한 마음의 '프로젝트' 모델(1950 [1895])을 살펴보면, 그는 이러한 피질 영역들을 ω 뉴런 시스템이라고 불렀다(플리스Fliess에게 보낸 편지, 1896년 1월 1일). 좀 더 일찍이 그는 실어증에 관한 논문(1891b)에서 인간의 의식 속 주된 네 가지 감각 유형을 이끌어 내는 데 기여하는 단일 유형 감각 피질들unimodal sensory cortices을 식별한 바 있었다. 그 네 가지 감각은 시각, 청각, 운동감각, 촉각으로서, 의식이라는 지각계에서 주춧돌 역할을 하는 것들이었다. 프로이트가 살던 때는 아직 후각과 미각 그리고 '일반 감각'을 구성하는 몇몇 감각의 대뇌 표상 체계가 정확히 밝혀지지 않은 시기였다. 하지만 단일한 감각 유형이 피질 내에서 비교적 경계가 나누어진 구역에 각각 위치할 것이라는 기본 원리에 따라 이렇게 좀 더 모호한 감각 유형들을 '지각Pcpt.계'라는 일반적인 테두리 안에 분류한 것은 합당한 추론이었던 것 같다.

이 모든 것이 뇌 피질 중 뒤쪽에 자리 잡은 지각Pcpt.계에 위치하는데, 이는

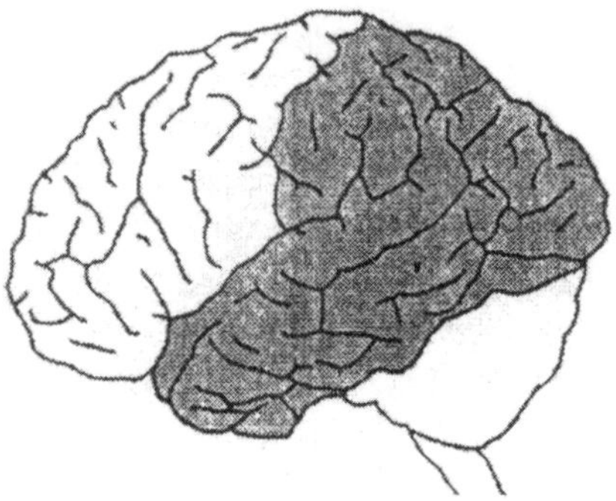

[그림 10-1]

루리아(1973)가 정보를 수용하고 분석하고 저장하는 역할을 하는 기능적 유닛이라고 묘사했던 것이다([그림 10-1] 참조). 현대의 신경과학적 지식 수준에서는 이러한 단일 유형 피질 영역들이 가진 생리적 특징을 좀 더 엄밀히 세분화하는 것이 가능하다[이와 같은 복잡한 양상을 총체적으로 검토하려면 크로이츠펠트(Creuzfeldt, 1995)를 참조하라].

그러나 프로이트는 비록 지각적 의식을 구성하는 기본 감각 유형들을 피질의 단일 유형 감각 영역들 위에 위치시키는 일이 합당하다고 느꼈을지언정 이런 식의 편협한 위치특정법에 대해 항상 두 가지 중요한 단서 조항을 달았다. 첫 번째 조항은 말초에서 온 자극이 피질에 닿기까지 그 자극은 이미 피질하에서부터 수많은 유의한 변화를 겪었다는 것이다(Freud 1990/1888, 1891b, 1893-1894 참조). (프로이트의 1895년 저서『과학적 심리학을 위한 프로젝트』에서는) 피질하에서 이러한 변화를 일으키는 데 기여한 뉴런 시스템을 'φ'라고 명명했다. 감각 수용체들 자체로부터 출발해 척수나 뇌신경들을 경유해 뇌간과 시상에 위치한 유형 특정적 핵들을 통과한 다음, 피질로 향하기까지 그 도중에 연결된 모든 신경절과 핵은 전부 이 시스템에 속하는 것이다. 중간 단계에 위치한 이 피질하 시스템의 영향으로 말미암아 외부 세계가 우리 의식에 어떤 식으로든 직접적으로 '투사'되는 일은 불가능하다고 프로이트는 주장하였다. 차라리 말초 감각 기관의 해부학적 구조들과 생리학적 속성들에 깃든 다양한 기능적 규준에 맞게끔 외부 세계가 의식에 '표상'되는 것이다. 따라서 외계를 지각하는 수준에서조차도 이른바 '순식간에 일어나는 의식 활동'은 길고도 복잡한 속사정을 가진다. 이 단서 조항에 근거해, 우리는 말초 및 피질하의 유형 특정적 감각 시스템들을 지각-의식Pcpt.-Cs.계라는 해부학 그림 속에 포함시키는 게 합당하다고 생각한다.

이르면 1891년부터 프로이트가 강조한 두 번째 조항은 실상 끝없이 이어지는 해부학적 연결망 속에서 단일 유형 피질 영역이란 개념은 그저 이상향에 가까운 것이라는 점이다. 우리는 그 영역들의 해부학적 경계가 심리학에서 나누는 기본적 의식적 지각의 분류와 상대적으로 맞아떨어진다는 이유로 이러한 영역들을 특정해 왔다. 하지만 실제로 지각하는 의식은 항상 쭉 진행되는 연합 과정 속에서만, 특히나 '하류 부위'인 실행 및 주의 집중 시스템과 연관된 연합 과정 속에서만 일어난다(다음 참조).

이러한 지각-의식Pcpt.-Cs.계의 밑그림에서 우리가 빠뜨린 것은 프로이트가 추후에 추가한 의미심장한 복잡한 양상인데, 그는 의식에 두 종류의 지각 표면층perceptual surfaces이 있다고 주장하게 된다. 이제껏 우리는 단지 그중 하나인 밖으로 향한 지각 표면층, 즉 외계로 향한 표면층만을 고려하였다. 의식 속 두 번째 지각 표면층은 내부를 향해 있고, 이것은 정신 기구 내부에서 오는 정서적 범위의 양적 과정을 일러 주는 것이다. 근거는 다른 곳에서 언급한 바 있는데(Solms, 1996), 우리는 브로카가 명명한 변연엽을 이와 같은 유형의 지각적 의식에 상응하는 '단일 유형' 피질 영역이라 제안하고자 한다([그림 10-2] 참조). 이와 같은 정리에 따르면, '고유 변연계를 이루는 피질하 및 피질양 핵과 경로들, 아울러 뇌간과 척수에서 그것들과 깊숙이 연결된 것들 그리고 궁극적으로는 신체 내부 기관까지를 전부 합친 부위'야말로 '말초 신체 기관과 대뇌 피질 사이를 연결하는 외계를 향한 감각운동 기관'에 대응하는 부위라고 할 수 있다(Damasio, 1999 참조). 즉, 변연 피질은 내부로 향한

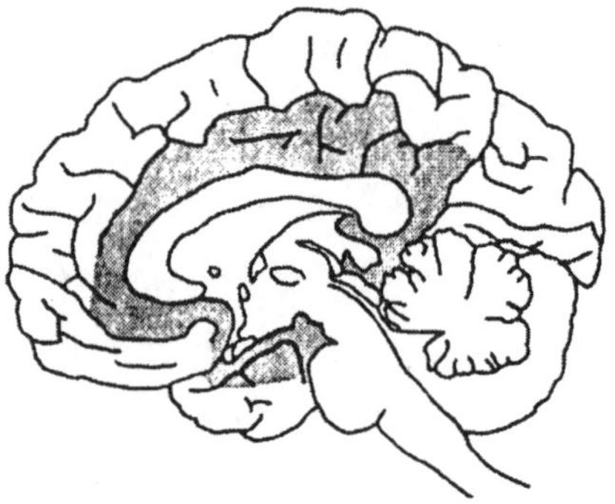

[그림 10-2]

감각운동 기관 복합체의 핵심 종착점인 셈이다.

[표현에 있어서 우리는 최대한 명백하게 쓰려 노력하고 있으며, 가장 실제적인 표현 방식을 사용하려고 한다. 따라서 독자들은 우리가 너무 모호하게 군다고 생각하지 않았으면 좋겠다. 우리는 이러한 것들에 대해서 오로지 간접적으로, 의식 속에 표상되는 식으로만 우리가 가진 지식의 두 종착점에서 알 수 있음을 감안해 주기 바란다. 신경계를 포함해 우리가 신체 장기라고 인지하는 대상 표상들은 우리가 알 수 없는 실체를 표상해 내는 근본적인 방법 두 가지 중 하나를 통한 것일 뿐이다. 이런 물질적 현실의 표상들은 내부 세계의 심리적 현실을 고려할 때 우리가 정신분석에서 밝히고자 하는 주관적인 판타지들과 견주어 그 자체로 더 실제적인 것이라 할 수는 없다(Solms, 1995b, 1997b 참조). 다만 우리는 그저 최대한 명백히 쓰려 노력할 뿐이라고 말할 수밖에 없다.]

이른바 내부 감각 기관이라 표현한 피질하 부위들을 지각-의식Pcpt.-Cs.계 속에 포함시켜도 되는지에 대한 의문이 들 수도 있을 것이다. 나중에 살펴보겠지만 이 피질하 부위들은 근본적으로 외부 자극을 지각하는 데 필요한 해부학적 계통들과는 다른 방식으로 운용되고 있기 때문이다. 루리아 역시 자신의 이론적 모델(1973)에서 이 부위들을 지각 유닛에 포함시키지 않았다. 대신에 그는 피질의 활성 정도와 각성을 조절하는 유닛에 이를 포함시켰는

데, 이에 대해서는 나중에 논의하겠다.

뇌 속 더 깊숙한 위치로 내려가기 전에, 우리는 지각적 의식 속에서 외부로부터 온 요소를 기구 내부와 분리시켜 주는, 둘 사이에 놓인 뉴런 시스템에 대해 짚고 넘어가야 하겠다. '프로젝트' 모델(1950 [1895])에서는 중간에 위치한 이 시스템을 'ψ' 뉴런 시스템이라 불렀다. 더 엄밀하게는 ψ 시스템의 외피pallium 부위이다. 추후에 프로이트가 수정하여 『꿈의 해석』(1900a) 제7장에 그려 놓은 모델에 따르면, 이와 같은 정신 시스템은 말초 감각에서 출발하여 무의식Ucs.계 자체에 이르기까지 뻗어 내려오는 일련의 기억 전사물mnemic transcription이라고 묘사되었다. 이 기억 시스템에서는 감각적 경험들이 여러 가지 기능적 규준에 맞춰 온갖 다양한 방식으로 옮겨 쓰여 반복적으로 기록된다. 후기 프로이트의 '구조적' 마음 모델(1923b)에서는 이 시스템을 자아의 기능적 영역 안에 포함시켰다.

이제 우리는 자아에 대해 살펴보아야 하겠다. 자아는 굉장히 복잡하며 고도로 분화된 기구로서, 프로이트가 과학적 지식을 넓혀 가는 다양한 시기 동안 정말 많은 관점에서 연구한 대상이다. 우리는 그중 단지 일부만을 다뤄 볼 수 있겠다. 구조적 모델에 따르면, 자아는 발생학적으로 이드가 외부 세계의 현실에 영향을 받아 변형된 부분에 상응한다. 이런 이유로 프로이트는 (외부 현실과 직접적으로 맞닿아 있는) 지각-의식Pcpt.-Cs.계야말로 자아의 핵을 형성한다고 주장했다. 그러므로 프로이트의 초심리학 문헌으로부터 우리는 해부학적 위치를 다시 한 번 추정해 볼 수 있다. 그는 『자아와 이드』(1923b)에서 다음과 같이 썼다.

> 자아는 애초에 시작부터가 육체적인 자아이다. 이것은 단순히 표면적인 속성의 것이 아니라 표면이 투사된 것 그 자체이다. 이에 대한 해부학적 유사물로는 해부학자들이 '피질 호문쿨루스'라고 부르는 것과 가장 잘 맞아떨어질 것이다. 피질 호문쿨루스는 피질 위에 얼굴부터 서 있으며, 발꿈치까지 곧추세워져 거꾸로 향해 있으며, 익히 아는 바와 같이 좌뇌에는 언어 영역이 존재한다(p. 26).

이 문구에 대해 프로이트는 다음의 각주를 붙여 설명하였다.

> 즉, 자아란 궁극적으로 신체 감각에서부터, 주로 신체 표면에서 유래하는 감각들로부터 기인하는 것이다. 따라서 이는 체표면을 정신적으로 투사한 것으로 간주할 수 있으며, 더 나아가 앞서 보았듯 정신 기구의 표면층과 같은 것이라 할 수 있다(p. 26, n. 1).

이 문구와 우리가 직접 관찰한 바를 바탕으로 물리적인 시각에서 보자면 단일 유형 피질 영역이 자아의 핵을 이룬다고 결론을 내릴 수 있겠다. 하지만 자아의 핵이 자아 그 자체는 아니다. 핵은 자아의 지정학적 · 발생학적 기원이다. 자아 자체가 가진 해부 생리학적 속성(특히나 자아의 구조적 · 역동적 · 경제적 기능)을 이해하기 위해서는 단일 유형 피질 영역들로부터 이른바 '자라 나온' 뇌 구조물들을 고려할 필요가 있다.

이 구조물들은—루리아(1973)와 메술람(1985, 1998)의 뇌 모델에 따르자면—뇌 반구들의 뒤쪽 표면에 존재하는 이종異種 유형 피질 영역들heteromodal cortical zones이다. 이 영역들은 정보를 받아들이고 분석하고 저장하는 유닛의 나머지 부위를 구성하며, 다양한 단일 유형 피질 영역을 서로 연결해 주는 역할을 한다. 우리는 앞에서 프로이트가 정신 기구 중 이 영역들을 가리켜 기능적 규준의 순서에 따라 지각한 바를 등록하고 또다시 등록하는register and re-register 기억 전사물이라 표현한 바 있음을 살펴보았다. 프로이트는 이러한 규준이 무엇인지에 대한 확신은 없었으나, 첫 번째 규준은 지각적인 사건들의 동시성을 표상하는 것이고, 두 번째 규준은 사건들 간의 순차적 관계를 표상하는 것이리라 추측했다.

이 시스템을 물리적 관점에서는 어떻게 나타낼 수 있을까? 사실 신경과학에서 이는 굉장히 광범위하게 연구가 이루어진 주제이다. 기본적으로 밝혀진 바는 다음과 같다. 생애 첫 수개월에서 수년 동안 단일 유형 피질 '투사' 영역 사이에 놓인 이 피질 영역들은 서서히 발달한다. 이러한 발달 과정에서 피질과 시상이 고도로 복잡하게 연결되어 기본적인 망을 형성한다. 이 연결망은 여러 감각 유형에서 마구잡이로 들어오는 정보의 홍수로부터 특정한 양상만을 선택적으로 뽑아낸다. 그리고 뽑아낸 양상들을 복잡하게 합성된 형태로 엮어 낸다. 이 과정에 대한 자세한 사항은 오늘날 지각 해부학, 생리학을 다룬 교과서 어디에서나 찾아볼 수 있을 것이다(예: Creuzfeldt, 1995; Mesulam, 1998). 다시 얘기하지만, 우리는 관심을 두고 있는 몇 가지 일반 원칙만을 다루고 있다.

우리가 강조하고자 하는 첫 번째 원칙은 바로 이 합성 기능이다. 이는 우리가 세상을 인지하는 데 필요한 가장 기본적인 구성 요소라고 여길 만한 것으로, 결코 선천적으로 완성된 것은 아니다. 비록 종種마다 특정적인 연결 양상이 분명 존재하기는 하지만, 연결 그 자체는 발생학적으로 초기의 지각 경험에 직접적인 영향을 받아 발달하는 것이다. 이러한 연결이 한번 완성되고 나면, 일차 피질에서부터 이차 피질, 삼차 피질로의 형태학적 변화가 서서히 일어난다. 이 모든 것은 그 개체의 욕구에 따라 일어나는데, 이는 우리가 조금 있다가 논의할 또 다른 시스템과의 연결을 통해 전달된다. 이 모든 연결이 합쳐져 기억이라는 기능이 물리적으로 발현되는 것이다. 세포 수준에서 연결은 수많은 다양한 방식으로 표현되는데, 이는 뇌 발달 과정에서 부호화되는 단계, 연결이 일어나는 해부학적인 수준, 표현되는 형태학적 변화의 영속성 정도에 따라 달라진다. 이미 언급했듯이, 몇몇 연결은 유전적으로 이미 배선된 상태로 태어나는 것처럼 보이는데, 이는 거의 변화가 불가능함을 의미한다. 한편, 다른 것들은 뉴런이 자리를 찾아가고 시냅스가 솎아 내지는 결정적인 성숙기 동안에 연결된다. 이러한 연결 과정은 초기에는 내부 사건과 외부 사건에 지대한 영향을 받지만(즉, '활동 의존적'이다), 그 이후에는 상대적으로 잘 변하지 않는 연결로 남게 된다. 또 다른 것들은 시냅스 투과성 수준에서 더 단기간의 연결이 일어난다. 이와 같이 형태학적 변화를 거치면서 상대적으로 영속적이고 장기적이며 먼 기억을 부호화하는 연결들은 서서히 일시적이고 단기적이며 주의 집중의 특정한 형태를 부호화하는 연결들로 세공되어 나간다(습관화 및 감작의 개념과 비교하라). 이러한 복잡한 과정이 세포 수준에서 기본적으로 어떻게 매개되는지 알고자 하는 독자들은 에릭 캔들의 두 논문(1979, 1983)을 읽어 보는 것도 좋을 듯싶다. 이 논문들은 프로이트가 1895년 『과학적 심리학을 위한 프로젝트』에서 '촉진facilitation'이라 묘사한 과정의 바탕이 되는 생리학적 기전 몇 가지를 담고 있다.

우리가 이 시스템에 대해 너무 정적인 방식으로 설명한 것은 아니길 바란다. 우리는 개인의 일생 동안 다양하게 변화하는 해부학적 연결만을 이야기하고 있는 것이 아니다. 변수들이 서로 엮인 채 잠시 동안만 존재하는 신경망과 연관된, 시시각각 지속적으로 변화하고 있는 생리학적 연결에 대해 다루고 있는 것이기도 하다. 그중 일부는 우리가 '기억'이라고 부르는 것과 아무런 관련성이 없다. 이런 가변적인 것들에 대해서는 뇌의 각성 시스템과 실행 시스템에 대해 논의할 때 조금 언급하기로 하겠다. 후자의 변수들은 이러한 과정들이 나아갈 방향성을 결정할 때 극히 중요한 역할을 한다. 또한 그 과정의 특별한 부분('작업 기억')에서 언제 의식이 부착될 것인지 그리고 의식이 부착될 것인지 여부를 결정하기도 한다.

하지만 지금 이야기하고 싶은 요점은 생리적 연구 및 병변 연구들에 따르면 이러한 연합 과정이 진행되는 동안 특정 시점에서 부호화되는 기본적인 기능적 양상들이 뒤쪽 피질 영역들 자체 내에서 식별이 가능하다는 것이다. 예를 들어, 심리학적으로 '전체-대상 표상whole-object representation'이라 불리는 과정은 상대적으로 심층 해석 단계에서 일어나는데, 이는 우측 대뇌 반구에 있는 이종 유형 피질 영역들의 역할과 관련이 있다([그림 10-3] 참조). 이 영역들은 온갖 주요 외부 감각 해석기들로부터 도출된 정보들이 수렴하는 곳이다. (이종 유형 영역들은 좌우 반구에서 상당한 수준의 비대칭적인 분화를 보인다.)

초기 발달 단계 동안, 이종 유형 피질의 형태학적 배열 및 생리학적 기능은 위계상 단일 유형 피질(그리고 궁극적으로는 말초 수용체)에 따라 좌우된다. 프로이트식으로 말하자면 그에 따라 자아의 핵이 만들어지는 것이다. 하지만 루리아(1973)에 의하면 일단 특정한 결정적 시기가 지나고 나면 위계의

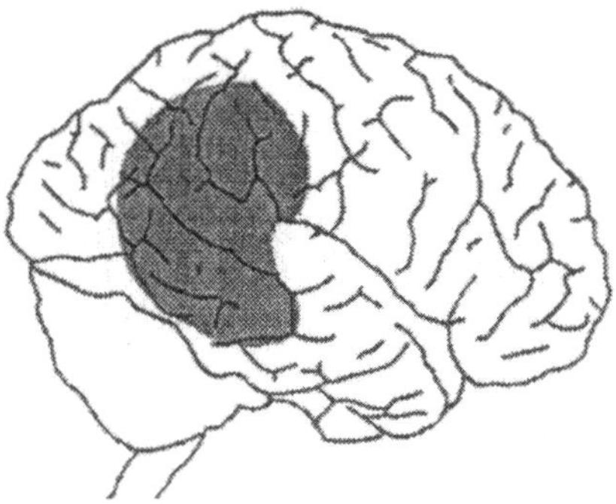

[그림 10-3]

방향이 역전되어 버린다. 이것은 대단히 중요한 이야기이다. 이전에는 의식적이던 감각운동 활동들이 심층 해석 단계 수준에서 자동화되고 내재화되어 버리고, 감각운동 활동들을 연합시켜 주는 연결들은 궁극적으로 이종 유형 피질 영역 안에서 부호화되어 이종 유형 피질 영역이 서서히 단일 유형 감각 해석기들의 활동을 입맛대로 구성하게 되는 것이다. 따라서, 예를 들어 보면 이종 유형 '전체-대상' 표상이 단일 유형 피질 수준에서 이루어지는 지엽적인 지각 활동을 지배해 나가게 되는 것이다. 달리 표현하자면, 특정한 결정적 시기 이후에 우리는 더 이상 지각적 장면마다 온갖 유의미한 사항들을 찾아서 꼼꼼히 분석하려 들지 않으며, 그 후 그것들을 의미론적인 '디렉토리' 안에 찬찬히 모아 두지도 않는다(Mesulam, 1998). 대신에 우리는 복잡한 연합 표상을 만들어 낼 때 기대한 바를 지각적 장면에 투사하며, 기대가 틀렸을 때에만 투사한 내용을 조정할 뿐이다. 이것은 프로이트가 '소망적인 기억 카텍시스wishful mnemic cathexes'라고 묘사한 것으로 심리학적 기전 가운데 중요한 부분이다. 이는 결국 '지각의 정체성'이라는 개념과도 밀접한 연관성을 가진다. 이러한 과정들이야말로 '전이'라는 임상적 현상의 핵심이다. 우리는 곧 지각계에서 소망적인 카텍시스를 조절하는 역동적이고 경제적인 기전에 대해서 몇 가지를 살펴보겠다.

방금 설명하였던 발달학적 과정에 의하여, 통상적인 감각 연합들 가운데 어떤 것들은 이종 유형 피질-시상 '디렉토리들' 안에 내재화되고 자동화된다 (Mesulam, 1998). 이는 정신분석에서 '자아의 구조화structuralization of the ego'라고 묘사하는 것과 많은 부분에서 맞아떨어진다. 지각적 경험은 분화되지 않은 이드 부분을 이런 방식을 통해 자아의 연합적 기억 구조로 변화시키는 것이다. 이 주제에 대해서는 나중에 다시 돌아오겠다.

일단 우리가 선택한 일반적인 틀과 관련해서 독자들에게 상기시키고 싶은 점이 있다. 우리가 언급한 것으로부터(비록 표현은 그런 식으로 하고 있지만) 주관적인 정신 내용(즉, 기억이나 판타지와 같은 형태로 경험되는 것들)이 구조화된 신경 연결 속에 실제로 깃들어 있다고 결론을 내리는 것은 심각한 오류이다. 이는 의식적 지각 경험을 단일 유형 피질 영역에서 실제로 찾을 수 있다는 앞서 언급한 주장만큼이나 그릇된 것이다. 뇌 조직 한 조각을 들여다본다고 해서 결코 생각을 찾아낼 수는 없을 것이다. 그저 우리가 계획하는 것은 우리 지식의 두 종착점 사이에 존재하는 규칙 관계를 그려 내는 것이다. 이 규칙 관계는 역동적 위치특정의 형태로 표현된다. 이런 규칙이 존재한다는 사실은 결국 그것이 하나의 근본적 작용을 바라보는 두 가지 다른 시각임을 말해 준다. 하지만 그로부터 생겨나는 지식 두 가지 형태는 여전히 서로 이질적이며, 밑바탕에 존재하는 작용은 여전히 직접 볼 수는 없는 것이다 (Solms, 1997b). 이 장에서 역동적으로 위치를 특정할 때마다 매번 해당하는 이야기이기 때문에, 글이 진행되는 동안 이를 잊어서는 안 되겠다. 특정 정신 기능을 분석적으로 분해할 때 그와 상응하는 동일한 수만큼의 해부학적 영역들의 활동을 논할 수 있다면, 우리는 두 가지 다른 인과계 사이의 규칙 관계를 언급하는 셈이다. 이를 일종의 번역 작업 같은 것으로 생각하면 가장 적절할 듯하다.

이제는 헨리 에델하이트(Henry Edelheit, 1969)가 던져 준 힌트를 따라가 보려고 한다. 그에 따르면 지각적 세계를 생물학적으로 유의한 요소들로 의식 속에서 분해하는 과정 그리고 그 후 그러한 요소들이 서서히 영속적인 기억으로 표상되게끔 내재화하는 과정, 그리하여 결국 영속적인 기억이 지각적 기대(선입관)로 전환되는 과정은 '자극 방벽stimulus barriers'[3)]이라 알려진 심리학적 구조가 만들어지는 것과 상응한다. 자극 방벽들이야말로 자아를 구성하는 바로 그 기본 구조이다. 자극 방벽들은 개체로 하여금 스스로를 방어할 수 있게 해 준다. 즉, 세상에서 끊임없이 밀려오는 압도적 정보의 홍수로부터 통상적인 특정한 지각 패턴만을 골라 내고 인식하는 식으로 말이다. 이와 같은 선택 과정이 없다면 개체는 거의 항상 흥분된 각성 상태에 놓여 있어야만 할 것이다.[4)] 지각적 기억 시스템 및 더 심부에서 각성을 조절하는 시스템 간의 연결에 대해 살펴본 후에야 우리는 이에 관해 적절히 논의할 수 있을 것이다. 하지만 현 시점에서 짚고 넘어가야 할 점은 비록 자극 방벽들이 외부를 향해 서 있지만 각성은 내부로부터 올라온다는 것이다.

앞에서 우리는 양측 대뇌 반구가 지각적인 기억을 각자 다른 규준에 따라 부호화한다고 말했다. 다른 방식으로 표현하자면, 뒤쪽에 위치한 두 피질은 다른 자아 구조를 나타낸다고 하겠다. 우측 대뇌 반구에서는 애초에 신체적 자아로부터 넘어온 지각들을 기초로 하여 외부 대상 세계 속의 공간적 상관관계를 내재화한 표상이 마음속에 서서히 자리 잡게 된다. 앞에서 우리는 이러한 상관관계가 이종 유형 피질 수준에서 전체 대상으로 부호화된다고 하였다. 제8장에서 이 부분의 뇌를 다칠 경우 외부 세계의 내재화된 표상이 어떤 식으로 부서져 버리는지—환자가 어떤 식으로 전체-대상 관계whole-object relationship에서 부분-대상 관계part-object relationship로 퇴행하는지 그리고 대상애object-love에서 자기애narcissism로 퇴행하는지, 그와 동시에 외부 공간에 대한 인지적 표상이 자아 속으로 붕괴되는지—를 다루었다. 하지만 좌측 반구의

3) 우리는 지금 에델하이트가 음소의 구분에 관해 관찰하고 구체적으로 언급하였던 바를 일반화하고 발전시켜 이야기하는 중이다(Edelheit, 1969, p. 386 참조).

4) 우리는 '어떤 유의한 정보가 추가적으로 가공되기 위해 선택을 받는다.'는 식으로 이야기하는 대신 '유기체는 그 자신을 방어한다.'는 의인화 구절을 사용하기로 했다. 그 이유인즉, 주관적인 관점에서 볼 때 유기체는 각성의 흥분 상태 속에서 어떠한 자극에도 예외 없이 반응할 수밖에 없는 노릇인데, 그 각성의 흥분 상태는 필연적으로 자아의 분절이나 절멸을 만들어 내기 때문이다. 즉, '나'는 수많은 '그것'으로 뒤덮여 버린다.

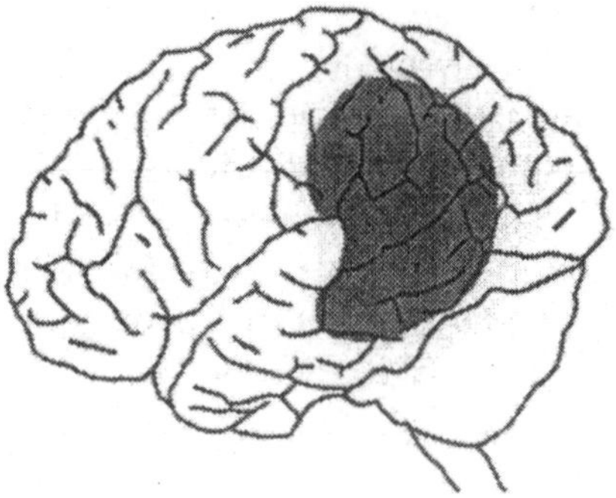

[그림 10-4]

뒤쪽 피질에 있는 이종 유형 영역을 다칠 경우에는 전혀 다른 일이 벌어진다([그림 10-4] 참조). 이는 프로이트가 "신체적 자아는 오로지 왼편에만 '듣는 모자cap of hearing'를 쓰고 있다."라고 언급하며 지적한 취지와 연결된다.

여기서 핵심적인 사항은 외부 세계는 (대강 표현하자면) 우측 대뇌 반구의 뒷부분에서 일련의 사물들로 표상되지만 그와 대응하는 좌반구 부위에서는 일련의 단어들로 다시 표상된다는 것이다. 이는 궁극적으로 좌반구의 기억계에서는 시각공간적인 성격보다는 청각언어적 성격으로 현실이 우선 표상된다는 사실에 기인한다(제5, 6, 7장 참조). 일단 청각언어적 성격 역시 '사물들'이기는 하다. 하지만 청각언어적 연결은 이후 폐쇄된 어휘 체계 안으로 조직화되어 들어가기에, 이는 결국 일련의 문법논리의 규칙하에 조직화되고, 개방형으로 연결되었던 대상 표상은 상징적인 형태라 할 수 있는 방식으로 다시 옮겨 쓰이게 된다(Creuzfeldt, 1995 참조). 이와 같은 특징으로 인해 언어에는 특별한 경제적 이점과 역동적인 이점이 생겨났고, 그 결과 가장 효율적인 기억 및 인지 과정들은 언제나 언어적으로 매개되었다. 하지만 조금 있다 살펴보겠지만 이러한 언어의 경제적이고 역동적인 속성 모두를 뒤쪽 피질 영역의 기능에 결부시킬 수는 없다.

더욱이 자아의 기억계는 외부 세계로부터 기인한 지각 정보만을 분석하는 것이 아니다. 이러한 분석 활동의 상당 부분은 내부로부터 발생한 과정, 즉 내인적인 활성 원천으로부터 자극되어 발생한 과정에도 할당되어 있다. 내부에서 만들어진 이런 기억계의 활동들은 많은 부분에서 우리가 '생각'이라고 부르는 기능과 상당 부분 일치한다. 차후에 살펴보겠지만, 이 과정 중 가장 핵심이 되는 부분들은 뒤쪽 피질-시상 영역 안에 위치하지 않는다. 하지만 의식적 질감을 매개해 주는 단일 유형 감각 시스템들이 연합하게끔 접촉을 만들어 주는 곳은 뒤쪽 피질-시상 영역 안이다. 이때는 좌반구의 뒤쪽 피질 영역이 필수적인 역할을 한다(제6장 참조). 따라서 본디 지각에서 파생된 단어들이 자아 속에서 일어나는 사고 과정들을 의식화해 주는 것이다.

또한 단어들은 사고 과정을 좀 더 효율적이고 신뢰할 수 있게 만들어 준다. 일단 생각이 언어에 부착되고 나면, 일련의 정해진 문법 논리의 규칙에 맞게 구성되어 버리기 때문이다. 프로이트는 이러한 관계에 대해 자신의『과학적 심리학을 위한 프로젝트』(1950 [1895]) 제3부의 정상적인 정신 과정에 관한 논의에서 자세히 설명하였다(이 책에서는 제7장 참조). 프로이트가 거기서 설명한 것처럼, 언어는 또한 우리 내부의 사고 과정을 다른 주변 사람들이 마음속에서 이해할 수 있는 방식으로써 소통할 수 있게 해 준다. 말하기 기능의 이러한 양상에 대해 우리는 제5장에서 이야기하였다. 이 기능에 대해서는 조금 있다가 더 논의하겠다.

하지만 우선 독자들이 다음과 같은 점은 상기하였으면 좋겠다. 앞서 이야기한 것은—프로이트에 따르면—사물 표상들이 의식화될 수 없다는 뜻이 결코 아니다. 혹은 시각적·공간적 의식하에서는 생각이 불가능하다는 뜻이 아니다. 다만 시각공간적인 유형의 내부 발생적 인지력은 청각언어적인 유형에 비해 효율성이 떨어진다는 것을 의미할 뿐이다. 이러한 관점은 우리가 우반구 증후군(제8장)에서 분석한 바를 통해 확인되었다. 이는—일부 정신분석적 서적에서 보이는 견해와는 달리—이러한 피질 영역들이 이드 기능(혹은 무의식Ucs.계의 기능)을 한다기보다는 자아 기능(혹은 지각-기억 기능)에 기여함을 알려 주었다. 이와 관련하여 지각적 의식이 지닌 내부를 향한 표면층의 역할에 대해서도 상기할 필요가 있겠다. 그 표면층은 정신 상태에 주관적인 의의value를 부착시키며, 이를 바탕으로 다양한 지각-기억 과정 속에서 중요한 역할을 한다(다음 참조).

인간의 정신생활에 있어 청각 영역의 이례적인 위치로 인해, 청각언어적 지각과 시각공간적 지각 사이의 구분은 또 다른 중요한 결과를 가져왔다. 청각이 이례적인 위치를 점하게 된 주된 이유는 청각언어적 유형이 시각공간적 유형에 비해 자기의식self-consciousness에 더 밀접히 연결되어 있다는 사실에 기인한다. 반면, 시각공간적 유형은 대상 의식object-consciousness에 좀 더 밀접히 연결되어 있다.

프로이트의 실어증 분석(1969년 에델하이트가 특별히 관심을 가졌던 주제이다)에 따르면, 인간은 끊임없이 자신의 발성을 듣고 있기 때문에 이와 같은 구분이 생겨난다. 그러므로 언어 능력이 발달하는 동안 능숙하게 말하게 되기까지 사람은 청각적 방식을 통해 자신의 말에 교정이 필요한지 여부를 확인하고, 부모의 발성과 비교하여 맞아떨어질 때까지 자신의 발성을 수정해 나간다. 이런 관점에서 볼 때, 사람은 자기 자신을 마치 외부의 대상인 것처럼 다루는 셈이다. 자신의 시각적 이미지에 대해서는 이러한 과정이 적용되기가 어렵고, 하물며 촉각, 체성감각 및 기타 다른 형태의 감각에 대해서는 말할 것도 없다. 말하기의 이러한 속성이 내재화됨으로써 언어는 자기반추적 사고의 목적에 굉장히 적합하게끔 된다.

이 주제를 좀 더 따라가 보려면 뒤쪽 피질 표면에서 벗어나야만 한다. 즉, 정보를 수용하고 분석하고 저장하는 유닛으로부터 앞쪽의 피질 구조물들, 즉 행동을 계획하고 조절하고 확인하는 기능적 유닛을 이루는 구조물들로 옮겨 가야 한다. 하지만 그 전에 우선 뇌의 각성 시스템에 대해 몇 가지 짚고 넘어가야 하겠다. 이 각성 시스템에 대해서는 이전에 한 번 이상 언급한 바 있다.

피질의 활성 정도 및 각성의 조절

각성 시스템들은 메술람(1985)이 '상태 의존적state-dependent'이라 표현하였던 일종의 뇌 기능을 유발하는 시스템이다. 그는 지각-기억계의 '경로 의존적channel-dependent' 기능과 대비시켜 '상태 의존적'이라는 표현을 썼다. 이 뇌 부위의 기능적 구성에 대해서는 자세히 알고 있어 충분히 설명할 수 있지만, 여기에서는 주목할 만한 일반적인 원칙 몇 가지만을 언급하려 한다.

앞서 우리는 변연엽을 가리켜 내면의 감각을 받아들이는 '단일 유형' 피질 영역이라고 묘사하였고, 지금 이야기하는 이 원초적 기능 유닛의 위쪽 끝부분이라고 했다. 이 유닛의 기본적인 역할은 피질의 활성 정도와 각성에 관한 것이다. 이 유닛의 가장 핵심 부위는 전통적으로 '상행 활성 시스템ascending activating system'이라고 불리던 것으로, 완방핵parabrachial nuclei, 중뇌수도관주위 회색질periaqueductal grey, 망상체reticular formation, 봉선핵raphe nuclei, 청반locus coeruleus 및 복측 피개 영역ventral tegmental area을 포함한다([그림 10-5] 참조). 또한 이 유닛은 변연계를 온전히 포함하기도 한다.

뇌 속 지각-기억('경로 의존적') 시스템들 내의 뉴런과는 달리, 이 유닛에 속한 뉴런들은 개별적인 유형 특정적 자극에 한해서만(혹은 우선적으로) 반응

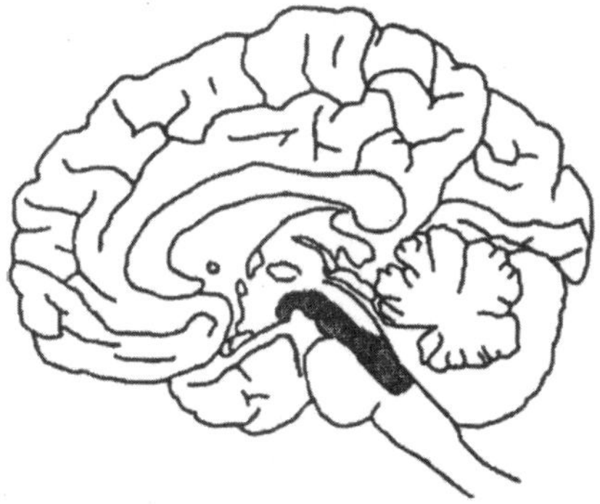

[그림 10-5]

하는 것이 아니다. 이 유닛 속에는 개체의 상태 변화에 대해서 상대적으로 비특정적이고, 서서히 반응하는 수용체들이 풍부하게 자리 잡고 있다. 이 수용체들 가운데 일부는 전형적인 신경전달물질뿐만 아니라 펩타이드나 호르몬들을 통해서도 소통한다(Damasio, 1999; Panksepp, 1998, 1999 참조). 이와 같은 해부학적 · 생리학적 속성으로 말미암아 이 뇌 속 깊숙한 영역은 기능적으로 독특한 특성을 띠게 되었다. 그중 가장 중요한 특성은 이 유닛의 뉴런들은 외부로 향한 뉴런들의 발화 빈도와 역치를 올리거나 내리게 만들어 활성 정도를 조절한다는 것이다. 이는 (의식의 내용이 아닌) 의식의 수준[5)]에 영향을 끼치며, 따라서 각성, 경계 및 집중과 같은 파라미터들을 변화시킨다. 우리가 앞서 논한 심리학적 기능들에 대해 이 뇌 영역이 얼마나 중요한 역할을 하는지 이제는 감이 올 것이다.

이 핵심 시스템에 영향을 주는 주요 자극원으로는 다음과 같은 것들이 존재한다. 첫 번째는 시상하부 및 관련 핵들이 지닌 고유한 주기이다. 이 주기들은 생물학적으로 선천적인 다양한 리듬을 매개하는데, (이러한 순환성으로 미루어 보아) 이를 '시간에 구애받지 않는 것/특정 시간에 한정되지 않는 것 timeless'이라고 묘사해도 무리가 없을 듯하다. REM 수면 현상에 깔린 90분간의 주기 및 그에 상응하는 낮 시간의 주기가 이러한 종류의 예라고 하겠다. 주기들은 화학적으로 영향을 받을 수도 있다. 이 같은 사실로부터 두 번째 자극원, 즉 내부로부터 발생하는 각성에 대해 유추할 수 있는데, 이는 신체의 화학적 작용 과정으로 대사성, 체액성 작용 과정을 말한다. 이러한 과정들은 비교적 예측이 쉽지 않은 양상으로 변동한다. 이 두 번째 각성원은 선천적으로 타고나는 일련의 자동증적 행동, 이를테면 저작 운동, 성적 행동, 사냥감 추적 행동, 그 밖의 여러 상동 행동과 밀접히 연관되며, '본능'의 형태로 깃들어 있다(Panksepp, 1998, 1999 참조). 본능적 행동들은 오르가슴과 같은 화학적 상태에 의해 유발될 수도 있으나, 또 다른 각성원으로부터도 가능

---

5) 의식의 수준과 내용을 구분하는 것은 프로이트가 '관념적 자취'와 '정동의 할당량'을 구분했던 것과 일부 상응한다(Solms, 1996a; Solms & Nersessian, 1999a, 1999b 참조).

하다. 그러므로 이러한 행동은 예측하기가 어렵게 된다. 이(세 번째) 다른 각성원은 외부 세계에 있다. 우리는 주의 집중의 생리적 기초를 알고 있는데, 이는 프로이트 역시 초창기 초심리학적 문헌에서 길게 다룬 바 있던 것이다. 주의 집중은 지속성tonic 요소와 시기성phasic 요소를 가진다. 지속성으로 각성된 지각계는 '고르게 분배된evenly suspended' 주의력 형태의 근간을 이뤄 관심사가 일어날 수 있는 배경의 단계를 빚어 낸다. 이러한 종류의 카텍시스는 내부 원천에서부터 의식을 이끌어 내는 기전 가운데 중요한 대목을 구성하는 듯하다. 개체는 외부 자극 중 특정 패턴들이 뒤쪽의 지각-기억계에 표상될 경우 이런 식의 주의 집중을 통해 그 특정 패턴들을 인지하게 된다. 이러한 패턴들은 이전의 '만족을 얻은 경험'과 연관되거나 잠재적으로 해가 될 수 있는 경험과 연관된다(LeDoux, 1996 참조). 이러한 지각은 시기성 각성 반응을 일으킨다. '기본 감정들'이야말로 이런 각성 종류의 원형이 되는 예라고 하겠다. 지각이 보장하는 시기성 주의 집중의 정도는 본질적으로 개체가 과거에 경험한 것에 의해 결정된다. 다르게 표현하자면, 이러한 형태의 주의력은 기억과 밀접하게 연결되어 있다는 것이다. 하지만 이런 경험 의존적 부호들이 그려지는 틀은 대체로 선천적으로 타고난다(Panksepp, 1999; Solms & Nersessian, 1999a 참조). 당연히 개체의 내부 상태—대사성, 체액성 상태로서 전해지는 상태—는 지속적으로 이러한 과정에 영향을 끼친다(Damasio, 1999).

기억은 내부적으로 욕망하는 대상이 외부에 존재하지 않을 경우에 떠오르는 것이다. 좌절을 경험하는 상황이야말로 욕구에 의식이 부착되는 원형이 되는 상황이라 하겠다. 이러한 방식을 통해 다양한 각성원이 서로 결합될 수 있다. 이 모든 불수의적 과정은 네 번째 각성원에 의해서도 영향을 받는데, 이는 다음 부분에서 다루겠다.

우리가 설명한 관점대로라면 결국 '피질이 각성되는 과정, 상행 활성 시스템에 그 진원지를 두고 있는 과정'을 '정신분석에서 정신 에너지psychical energy를 상정하여 개념화한 정신적 과정'의 생리학적 상관물이라 간주해도 별 다른 이견이 없을 것이다. 따라서 상행 활성 시스템은 대략—프로이트의 비유적인 용어를 사용하자면—커다란 '리비도의 저장소'인 셈이다. 대부분의 정신약물학적 재료가 이 시스템 내에 존재하는 핵들에서 유래하는 신경전달물질에 각각 직접적으로 작용한다는 사실은 우연이 아닐 것이다.

우리는 각성 시스템의 기능 가운데 두 가지 독특한 측면에 대해 주목하고 싶다. 첫째로, 비록 두뇌의 주요한 활성은 외부 세계를 포함하는 다양한 원천으로부터 자극을 받아 행동으로 이어지겠으나, 활성화되는 과정 그 자체는 언제나 내부로부터 발생하는 것이다. 애초의 활성원이 무엇이든 간에, 피질이 활성화되는 정도는 궁극적으로 뇌 속 이 핵심 시스템에 의해 매개된다는 것이다. 여기서 우리는 초심리학의 기본 원칙—즉, 정신 기구를 운용하는 단 하나의 힘은 내부로부터 발생하는 정신 에너지라는 원칙—에 짝을 이루는 근사한 신경생리학적 원칙을 찾아내었다. 둘째로, 비록 특정 자극원과 특정 각성 반응 사이에는 후생적으로epigenetically 결정된 특별한 연관관계가 존재하지만, 상대적으로 넓게 뻗어 있는 '상태 의존적' 시스템의 뇌 속 구조로 인해 한 가지 종류의 활성원이 다른 종류와 연합하는 일도 발생할 수 있으며, 다른 종류와 혼동되는 일도 일어나게 된다. [이에 관한 인상적인 예는 제3장에서 간략히 다룬 '추구 시스템seeking system'에 등장한다. 더 자세한 사항은 판크세프(Panksepp, 1998)를 참조하라.] 여기서 우리는 초심리학의 기본 원칙, 즉 '정서적 할당량quotas of affect'은 단지 생각에 느슨하게 매여 있으며, 욕구를 불러일으키는 원천은 단지 그 대상에 느슨하게 매여 있을 뿐이라는 문구에 대한 그럴듯한 신경생리학적 짝을 찾게 된다. 이러한 대응 관계는 생리학적으로 전치, 압축 및 그 외의 '대체 형성'을 이해하는 기초를 제공해 준다. (다만 이러한 방어기제들의 경제적 측면에 한해서만 그러하다.) 이러한 사실은 또한 '특정 행동'의 원칙에 관한 생리학적 토대를 제공해 주기도 한다. 내부적 원천에 의해 일어나는 각성은 비특정적인 효과를 보이는 반면, 오로지 특정한 행동만이 애초에 그 과정을 일어나게끔 자극한 대사적 욕구 또는 그 밖의 욕구를 제거할 수 있다. 행동이 성공적이라면 '만족을 얻는 경험'이 뒤따를 것이며, 특정한 각성원과 특정한 지각-기억 형상이 서로 연결될 것이다.

우리는 다른 곳(Solms, 1994)에서 심부 뇌 시스템 및 피질 간의 활성적-기억적 연결이야말로 프로이트가 '일차 과정primary process'라고 이름 붙인 정신적 기능 양식에 대한 전반적인 해부-생리학적 기초를 제공해 준다고 설명한 바 있다. 긴급한 욕구에 의해 활성화되고—불쾌한 상태로 (변연계 구조에 의해) 표지된—각성 상태는 앞서 언급한 잘 구조화된 (신피질) 내사물의 카텍시스가 풀려남에 따라 일시적으로 완화된다. 이러한 완고한non-adaptive 기전이 일차 과정인 것이다. 그 결과, 즉각적인 방출 과정은 과거의 만족스러웠던 경험으로 이끄는 기억의 경로를 따라 내려간다. 우발적으로 피질이 활성화되는 이 과정은 (가장 노골적인 형태로) 환각을 일으키거나 상동증적인 운동을 방출하게 만든다. 몇 가지 재미있는 유사점이 이 원초적인 기능 양식과 간질의 병리 기전 사이에 존재하는 듯 보인다. 이는 프로이트의 두 가지 본능 이론을 생리적으로 이해하는 데 시사하는 바가 있는데, 이 주제로는 나중에 다시 돌아오겠다.

지금까지 이야기한 바를 통해 우리는 뇌 속 이 기능적 유닛을 마음속 '본능적' 말단極의 물리적 실체로 생각할 것을 제안하고 있음을 밝힌다. 달리 말하자면, 상행 활성 시스템 및 그 변연계 연결부를 합친 영역, 루리아(1973)가 피질 활성 및 각성을 조절하는 유닛이라 정의한 그 전체 영역이야말로 정신분석에서 '이드'라고 묘사하는 정신 기구의 해부학적 · 생리학적 상관물인 것이다. 하지만 해부학적인 관점이건 생리학적 관점이건 두 관점 모두에서 이 구조물들은 뒤쪽 반구의 피질 및 신체 내부적 환경과 떼려야 뗄 수 없는 관계임을 명확히 하였으면 좋겠다. 이는 미성숙한 유기체일수록 더욱 그러하다.

계획, 조절 및 검증 활동

루리아(1973)의 도식에서 세 번째 기능적 유닛은 계획, 조절 및 검증 활동을 위한 유닛이다. 뇌 중심 구조로부터 이 유닛으로 시선을 옮겨, 마음의 본능적 말단에서 실행적 말단으로 관심사를 옮겨 보겠다.

프로이트의 첫 번째 지정학적 모델에서—『꿈의 해석』(1900a)의 제7장에서 묘사한 바에 따르면—우리는 이 기구의 '운동' 말단부를 살펴볼 수 있다. 이 부위는 전의식Pcs.계가 지정학적으로 위치한 곳이며, 그 배후에는 '검열'이 위치해 있다. 따라서 마음속 실행적 말단은 억제성 말단이기도 하다. 프로이트의 정신 기구의 구조적 모델 용어로 하자면, 이곳은 역동적 양상에 있어서 자아가 위치하는 곳이다. 따라서 프로이트의 초심리학 문헌들을 통해 다시금 해부학적 위치를 떠올려 보는 일은 어렵지 않다고 하겠다.[6)]

마음의 실행 및 억제 기능을 조절하는 해부학적 구조물들은 뇌 전두엽에 존재하는데, 특히나 전전두엽 부위가 그러하다([그림 10-6] 참조). 어떤 측면에서는 전전두엽을 일컬어 외부 세계로부터 유래된 지각적 정보의 기억 전사물들이 연장된 시스템이라고 적당히 표현할 수 있겠다. 비슷하게도, 메술람(1985)은 배외측 전두엽dorsolateral frontal lobes이 뒤쪽에 위치한 엽들과 마찬가지로 '경로 의존적'이라 하였다. 이러한 측면에서 전전두 영역은 감각 정보의 구조화가 이루어지는 가장 깊은 층을 나타낸다고 말할 수 있을 것이다. 이는 정확히 그러하다. 뒤쪽 피질 영역들에서 부호화가 일어난 지각-기억 과정들

---

6) 이는 프로이트가 마음의 지정학적 모델에서 정신생활을 마치 "공간 속에 펼쳐진 연장 실체이자 여러 부분으로 이루어진 실체의 속성을 지닌 어떤 기구가 행하는 기능"(1940a [1938], p. 145)인 것처럼 비유하여 설명한 것에 기인하는 바가 크다. 프로이트 자신이 암묵적으로 말한 것처럼, 이러한 가정은 해부학적 모델에서부터 출발한다(이 장의 첫 부분에 인용한 그의 말 "우리의 가설 두 가지는 우리 지식이 끝나는 지점인 동시에 시작점이기도 한 이 곳에서 출발한다. 첫 번째는 위치를 특정하는 것과 관련된다……." 참조). 언급된 해부학적 모델은 프로이트의 실어증 논문(1891b)에서 확고히 만들어졌다. 프로이트의 두 번째 핵심 가설은 "의식이라는 진실"(1940a [1938], p. 158)로부터 출발한다. 정신이 깃든 지점을 설명하는 모델보다 정신의 질적 양상에 관한 가설로부터 파생된 모델에서는 그 해부학적 방위를 읽어 내기가 당연히 더 어렵다.
오늘날 프로이트식 초심리학을 둘러싼 몇몇 논란은 우리가 이런 식의 사고를 이어 나가고, 우리의 고전적 초심리학에 '주관적인' 관점을 첨가한다면 해결될 수 있으리라 주장하고 싶다. 환자 자신의 경험에 가깝게 접근할 수 있다는 임상적으로 유의한 장점이 있는 '주관적인' 관점은 무의식적 판타지 모델을 만들어 내며 그 속에서 무의식적인 사건은 마치 의식의 활동인 것처럼 설명된다(Solms, [c] 근간 참조).

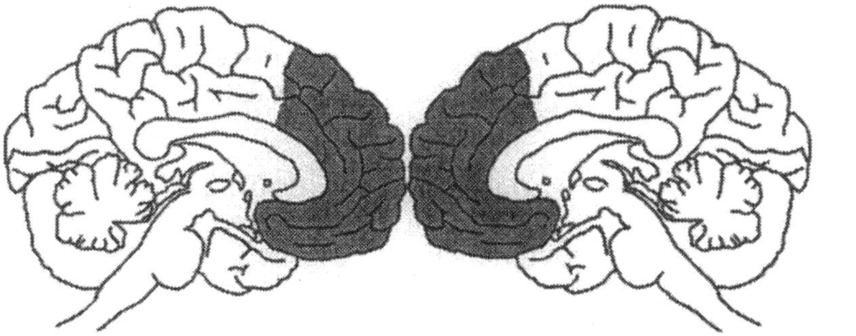

[그림 10-6]

은 명확히 구획된 피질-피질 및 시상-피질로를 통해 뇌의 앞쪽 부분들과 연결된다. 뇌의 앞쪽 부분에서는 다양한 기능적 규준에 따라 그것들이 목표 지향적 운동 계획으로 다시 부호화된다. 이후로도 전사물의 흐름은 이어져 최종적으로는 운동의 형태로 방출되는데, 이때 이러한 계획은 그 흐름의 토대가 된다. 그뿐만 아니다. 전전두 영역이 완전히 구조화된 이후에 정보 처리 과정의 위계가 역전될 수 있다는 사실을 고려한다면, 어째서 가장 깊은 층의 기억계가 궁극적으로 운동 시스템뿐만 아니라 뒤쪽(지각) 시스템마저도 원하는 대로 조절할 수 있게 되는지에 대해 이해할 수 있을 것이다. 이른바 전전두 영역은 운동 및 지각 시스템에게 자신이 아는 바 전부를 가르치는 것이다.

또한 이러한 위상 역전을 통해 전의식Pcs.계가 어떤 식으로 지각적 의식에 닿게 되는지도 이해할 수 있다. 이런 식으로, 그 자체의 내부적 과정들에 의식적 질감을 부여할 뿐만 아니라 또한 지각적 의식을 지배하는 카텍시스가 분포된 정도를 조절하기도 한다. 이는 '흐름의 방향'이라는 난해한 질문에 실마리를 던져 준다(Brown, 1988 참조).

임상 연구를 통해 우리는 전두부의 피질-시상 영역이 인지적 활동을 구성하는 기능적 원리를 알 수 있게 되었다. 뒤쪽 시스템들은 병렬적으로 운용되고 정보를 동시적인(공간 및 준공간적) 패턴으로 합성해 낸다면, 앞쪽 시스템은 연쇄적으로 운용되고 전자의 패턴들을 순차적인(주의 및 실행적) 계획으로 다시 옮겨 쓴다(Luria, 1966). 전전두 영역의 위계적 능력, 즉 다른 피질 시스템들의 활동을 조직화하는 능력을 감안한다면, 이 두 종류의 기능적 피질 유닛들이 함께 어우러져 세상을 바라보는 개념 전체를 구성하는 두 가지 중요한 추상적 부류를 만들어 내는 방식을 알 수 있을 것이다. 이 두 가지 추상적 부류는 공간과 시간이다. 더 엄밀히 말하면, 일제 그루브리히-스미티스Ilse Grubrich-Smitis(1993)가 찾아낸 프로이트의 미출간 원고 초안에 따르면 물질과 시간이다. 그 원고에서 프로이트는 이 두 추상적 범주를 일컬어 자아가 "자극에 대항하는 보호막shield(s) against stimuli"이라고 썼다. 이는 우리가 여기서 구성하고자 하는 일반적인 피질 모델과 잘 맞아떨어진다. 대뇌 피질에 병변이 생길 경우, 우리는 실어증, 실행증, 실인증을 통해 이 위대한 추상력이 붕괴되고 녹아 없어지는 것을 보게 된다. 이어서 우리는 이해됨 직한 충격 속에서 우리가 구성하는 세상이 얼마나 주관적이고 덧없는 것인지를 다시 한 번 떠올리게 된다(Solms, 1997b 참조).

하지만 이런 식으로는 최소한 마음의 그림 반쪽에 대한 설명을 놓치게 된다. 전전두 영역이 뇌 속 지각-기억 시스템과 운동 시스템만을 연결하고 있는 것은 아니다. 이는 또한 운동 방출과 마음의 본능적 말단 사이에도 끼어든다. 이와 같은 사실(즉, 전전두엽은 운동 시스템 및 정신 자극의 주요한 두 원천—외부 세계와 내부 세계—사이에 끼어 있다는 사실)에 주목한다면, 마음 속 다양한 힘 간의 주된 중재자 역할이 온전히 구조적 자아의 몫이라는 말을 이해할 수 있을 것이다(Freud, 1923b). 또한 우리는 전전두엽이 다른 모든 뇌 부위 위에 놓인 '상부 구조'를 이룬다는 루리아(1973)의 언급을 상기할 수도 있겠다. 전전두 영역과 지각계 사이의 관계에 대해서는 이미 여러 차례 이야기한 바 있다. 이제는 마음속 본능적인 힘과의 관련성에 대해 주목해 볼까 한다.

우선 정신 에너지의 속성에 대해 우리가 이미 알고 있는 바와 연관 지어 볼 때, 운동의 방출 과정은, 즉 지각 말초에서 출발한 연합 과정이 마지막으로 거치는 단계라고 앞에서 언급하였던 과정은 외부 세계로부터 추진력을 얻는 것이 아니다. 운동 과정은 감각 과정과 다를 바 없이 내인성 원천으로부터 에너지를 얻는다. 한편, 여기서 전두 영역이 운동 방출 자체만을 좌우하는 것은 아님을 잊지 말아야 한다. 전두 영역은 운동 방출에 선행하는(그리고 여러 측면에서 그것을 막는) 복잡한 온갖 실행 과정 역시 매개한다.

전전두 영역은 이러한 과정을—프로이트의 표현을 빌리자면—본능에 의해 만들어진 요구 사항과 그것을 충족시켜 주는 행동 사이에 생각이라는 활동을 삽입함으로써 구조화한다. 이는 변연계/뒤쪽 피질 축에 의해 매개되는 상동적인 일차 과정을 억제하고 운동 방출로 자유롭게 진행될 수도 있었던 정신 에너지를 묶어 둠으로써 가능하다. 여기서 우연히 네 번째 (수의적인) 각성원, 앞에서 언급한 활성 시스템에 작용하는 각성원이 무엇인지 알게 되었다. 전전두엽은 심부 뇌 시스템이 지닌 에너지 자원을 수의적이고 목표 지향적인 활동의 용도로 이끌어 낸다. 이렇게 묶인 에너지는 자아의 역동적 기능 전체에 필수적인 틀을 제공한다(제9장 참조).

정신 에너지를 묶어 두는 일은—프로이트의 '프로젝트' 모델에 따르면—ψ 뉴런 시스템의 '핵'이라 묘사한 부분에 지속적으로 카텍시스를 유지함으로써 가능하다. 임상 자료(제9장)를 근거로 우리는 복중측 전두 영역ventromesial frontal region이야말로 이 결정적 경제적 기능의 중심이 되는 해부학 부위라 결론 내렸다. 자아 기능의 모든 점에 있어 이 영역이 중요하다는 사실은 심부 전두엽 병변으로 인해 발생한 무력증, 작화증적 양상을 통해 잘 알 수 있다. 심부 전두엽 병변은 병적인 전반적 무력증, 목표 지향적 활동이 갖고 있던 선택성이 전체적으로 붕괴된 양상을 초래하여, 가장 심할 경우 꿈꾸는 것과 같은 상태의 의식으로 발현된다. 이러한 경제적인 전환은 '검열' 기능뿐만 아니라 '현실 검증력' 기능의 핵심이 되는 근간을 이룬다. (루리아는 우연하게도 제이슨 브라운Jason Brown에게 보내는 사적인 편지에서 인간 고위 피질 기능이 특정한 장애를 일으키는 생리적 기전은 궁극적으로 모두 뉴런이 발화하는 국소 패턴의 순서화 및 선택의 혼란에 의한 것으로 풀어낼 수 있다고 주장하였다. 이는 피질성 발화의 가소성plasticity 및 선택성에 있어서 국소적인 장애가 생긴 것으로, 병적인 무력증 또는 균등화로 표현되거나 특정 영역이 병적으로 불안정하거나 억제된 모습으로 나타난다.) 여기서 우리는 전전두엽이 모든 뒤쪽 피질 기능을 조절하고 있음을 깨닫게 된다. 이러한 관점에 따르면, 모든 종류의 실어증, 실행증 및 실인증은 이차 과정에서 일차 과정으로 국소적인 퇴행이 일어난 것으로 해석될 수 있다.

만약 자유로이 움직이는 에너지를 묶인 정신 에너지로 변하게 만드는, 경제적 변화를 일으키는 물리적 법칙을 알아낼 수 있다면, 마음에 대한 이해는 헤아릴 수 없을 만큼 늘어날 것이라고 프로이트는 언제나 말하곤 했다. 그는 확실히 옳았다. 첨언하자면, 궁극적으로 볼 때 자아는 위계상으로 이드에 종속적인데, 이는 심부 뇌간 병변으로 인해 저각성 상태에 빠졌을 때 보이는 자아의 무력한 모습에서 잘 드러난다. 이런 경우에는 이른바 묶일 수 있는 에너지가 존재하지 않는다. 이 주제를 벗어나기 전에, 자유로이 움직이는 에너지가 묶인 에너지로 전환될 때 언어가 핵심적 역할을 한다는 것을 상기했으면 좋겠다.

전전두 영역은 어떤 측면에서 그저 연장된 기억 시스템, 즉 감각운동 말초로부터 전해 온 정보를 지정학적으로 좀 더 깊은 단계 혹은 발생학적으로 좀 더 성숙한 분석 단계에서 부호화하는 장소라고 이야기하였다. 앞에서 언급한, 뒤쪽 피질 영역에서 일어나는 지정학적이고 발생학적인 일련의 사건으로 미루어 볼 때, 전전두 영역에서 구조화된 것은 단일 유형적 현실 지각이나 구체적인 '사물 표상'이 아니라 순수히 상징적인 '단어 표상'임을 무리 없이 깨달을 수 있을 것이다. 말하자면 전전두엽 수준에서 다시금 옮겨 쓰이는 것은 뒤쪽 피질에서 할 수 있는 가장 높은 수준의 추상화 작업을 거쳐 나온 어떤 것이라는 뜻이다. 자아의 역동적 기능에 있어 말하기의 특별한 역할에 대해 앞서 언급한 바를 이로부터 한 번 더 떠올려 볼 수 있을 것이다.

언어적 표상 형태가 관여하는 전환 과정에서 핵심이 되는 것은 전두엽에서의 합성은 순차적인 모습으로 일어나는 것 같다는 데 있다. 이를 통해 전전두엽은 언어라는 서술적이고 명제적인 구조의 도움을 받아 상동증적 행동을 억제하게 된다. 즉, 정신 기구가 '우선은 이것, 그러고 나서 저것first this and then'이라는 측면에서 행동을 조직화할 수 있게 해 주고, '만약 이것이면 저것if this, then that'이라는 구조의 측면으로 실행되어 버리는 일을 막아 준다는 것이다. 이 도구가 활성 과정에 행사하는 강력한 영향력은 꿈을 꿀 때 우리 사고의 형태와 구조가 어떻게 변하는지를 살펴보면 잘 알 수 있다. 꿈속에서는 우리가 이 도구를 더 이상 사용할 수 없기 때문이다. 프로이트는 꿈이 가진 음성적negative 특성들을 '시각적 표상 능력에 대한 고찰'이라는 포괄적 주제하에 포함시켰다. 이 특성들은 압축 및 전치의 특성과 더불어 부수적으로 꿈의 기저에 놓인 퇴행 과정의 해부학적 구조를 깨닫게 해 주는데, 이는 다른 곳에서 밝힌 바 있으며(Solms, 1997a) 제3장에 요약해 놓았다. 꿈을 신경심리학적으로 특징지어 주는 것은 무엇보다도 전전두 볼록면이 어떠한 기여도 하지 않는다는 점이다(Braun et al., 1997 참조). 그 결과, 꿈은 거의 전적으로 공간적 또는 준공간적인 형태의 동시적인 합성에 의존하게 된다.

우리는 이미 전전두 피질에 의해 '내적 말하기'의 형태로 표상되는 언어적 부호가 처음에는 지각 피질로부터 기인하였고, 따라서 궁극적으로는 외부 세계에서 온 것임을 언급하였다. 또한 이러한 현실 지각에서 기인한 기억이란 자취가 이드의 한 부분을 서서히 자아라는 정신 기구로 구조화해 나가는 과정에 대해 논하였다. 이를 바탕으로 전전두엽—(물리적인 관점에서) 자아 구조의 가장 깊은 층이자 가장 마지막 층—은 내부적 명제들의 집합으로서 구조를 갖춰 나가게 되는데, 이때 내부적 명제들은 부모가 구체적으로 발성하는 것을 모방하는 데 그 기원이 있었다. 또한 특정한 결정적 성숙 기간 이후에는 내부와 외부의 종속 관계가 역전되어 전전두엽이 마음에 있어서 가장 고위의 집행기능을 가지게 된다고 하였다. 이를 바탕으로 우리는 전전두 영역의 물리적 성숙이야말로 잠복기의 시작을 알리는 '억압'의 거대한 물결과 일치한다고 제안하고자 한다. 내적 말하기라는 명제적 구조와 관련해 기억의 내용과 기억 과정이 이윽고 재구조화되는 사건은 따라서 유아기 기억 상실이라는 현상에 대한 신경심리학적 토대를 마련해 준다. 익히 알려진 것처럼 이러한—정신 발달에서의 결정적 순간을 정의하는—사건들은 수많은 다른 핵심적인 파생 문제를 낳게 되는데, 그 모든 것은 우리가 보기에는 이렇게 단순한 신경심리학적 원리와 하나하나 연관 지을 수 있으리라 본다.

정신 기구의 신경학적 구조를 잠정적으로 살펴보는 일을 마무리하기 전에, 이러한 과정들과 초자아의 구조화 간의 상관관계에 대해 짤막하게 몇 가지를 이야기하고자 한다. 우리는 앞에서 언어 발달 과정상 부모의 말과 자신의 말을 비판적으로 비교하는 일 및 청각적으로 자기를 반추하는 일이 지닌 중요한 역할에 대해 언급하였다. 말하기의 이러한—아이로 하여금 자기 자신이 외부 대상인 양 비판적으로 바라보게끔 해 주는—특징이 초자아의 구조적 기반이 된다. 아이는 부모가 말하는 모습에 맞게 자신의 말을 가다듬으려 할 뿐만 아니라 부모가 말하는 내용에 따라 자신의 행동 역시 조절하려 노력하기 때문이다. 이런 식으로 감각운동의 세계가 깊숙이 부호화된 양상에 따라 일련의 쾌감-불쾌감 속 연상으로 결부된 모든 것과 더불어, 아이는 자신의 행동을 내면에서 흘러가는 논평에 따라 비판적으로 볼 수 있는 능력을 서서히 갖추게 되는 것이다. 이로써 아이는 자신의 이상과 표준에 걸맞게, 행동하려는 충동을 억제할 수 있게 된다. 프로이트가 『자아와 이드』(1923b)에서 기술한 내용에 따르면 초자아의 내면적 목소리는 "너는 이러이러해야만 한다."라고만 말하는 것이 아니라 "너는 이러이러하면 안 된다."라고도 말한다(p. 34). 우리는 임상 연구에서 이러한 기능을 매개하는 뇌 부위가 부서질 때 무슨 일이 일어나는지 살펴보았다. 그때에는 부모의 목소리가 해체되어 버렸다.[7)]

특히나 초자아의 기능은 전전두엽의 복중측 영역과 밀접히 결부되어 있는데, 이 부위는 전두엽이 변연계와 합쳐지는 지점이다([그림 10-7] 참조). 이 중간 영역은 자아가 운용할 수 있는 최종적인—혹은 최소한 가장 깊숙하게 자

7) '투사적 동일시'라는 원시적 기제 또한 자아가 탈구조화됨에 따라 나타난다. 투사적 동일시에서 자아의 구조는 (다시) 외재화된다. 이 과정은 제9장에서 보고한 증례들에 생생히 묘사되어 있다.

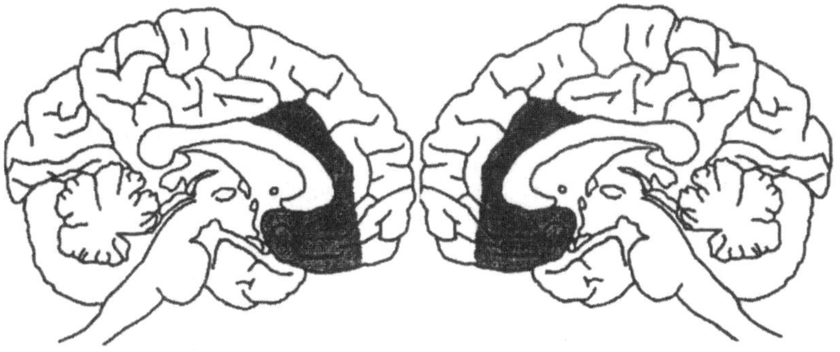

[그림 10-7]

리 잡은—자극 방벽이다. 이를 바탕으로 초자아는 본능적 삶의 끊임없는 요구로부터 자아를 방어하는 방벽을 형성한다. 이는 프로이트가 "자아는 본질적으로 외부 세계, 현실을 표상하는 것인 반면에 초자아는 그와 대비되게 내부 세계의 표상으로 서 있다."(1923b, p. 36) 그리고 "자아는 이드로부터 초자아를 만들어 낸다."(p. 38)라고 표현한 취지를 이해하게끔 해 준다. 초자아의 기원 두 가지는 한편으로는 청각언어적인 지각에 기인하고 다른 한편으로는 내부 욕동들의 요구에 대해 구조화가 일어난 것에 기인한 것으로서, 평범한 방식으로는 '위치를 특정하기' 어렵게 만든다(Freud, 1923b, p. 36 참조). 하지만 초자아가 지각적 의식과 함께 자아의 두 번째 "핵"을 만들어 낸다는 취지의 언급을 고려한다면(Freud, 1927d, p. 164) 다음과 같은 일반적인 그림을 그려 볼 수 있다. 자아와 초자아는 일련의 기억 시스템—이른바 일련의 구조화된 내재물—으로서, 일련의 자극 방벽으로 기능하고, 감각계와 본능적 욕동 사이의 영역을 차지하고 있는 것이다. 이 방벽들이 초자아와 합쳐지는 곳이 본능이 끝나는 부분이다. 이는 지각적으로 유래된 자아 시스템에서 위계상 가장 깊숙한 부분이 또한 두 번째 핵이라는 뜻이다. 그러므로 초자아는 자아의 가장 추상적인 부분인 동시에 가장 원초적인 부분이라 하겠다.

요약

마침내 우리는 물리적 구현물이라는 관점에서 전반적 정신 기구에 대한 도식적인 그림을 그려 볼 단계에 이르렀다. 이러한 그림을 묘사함에 있어, 우리는 초심리학에서 보는 여러 가지 관점과 도식 간의 근본적 관계를 명시하려 노력하겠다.

자아는 (구조적 · 경제적 관점이 아닌) 발생학적 · 지정학적 관점으로 볼 때 신체의 말초에서부터 외부 세계에서 유래한 정보를 부호화하여 피질까지 전달하는 말단 감각 기관과 함께 시작된다. 하지만 이 정보는 피질에 직접 투사되는 것이 아니다. 정보는 단일 유형 피질 영역([그림 10-8] 참조)으로 오는 동안 척수의 회색질, 뇌간의 뇌신경 핵들, 시상의 유형 특정적 부위 안에서 수많은 기능적 규준에 따라 분석되고 합성된다. 이 해부학적 기관은 대략 지각Pcpt.계라는 정신 기구에 상응하는데, 우리가 말했듯 이곳에서부터 자아가 유래한다. 말초의 감각 기관은 자아에게 자극에 대한 최초의 방어 장벽을 제공한다. 이러한 방벽들은 아마도 유전적으로 타고나는 것이기에 기억으로 저장되지는 못하는 것 같다(프로이트 '프로젝트'의 φ 시스템 참조). 단일 유형 피질 영역들('프로젝트'의 ω 시스템)은 물리적 관점에서 볼 때 이상적인

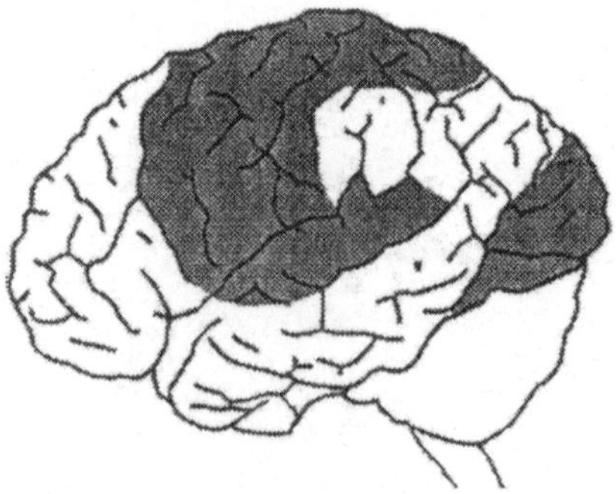

[그림 10-8]

해부학적 부위인데, 이 부위는 이종 유형 피질 영역들로 직접 합쳐져 들어가므로, 우리는 이를 자아의 기억계(ψ 시스템)가 시작되는 부위라 생각해 볼 수 있을 것이다. 단일 유형 피질에서는 지각적 의식을 구성하는 다양한 질감을 읽어 들인다. 뒤쪽 피질-시상부에 위치한 기억계는 외부 감각 정보를 대단히 광범위한 다양한 기능적 규준에 맞춰 다시 읽어 들이고 '디렉토리들' 속에 다시 옮겨 쓴다(Mesulam, 1998). 이러한 규준들 가운데 상당수는 현대 신경심리학적 · 생리학적 연구에 근거하여 세분화될 수 있다. 이때 들어오는 정보 가운데 필요한 특성을 한정적으로 골라내어 동시적인(공간적 · 준공간적) 패턴으로 연합시키는 원칙이 전반적으로 통용된다. 몇 가지 중요한 패턴은 점점 더 심층 단계에서 부호화된다. 이러한 과정을 초심리학적으로는 자아의 구조화라 일컫는다. 일단 연합적 패턴이 구조화되고 나면, 그것은 자극 방벽으로 작용한다. 감각계 역시 자아에게는 자극 방벽이 되지만, 감각계라는 방벽은 대부분 선천적인 것이므로 (자연선택이라는 법칙에 의해 만들어진) 계통 발생적 선택물임을 의미한다. 반면, 자아 내부의 자극 방벽은 (비록 계통 발생적 밑그림에 의해 제약이 따르기는 하지만) 개체 발생적인 경험을 통해서도 구조화가 일어난다. 이 구조화는 대개 이종 유형 피질-시상 영역들에서 일어난다([그림 10-9] 참조). 우반구에서는 (이 단계에 이르면) 대략 '전체-대상' 표상에 상응하는 것이 된다. 이 표상들은 주요한 자극 방벽으로 작용한다. 유형 특정적인 감각 사건들로 가득하던 망망대해로부터 상대적으로 안정적인 일련의 의미 있고 인식 가능한 '사물들'을 구성해 내는 것이다. 일단 이러한 내재화 과정이 구조를 갖추고 나면, 이 구조가 말초 감각 사건에 투사적으로 영향력을 행사하게 된다. 이 모든 것은 개체의 욕구에 맞춰 달성되는 것으로, 이때 개체의 욕구는 이와 연결된 두 번째 시스템에 의해 전달된다. 우리는 조금 뒤에 이에 대해 이야기하겠다.

뒤쪽 기억 전사轉寫의 다음 단계는 좌반구의 이종 유형 피질 영역에서 일어난다([그림 10-10] 참조). 이곳은 본디 시각공간적 형태를 띠던 구체적 전체-대상 표상이 청각언어적 형태의 추상적 준공간적 표상과 연결되는 곳이다.

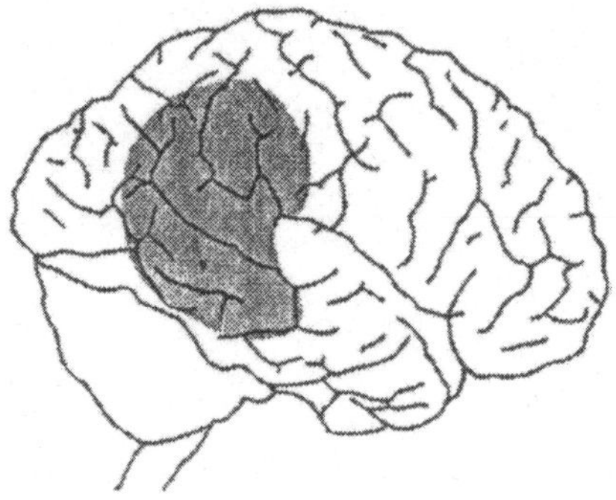

[그림 10-9]

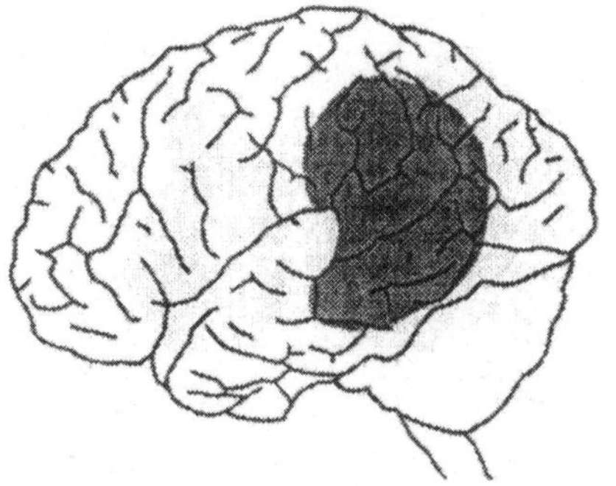

[그림 10-10]

('사물'과 '단어' 사이에 연결이 완성되는) 이 전사 단계는—프로이트와 루리아 모두—상징화의 과정이라고 표현했다. 상징적 전사는 자극에 대해 특별히 강력한 방어물이 되는데, 그것이 무한히 다양한 실제 외부 사물을 고정된 범주적 어휘록 안에서 구성할 수 있게끔 해 주기 때문이다. 따라서 특정한 형태의 가능한 모든 경험을 한 단어로 압축해 낼 수 있게 된다. 그러므로 대단히 실제적 취지에서 단어는 사물로부터 우리를 보호한다고 말할 수 있는 것이다.

이쯤에서 우리는 본 기구의 운동 말단 쪽으로 관심을 옮겨야 하겠다. 이곳은 역동적이고 경제적인 자아의 핵심부라 하겠다. 자아에서 가장 깊은 층

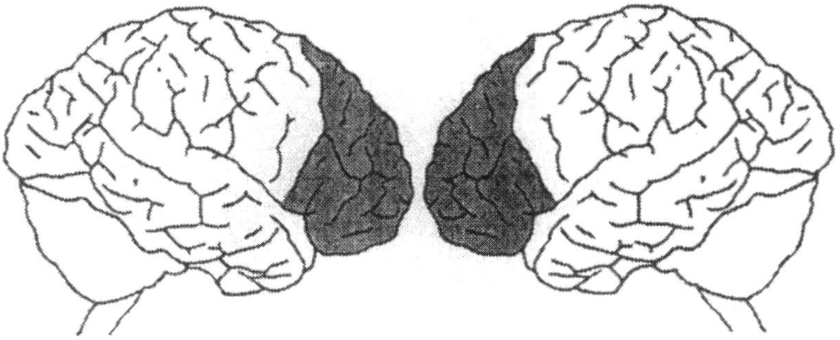

[그림 10-11]

인 이 부분은 전전두 피질 영역([그림 10-11] 참조)에 실현되어 있다. 뒤쪽 삼차 영역에서 앞쪽 삼차 영역으로 옮겨 옴으로써 단어 표상의 어휘 체계는 논리-문법적 규칙 체계와 연결된다. 동시적으로 일어나던 정보 패턴은 이제 연속적이고 순차적인 계획으로 옮겨 쓰인다. 이러한 계획들은 명제적인 언어 구조를 이루게 된다. 삼차 전두 피질은 또한 언어적으로 부호화된 이런 감각 정보들을 기구 내부에서 올라오는 강력한 자극과 통합시킨다. 이런 식으로 연속적 합성에 의해 구조를 갖춘 논리-문법적 · 명제적 부호들은 자아의 가장 깊은 층에서 내생적 동기들internally generated drives과 만나 결합하고 조직화된다. 전전두엽의 중간기저mediobasal 영역은 변연계와 섞여 들어가는 부위로, 이런 핵심적인 경제적 변환이 일어나는 해부학적 부위이다. 이 지점에서 자아는 초자아와의 경계가 모호해지는데, 초자아는 자아에 있어 가장 깊숙한 자극 방벽으로 작용하게 되며 수많은 주요한 자기조절 기능을 행사하게 된다. 이러한 전환을 통해 만들어진 묶인 에너지는 모든 자아의 집행기능에 있어 핵심적 근간을 이룬다.

자아의 억제성 핵 및 일차 운동 피질의 사이에 놓인 영역을 차지하는 피질 연장부는 발달상 가장 늦게 성숙한다. 이 부위는 일련의 다시 옮겨 쓰기(재전사) 과정을 통해 심층 명제적 순서를 실제적 운동 활동 양식으로 전환시킨다(Passingham, 1993 참조). 따라서 자아는 전운동premotor 피질과 운동 피질

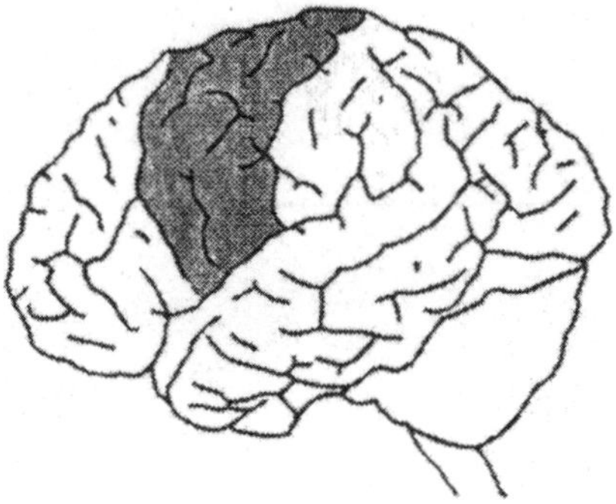

[그림 10-12]

([그림 10-12] 참조)에서 근골격계를 조절하는 영향력을 행사하게 되는 것이다. 하지만 그 전반에 걸쳐 수많은 피질하 구조물이 서로 풍부하게 연결되어 있다. 뒤쪽 피질 영역, 기저핵, 시상, 소뇌와 같은 부위와 수많은 쌍방향 연결이 존재한다. 일단 전전두 영역이 구조화되고 나면(이는 대략 5~6세경에 일어나지만 늦은 사춘기까지도 지속된다) 모든 대뇌 활동에 대해 강력한 조절 능력을 행사하게 된다. 예를 들면, 단지 운동성 방출에만 조절력이나 구속력을 행사하지 않고 감각성 방출 역시 조절함으로써 투사되는 일을 구속한다(이를 통해 환각이 방지된다). 이렇게 광범위한 전전두 구조화의 영향력을 '이차 과정'이라고 표현한다.

정리하자면, 자아 전체는 외부 세계와 내부 세계를 분리하는 전체 피질-시상 광역과 해부학적으로 일치한다. 자아는 외측의 피질 표면 중 단일 유형 지각 및 운동 영역에서 시작하여 뇌의 내부를 둘러싸고 있는 변연엽 고리에서 끝이 난다. 자아의 기본 기능은 내부 세계와 외부 세계 사이를 중재하는 것으로, 그 두 감각 운동 표면 사이에 일련의 '방벽'을 세움으로써 기능하게 된다. 이러한 방벽들은 내부 지각과 외부 지각 간의 연결이 기억의 형태로 기록되는 것을 바탕으로 발달 과정상 형성된다. 방벽들은 충동과 실행 사이에 기억을 끼워 개입하고, 주의 집중, 판단, 사고함에 기여한다. 하지만 자아의 해부학적 경계를 자아가 행사하는 영향력의 기능적 범위와 혼돈해서

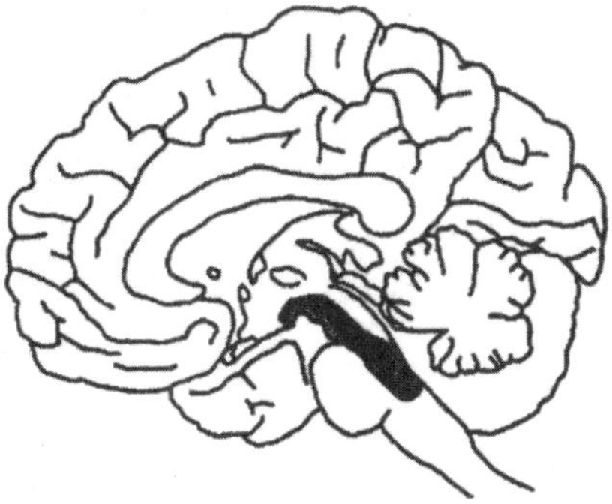

[그림 10-13]

는 안 되겠다. (고전적인 초심리학에서 지정학적인 것을 역동적인 것과 혼돈해서는 안 되는 것과 마찬가지 경우이다.) 전전두 영역이 중심 활성 구조에 행사하는 조절력이야말로 이러한 구분의 훌륭한 예라고 하겠다. 또한 우리는 자아가 그것을 조절하는 힘들의 주인인 동시에 하인임을 잊어서는 안 되겠다.

특별히 이드는 제4뇌실을 둘러싼 생명 유지에 필수적인 회색 구조물들 속에 그 진원지를 두고 있다([그림 10-13] 참조). 그곳에서부터 상행 활성 시스템을 타고 위쪽으로 자신의 작용력을 퍼뜨린다. 이 시스템은 특히 방금 언급한 생명 유지에 필수적인 회색 구조물과 시상하부에 의한 자동적 규칙들에 따라 조절된다([그림 10-14] 참조). 결국 시상하부는 자율신경계와 내분비계를 통해 신체의 필수 요구에 반응한다. 또한 시상하부는 자신 고유의 주기를 가지고 있다. 상행 활성 시스템은 간접적으로 영향을 받게 되는데, 첫 번째 영향은 뒤쪽 피질 영역들로부터 온 정보에 의한 것이다. 이때 정보의 가치는 생물학적인 욕망의 정도 및 위험도에 따라 좌우된다. 두 번째 영향은 앞쪽 피질 영역에서 언어의 도움으로 형성된 목표 지향적 계획에 의한 것이다. 따라서 이드는 경험이 쌓임에 따라 자신의 바깥 표면 피질층으로부터 발달해 나온 자아의 중재를 통해 간접적으로 현실에 영향을 주고받는 것이다. 발달 과정 내내 이드는 뒤쪽 피질층에 대해서는 상대적으로 자유롭게 접근할 수 있는 능력을 유지하는 것처럼 보인다(제3장 참조). 외견상 뒤쪽 피질은 자

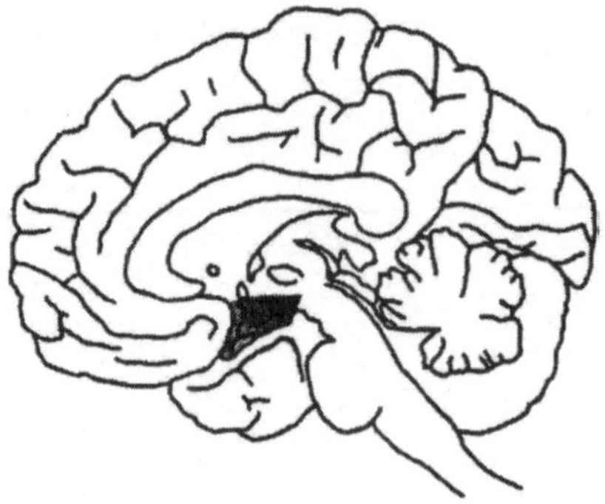

[그림 10-14]

신의 억제 능력을 외부의 위험원 쪽으로 돌리고 있기 때문인 것 같다. 하지만 뒤쪽 피질의 카텍시스 과정은 앞쪽 피질 영역들로부터 면밀히 감시당하고 조절받고 있다.

정신 기구를 바라보는 '물리적 관점'을 이치에 맞게끔 최대한 확장해 본다면, 신체 말초의 감각 및 운동 기관은 자아의 범위하에 놓이는 반면 신체 내부의 필수 장기들은 이드의 영역 속에 들어간다고 말해야 할 것이다. 이와 같은 전제하에서 우리는 내부 장기와 생식 기관을 포함시킬 수 있을 것이다. 실제로—생물학적 측면에서—생식 시스템은 이드의 핵을 형성한다고 할 수 있겠다. 또한 이렇게 단순화한 구분을 통해 내부 장기와 말초 간에 확실히 존재하는 여러 가지 기능적 관계를 설명하는 방법을 찾아야만 할 것이다. 하지만 이런 식의 생각은 신경과학의 영역을 넘어서 정신신체 의학의 영역으로 들어가는 것으로, 우리의 능력의 한계를 넘어서는 것이다. 그럼에도 불구하고 이 주제로부터 떠나기 전에 짚고 넘어가고 싶은 점이 있다. 비록 이드는 마음과 신체 모두에서 공히 가장 깊숙한 골방에 자리 잡고 있는 것처럼 보이겠지만, 세 가지 주요 지점에서 외부 세계와 직접적으로 접촉하고 있다는 것이다. 내장은 피부 아래의 점막 입구, 즉 입, 항문 그리고 생식기로부터 시작된다. 우리는 고전적인 리비도 이론에서 이러한 입구들—조심스럽게 이를 이드의 '감각 운동' 기관들이라고 표현해 본다—을 성감대라고 묘사한다는 것을 익히 알고 있다.

욕동들에 대해 한두 가지 정도를 언급하고 마무리를 짓겠다. 리비도, 특히 좁은 의미의 성적 요소들은 (이론상) 화학적인 방법으로 분석이 가능하다. 이는 특정 신체 조직의 물리적 작용 과정에 명백히 뿌리를 두고 있다. 에로스의 자기보존적 요소는 명확히 하기가 더 어렵지만, 판크세프(1988)가 이야기한 다양한 '기본 감정 운용 시스템들'과 어떤 밀접한 방식으로 연결되어 있을 것이며, 아마도 우리가 복중측 피질 영역의 역할이라 생각하는 구속(묶기) 작용binding activities과 함께 연관되어 있을 것이다. 이러한 복잡한 생리학적 구조는 (오로지 고도로 분화된 개체에서만 찾아볼 수 있는 것으로) 두말할 나위 없이 자아의 적응적 경향의 근간이 된다. 이를 통해 결국 파괴적인 욕동은 신경 세포들이 지닌 좀 더 원초적인 생리학적 경향과 연결되는 것이다. 이러한 경향은 루리아가 모든 신경심리학적 증상의 핵심이라고 간파했던 균등화와 무력증이라는 병적 상태에서 드러난다. 아마도 이러한 원초적 경향의 가장 직접적인 표현형은 간질에서 보이는 상동증적 증상에서 확인할 수 있을 것이다.

맺는말

굉장히 도식적인 요약을 통해 정신분석에서 상정하는 정신 기구의 물리적 실현물에 대해 우리가 지금까지 알고 있는 바를 잠정적으로 훑어보았다. 꿈의 신경심리학적 구조에 대해 요약한 것(제3장)으로 미루어 짐작할 때, 특정한 정신 기능들은 이 장에서 논의한 기능적 기본 유닛들—혹은 정신 기관들—이 서로 어우러져 나타나는 것임을 알 수 있을 것이다. 이와 같은 관점에서 볼 때 우리가 꿈꾸기에 적용한 기본 원칙들은 모든 복잡한 정신 기능에 통용되는 것이다. 정신분석에서 관심을 두는 다양한 여러 정신 기능, 이를테면 '억압'이나 '주의' 및 '현실 검증'과 같은 것들을 신경학적으로 구성하는

데 있어 이러한 방식을 이용한다면 조각들을 짜 맞추어 이치에 맞는 포괄적인 그림으로 완성해 내는 작업이 가능할 것이다. 하지만 우리는 우리가 이야기하는 모델에서 간극이나 불일치점들이 여전히 존재한다는 것을 너무나도 잘 알고 있다. 이러한 제한점 가운데 일부는 지난 14년 동안 해 온 임상 연구를 통해 축적된 결과물 전체를 검토할 여유가 있었더라면 정정할 수도 있었을 터이다. 이 책에서 우리가 의도한 바는 단지 이러한 결과물 가운데 추려낸 일부를 바탕으로 하여 입문서적인 성격의 개요를 펴내는 것이었다. 관심이 있는 독자들은 이와 같은 연구에 대해 우리가 자세하게 쓴 보고서들을 참조하였으면 하는 바람이 크다(Kaplan-Solms & Solms, 출판 중). 하지만 우리의 설명에서 드러나는 대부분의 결점은 단지 지식의 부족에 기인함을 기꺼이 인정하는 바이다.

무엇보다도 이 책에서 우리가 쓴 내용에 자극을 받아 직접 역동적 위치특정법을 적용하여 우리 분야 앞에 산재한 과학적 과업에 힘을 보태는 독자들이 생겼으면 하는 바람이다. (이 과업을 다루는 『신경정신분석Neuro-Psychoanalysis』이라는 새로운 저널이 최근 발간되었다.) 적어도 이러한 방법을 통해 정신분석과 기초 신경과학 간 실증적 소통의 창구가 마련될 수 있으리라는 우리의 신조 정도만이라도 독자들이 수긍해 주었으면 한다. 이것이야말로 정신분석학계 내에서 우리 같은 사람들이, 즉 내부의 '알 수 없는' 실체를 조사하기 위해 프로이트가 고안해 낸 심오한 도구에 물리적 관점을 덧붙이고자 하는 사람들이 가야 할 길이라 확신한다.

신경과학 용어 설명

올리버 턴불 Oliver Turnbull, Ph.D.
웨일즈 대학, 뱅거

신경과학, 특히 신경심리학에서 쓰이는 용어들은 종종 복잡하고 혼란스러울 수 있다. 다음은 이 책에서 쓰인 신경과학 용어들의 해설 목록이다. 신경과학에서 관심을 두는 수많은 주제 가운데에는 이 책에서 다루지 않은 것들이 많은 관계로, 이러한 용어 목록에 모든 것을 다 담으려 하지는 않았다. 더 많은 설명을 보려면 마지막에 제시되어 있는 일반 신경심리학 교과서나 신경해부학 교과서를 참조하라.

다음은 일반적인 원칙 몇 가지이다.

1. 접두사 'a-'는 '상실한'을 뜻한다. 따라서 실서증agraphia은 쓰는 능력을 상실한 것을 의미한다.

2. 접두사 'dys-'는 두 가지 방식으로 쓰인다. 이는 경한 실서증을 서자書字 장애dysgraphia라고 표현하는 것에서 보듯, '일부 상실'이라는 의미일 수 있다. 반면에, 'dys-' 접두사는 발달성 난독증dyslexia와 같은 경우에서 보듯 발달상의 (선천적) 장애를 뜻하기도 한다.

3. 흔히 쓰이는 기타 접두사

'hemi-'(절반)

'quad-'(4분의 1)

'para-'(옆의 혹은 유사한)

'pre-'(앞의)

'sub-'(아래의)

4. 흔히 쓰이는 기타 해부 용어

'anterior'(앞의)

'contralateral'(반대 측의)

'dorsal'(위의; 역주: 원래는 등쪽을 의미하나 신경축을 가리킬 때는 위쪽)

'inferior'(아래의)

'lateral'(옆의)

'medial' 또는 'medial'(가운데를 향해)

'posterior'(뒤의)

'superior'(위의)

'ventral'(아래의; 역주: 원래는 배쪽을 의미하나 신경축을 가리킬 때는 아래쪽)

5. 하이픈으로 두 용어를 묶을 경우, 첫 번째 용어에는 'o-' 접미사가 붙는다. 그러므로 전두엽frontal lobe과 두정엽parietal lobe을 침범한 병변은 '전두-두정fronto-parietal' 병변이라 한다. 시각과 공간 능력의 장애는 '시각-공간visuo-spatial' 장애라 한다.

6. '증상'symptom이란 환자가 호소하는 것(예: 목 따가움)이다. '징후'sign란 검사자가 측정하는 것(예: 혈압)이다. 증후군syndrome이란 병변 부위나 병리적 원인에 대한 예측력이 있는 징후와 증상들의 묶음이다.

7. 신경심리학적(그리고 신경학적) 장애들은 전형적으로 배제를 통해 규정된다. 따라서 어떤 환자가 x라는 일을 수행하지 못하는데 이것이 y나 z의 장애로서 설명되지 않는다면 어떤 기능의 '결손'이 생긴 것이다. 이런 식의 풀이는 때때로 진단 내리는 일을 번거롭게 보이게 만든다. 하지만 이는 필수적인데, 그 어떠한 심리학적 능력(예: 읽기, 숙련된 동작)이라 할지라도 전혀 심리적이지 않은 과정들(읽기의 경우 눈의 시각적 능력, 숙련된 동작의 경우 신체의 운동 능력)을 포함한 수많은 과정이 함께 작용해야만 하기 때문이다.

이 책에서 사용된 용어 목록

거스트만 증후군Gerstmann syndrome: 네 가지 신경심리학적 결손, 즉 손가락 실인증, 계산불능증, 좌우 지남력 상실 및 서자 장애의 묶음. 이 징후들을 묶어 정말 하나의 증후군으로 간주하는 것에 이점이 있는지에 대한 해묵은 논란이 있었다. 결손들이 전부 나타날 경우 좌측 하두정엽에 병변이 존재함을 시사하는 것으로 여겨진다.

계산불능증acalculia: 수학적 능력의 장애. 이는 일차적으로 산술 연산('6>4'인가? '3+2=5'인가?)의 장애일 수도 있고 혹은 다른 신경심리학적 결손(공간적 계산불능증 참조)의 이차적인 결과일 수도 있다.

계산불능증, 공간적acalculia, spatial: 수학적 능력의 장애, 이는 뒤쪽(두정엽) 대뇌 병변 이후 발생한, 좀 더 전반적인 시각-공간 능력 결손에 이차적으로 나타나는 경우가 전형적이다. 기초적인 산술 연산은 결손이 없으나, 환자는 숫자들을 올바르게 줄로 나열하지 못한다. 달리 표현하자면, 환자들은 숫자들을 올바르게 '가져다 놓지' 못한다.

관념운동 실행증ideomotor apraxia: 실행증, 관념운동을 참조하라.

구두 실행증oral apraxia: 실행증, 구두를 참조하라.

구성 실행증constructional apraxia: 실행증, 구성을 참조하라.

기억상실amnesia: 기억의 장애. 전형적으로 이 용어는 '전반적 기억상실 증후군'으로 익히 알려진 장애 패턴을 묘사하는 데 사용된다. 작업 기억(즉, 몇 초에서 몇 십 초 전의 사건에 관한 기억)은 정상적으로 존재하는 가운데 최근 기억 능력(몇 분, 며칠, 몇 주 및 몇 달 전의 기억)이 상실된 양상을 보인다.

기억상실, 작화증적amnesia, confabulatory: 환자가 세상에 대한 잘못된 믿음들을 견지하는 가운데 존재하는 기억 장애(기억상실). 따라서 기억이 없는 대신 거짓 기억이 만들어진다(예: 명백히 거짓임에도 불구하고 환자가 치료자와 같은 학교를 다녔다고 하는 것).

기억착오paramnesia: 사람이나 장소에 대해 명백히 거짓이거나 심지어 불가능한 기억 또는 믿음을 만들어 내는 환자의 기억 장애. 전형적으로 환자가 자신의 결손 부분을 인지하지 못하는 것과 연관이 있다(질병인식불능증 참조). 추가적으로 질문을 하거나 반대되는 증거를 보여 주더라도 환자는 흔히 거짓 기억 또는 믿음을 고수한다.

난독증dyslexia: 읽기의 장애. 전형적으로 실독증의 경한 형태 또는 발달학적(선천적) 읽기 장애의 한 형태로 여겨진다.

난독증, 심층dyslexia, deep: 읽기 장애의 일종(실독증 참조)으로 환자는 '전체 단어'를 읽는 방법으로 읽는다. 따라서 환자는 규칙을 따르는 단어('camel') 및 불규칙적 단어('yacht')를 읽을 수 있다. 하지만 비非단어('pood')는 읽지 못한다. 또한 이 환자들에게서는 '탁자'를 '의자'라고 읽는 것 등의 의미론적 치환(착어증 참조)이 관찰된다.

난독증, 표층dyslexia, surface: 읽기 장애의 일종(실독증 참조)으로 환자는 문자에서 소리를 읽는(즉, 문자소에서 음소로) 규칙을 사용한다. 따라서 환자는 규칙을 따르는 단어('camel')나 비단어('pood')를 읽을 수 있다. 하지만 불규칙적 단어('yacht')는 읽지 못한다.

뇌간brainstem: 뇌 부위 가운데 가장 역사가 오래된 부분. 아래 부분은 척수와 연결되어 있다(전뇌 참조). 세 가지 주요 부위(중뇌, 뇌교 및 연수)로 구성되어 있다. 첫째, 척수와 소뇌에서 들어가고 나오는 섬유 경로, 둘째, 맥박이나 호흡과 같은 다양한 체성 기능을 조절하는 핵들 그리고 셋째, 대뇌 피질의 전반적인 활성도를 조절하는 핵들이 뇌간 속에 존재한다.

등위성等位性, equipotentiality: 모든 뇌 부위는 특정 심리 기능에 대해 동등한 역할을 한다는 고전적인 주장. 뇌 손상 이후 심리적 결손의 범위는 병변의 위치보다 병변의 크기에 비례한다는 함의를 담고 있다. 흔히 이는 위치특정주의(국재주의)에 정반대되는 입장이며, 그 극단적인 형태는 현대 신경심리학에서 거의 신빙성을 잃게 되었다.

마비혐오증misoplegia: 편마비된 사지를 혐오하는 것. 때때로 우측 뒤쪽 병변을 가진 환자에게서 발견된다. 그들은 이환된 쪽을 노골적으로 싫어한다. 환자는 흔히 그 사지를 자신의 일부라고 여기지 않으며, 이름을 붙여('토막') 의인화한다. 때로는 마비된 쪽에 상처를 내려 하기도 한다.

무력증adynamia: 자발적이고 자의적인 활동이 부족한 상태. 환자는 상대적으로 비활동적이며 부추기지 않는 이상 수동적으로 남아 있다. 그들은 특정한 지시를 받았을 때 그것을 수행할 수는 있으나 스스로의 뜻대로 놔 둘 경우 쉽게 무관심한 모습으로 되돌아간다. 장애는 언어 영역에까지 뻗혀져, 대화는 한 가지 발언으로 한정되어 있거나 검사자의 질문을 되풀이해 말한다(반향어). 심한 경우 무운동성 함구증(즉, 움직임이 없는 침묵)으로 나타난다.

무시neglect: 편측 공간 무시 또는 일측성 무시라고도 알려져 있다. 공간의 한쪽 측면에 환자가 주의를 기울이지 못하는 편측화된 주의력 장애. 전형적으로 (우측 병변 환자에게서) 좌측 공간이 '무시'된다.

무운율증aprosodia: 발화 중 비언어적 양상, 이를테면 억양, 리듬, 어조, 음색, 멜로디(말하기의 '음악적 요소')의 장애. 전형적으로 우반구 볼록면의 병변 이후 뒤따른다.

문자 실독증literal alexia: 실독증, 문자를 참조하라.

반맹hemianopia: 시야 일측 절반이 보이지 않는 것. 이 장애는 좌측이든 우측이든 양안의 동측 시야 영역을 침범한다.

베르니케 실어증Wernicke's aphasia: 실어증, 베르니케를 참조하라.

베르니케 영역Wernicke's area: 베르니케 실어증 증례에서 손상이 추정되는 좌반구 상측두 및 하측두엽 내의 영역

변연계limbic system: 고도로 상호 연결된 피질하 구조물들의 묶음으로, 많은 신경과학자는 그 구조물들이 기능적으로 의미가 있는 방식으로 서로 묶여 있다고 생각한다. 신경과학자들은 세세한 목록으로 구분하였고, 어떤 이들은 이것이 무의미한 용어라고 여긴다. 대체로 정의상 시상하부(특히 유두체), 시상(특히 전측 및 배내측 핵), 편도, 해마, 뇌궁, 전측 대상회 및 전뇌 기저핵이 포함된다.

복중측 전두엽ventro-mesial frontal lobe: 전두엽의 아래(즉, 배쪽) 가운데 영역

볼록면convexity: 곡선형의 볼록한 장기인 대뇌 반구의 측면 표면을 일컫는 말. 이 해부학 용어는 대뇌 반구의 바깥 표면들을 안쪽 표면이나 피질하 구조들과 구분 짓는다.

브로카 실어증Broca's aphasia: 실어증, 브로카를 참조하라.

브로카 영역Broca's area: 좌반구 아래쪽, 뒤쪽 전두엽에 위치한 영역. 브로카 실어증의 경우 이환되리라 추정된다.

사분맹quadrantanopia: 시야의 4분의 1이 보이지 않는 것. 장애는 양안 시야의 동측을 침범하며, 시야의 좌우측 위쪽, 아래쪽 중 어디에든 발생할 수 있다.

사지-운동성 실행증limb-kinetic apraxia: 실행증, 사지-운동성을 참조하라.

손가락 실인증finger agnosia: 실인증, 손가락을 참조하라.

시각-공간 능력visuo-spatial abilities: 일반적으로 말해, 세상 속에서 물체의 위치, 상호관계를 아는(기억해 내는) 능력. 이 복잡한 심리학적 기능 장애의 다양한 양상에는 따라 그리기, 지시대로 물건 위치시키기 그리고 환경 탐색의 어려움 등이 포함된다.

신경계nervous system: 다양한 신체 영역에서 오는 정보들을 받고, 외계에서 오는

정보들과 취합하고, 실행 과정을 조절하는 뉴런 및 지지 세포들의 배열. 전체 신경계는 뇌와 척수(중추신경계) 및 특별 감각(시각, 후각 등)을 포함한 말초에서 들어오고 나가는 무수히 많은 신경(말초신경계)으로 구성된다(역주: 엄밀히 분류하자면 시각, 후각은 말초신경이 아닌 뇌신경이다).

신경생리학neurophysiology: 분자 및 세포(그리고 심지어 기관) 수준에서 신경계의 생리적 기능을 연구하는 학문. 신경생리학에서 관찰된 결과들이 심리학적으로도 의의가 있는 경우들이 분명 많이 존재하기는 하지만, 생리학적 기능이 심리적 주제와 직접적으로 관련되어야 할 필요는 없다.

신경심리학neuropsychology: 심리적 생활의 신경학적인 바탕을 탐구하는 학문. 두뇌 병리를 가진 사람들을 대상으로 한 임상적 · 연구적 조사 및 신경학적으로 정상적인 개인을 대상으로 특별한 기술을 사용한 조사가 포함된다. 또한 신경심리학은 하등 동물의 뇌/행동 관계에 관한 실험적 연구 역시 아우른다.

신경학neurology: 신경계가 손상되거나 병에 걸린 방식 및 발생하는 증상 및 징후 그리고 이 상태에 대한 가능한 치료법을 연구하는 임상 과목. 이 과목은 일차적으로 신경계의 장애에 관심을 둔다.

신경해부neuroanatomy: 관심의 대상이 되는 다양한 해부학적 영역의 위치, 상호 연결의 정도, 일반 인구에서 그 변이의 정도 등 신경계의 구조를 연구하는 학문

실독증alexia: 읽기 능력의 장애. 이는 각각의 문자를 인지하는 능력의 장애일 수도 있고(문자 실독증 참조) 혹은 문자를 읽을 수는 있으나 단어 줄을 빠르게 인지하지는 못하는 것 때문일 수도 있다(한 문자 한 문자 읽기).

실독증, 문자alexia, literal: 각각의 문자들을 인지하는 능력의 장애로 인한 읽기 불능

실서증agraphia: 마비나 근력 약화에 기인한 것이 아닌 쓰기 능력의 장애. 각각의 문자들을 기억/재생하는 능력에 일차적인 장애가 있는 것일 수도 있고, 관련된 신경심리학적 결손(예: 실어증)에 이차적으로 나타난 결과일

수도 있다.

실서증, 실어증적agraphia, aphasic: 일차적인 언어 장애(즉, 실어증)에 이차적인, 뒤따르는 쓰기 장애

실서증, 실행증적agraphia, apraxic: 일차적인 결손이 각각의 문자 모양을 구성하지 못하는 것에 있는 쓰기 장애

실어증aphasia: 뇌의 손상이나 질병으로 인한 언어 장애. 통상적인 반구 우세를 보이는 환자의 경우 병변 부위는 거의 언제나 좌반구 볼록면에 있다. 이는 언어가 가진 추상적 기전에 관한 장애이지 단순한 구어(언어를 만들어 내는 가장 일반적인 수단) 장애가 아니다. 그러므로 이 장애는 여타의 언어 출력 체계, 특히나 글쓰기에도 문제를 일으킨다(실어증적 실서증 참조).

실어증, 베르니케aphasia, Wernicke's: 일차적으로 언어 이해에 문제를 보이는 장애. 환자는 비슷한 언어음('b'와 'd')을 구분할 수 없으며, 따라서 일상적으로 쓰이는 언어를 많이 필요로 하는 상황에서 특히 언어를 이해하지 못한다. 언어 생산에도 문제가 생기나 브로카 실어증에서처럼 빈번히 끊기는 비유창성은 보이지 않는다. 그러므로 이 장애는 전형적으로 '유창성' 실어증으로 분류된다. 환자의 말은 상투적인 구절들로 된 '말비빔'으로 이루어져 의미가 담겨 있지 않는 경우가 흔하며, 각각의 구절은 알아들을 수가 있으나 문맥상으로는 이해 불가능하다. 즉, "앞서 나는 그 남자를 보러 갔다. 그리고 울타리에 앉았고 그 여자는 개집 속 구름으로 여러 마리 개를 데려갔는데 그곳에서 그들은……."과 같은 식이다. 아울러 이환된 환자들은 대개 자신의 언어 장애를 알지 못하는 것처럼 보인다(질병인식불능증 참조). 이는 전형적으로 좌반구 상측두엽 병변 후, 특히 베르니케 영역을 침범할 경우 발생한다.

실어증, 브로카aphasia, Broca's: 일차적으로 언어 생산에 문제가 생긴 언어 장애로, 전형적으로 '비유창성' 실어증으로 분류된다. 환자는 유창하게 말하기 어려우며, 기능어보다는 동사, 동사보다는 명사를 좀 더 수월히 뱉어낸다. 따라서 '그 개가 뛰고 있다.'는 문장은 '개…… 뛴다.' 내지 좀 더 심

한 경우 단순히 '개'라고 표현된다. 좌반구 하전측에 병변이 생길 경우, 특히나 브로카 영역을 침범할 경우 전형적으로 발생한다.

실어증, 전반적aphasia, global: 언어 생산과 이해 모두에 문제를 보이는 장애. 이는 대략 베르니케 실어증과 브로카 실어증이 합쳐진 것처럼 생각할 수 있다. 병변 부위는 좌반구 볼록면의 상당 부분을 차지할 만큼 큰 것이 전형적이다.

실어증, 청각-기억aphasia, acoustico-mnestic: 일차적으로 단기 청각언어 기억에 문제가 생긴 언어 장애이다. 베르니케 실어증에 비해 언어를 이해하는 능력은 훨씬 양호하며, 언어 생산에 있어서는 브로카 실어증에서 보이는 기능어의 상실은 없다. 하지만 느긋하게 검사를 진행할 때 환자는 직전의 몇몇 글귀 내용을 '마음속에' 붙잡아 두는 데 어려움을 보인다. 이는 루리아가 분류한 방법이며, 여러 가지 측면에서 그의 청각-기억 실어증은 전통적인 실어증 범주 중 '전도' 실어증과 유사하다.

실어증, 피질경유aphasia, transcortical: 따라 말하기는 상대적으로 보존된 언어 장애의 일종이다. '피질경유'라는 용어는 이 장애의 원인에 관한 고전적인 (그리고 아마도 잘못된) 설명으로부터 유래한다. 두 가지 확실히 구분되는 형태가 존재한다. 피질경유 감각 실어증의 경우 환자들은 언어를 이해할 수 없지만 따라 말하기는 가능하다. 이는 전형적으로 뒤쪽 좌반구 병변 이후 발생한다. 피질경유 운동 실어증의 경우 환자들은 자발적으로 언어를 생산해 내지는 못하지만, 따라 말하기는 가능하다(무력증 참조). 이는 전형적으로 좌반구(그리고 양 반구) 전부 병변 이후 발생한다.

실어증적 실서증aphasic agraphia: 실서증, 실어증적을 참조하라.

실인증, 대상agnosia, object: '기본적인' 감각 능력은 정상적으로 존재하나, 대상을 인지하는 능력의 장애. 시각 영역에서 가장 흔히 묘사되는데, 그 경우 환자들은 시각적 대상(예: 개)을 인지하지 못한다. 개 짖는 소리를 인지할 수 있고, 촉각을 통해 동물을 인지할 수 있는데도 말이다. 병변 위치는 전형적으로 뒤쪽 피질 영역에 존재한다.

실인증, 손가락agnosia, finger: 문헌마다 정의는 굉장히 다양하나, 대개는 손가락들의 상대적인 위치를 인식하는 데 어려움이 있는 상태를 의미한다("검지와 약지 사이에는 무슨 손가락이 있나?"). 이는 전반적인 공간 능력 장애의 일부일 수 있다. 거스트만 증후군의 핵심 양상 중 하나이다.

실행實行, praxis: 숙련된 운동. 이 기능의 장애는 실행증失行症 또는 운동 장애로 불린다.

실행증apraxia: 숙련된 수의적 운동의 장애로 마비나 근력 약화에 의한 것이 아니다. 이는 여러 가지 영역(구성, 착의, 관념 운동, 사지-운동, 구두)에서 발생할 수 있다.

실행증, 관념운동apraxia, ideomotor: 사물(또는 신체 일부)을 사용하는 것과 관련하여 공간적으로 적절한 움직임을 만들어 내는 능력에 문제를 보이는 일종의 숙련 수의 운동의 장애. 이는 실제 사물을 사용할 때보다 팬터마임을 하거나 모방 행동을 할 때 전형적으로 더 악화된다. 사물과 관련해서 이는 찻잔을 젓거나 톱질을 하거나 바느질을 하는 동작에서 관찰될 수 있다. 신체와 관련해서 이는 경례를 하거나 손을 흔들거나 악수를 하는 동작에서 관찰될 수 있다. 전형적으로 좌측 뒤쪽 볼록면의 병변 이후 관찰된다.

실행증, 구두apraxia, oral: 구강 근육계에 문제를 보이는 일종의 숙련 수의 운동의 장애. 환자들은 자신의 발성 기관을 적절히 위치시킬 수 없거나 발성 기관들의 위치를 신속히 변화시킬 수 없다. 이 장애는 운동 수준에서 혼란이 발생하였음을 말해 주며, 언어를 구성하는 다양한 요소(명사, 동사 등)가 선택적으로 영향을 받는 것은 아니기에 실어증으로 간주되지는 않는다.

실행증, 구성apraxia, constructional: 2차원 또는 3차원 공간 속에 물체들을 구성하는 능력(예: 그리기, 블록 구성)에 문제를 보이는 일종의 숙련 수의 운동의 장애. 이는 흔히 여타의 시각-공간 장애와 연관되며, 대개 병변부로부터 뒤쪽 볼록면(특히 우측)을 향해 이어진다.

실행증, 사지-운동성apraxia, limb-kinetic: 미세 운동 기술(예: 테이블 위에서 동전을 집어 들기)에 문제를 보이는 일종의 숙련 수의 운동의 장애. 장애가 경한 마비나 근력 약화로 인한 것인지 여부에 대해 불명확하기 때문에 논란이 있는 진단으로 남아 있다(실행증 참조).

실행증, 착의apraxia, dressing: 옷 입는 능력에 문제를 보이는 일종의 숙련 수의 운동의 장애. 옷 방향을 잘못 알아보거나, 소매나 바지 다리에 엉뚱한 사지를 집어넣거나, 신체의 일부 부위에 전혀 옷을 입지 못하는 것 등의 사례가 있다. 여타의 시각-공간 장애들과 흔히 연관되며, 흔히 편측-공간 무시에 동반되어 신체 절반에 옷을 입지 못하는 증상이 나타난다.

실행증적 실서증apraxic agraphia: 실서증, 실행증적을 참조하라.

심층 난독증deep dyslexia: 난독증, 심층을 참조하라.

위치특정, 국재화局在化, localization: 특정 심리 기능이 뇌의 특정 부위에 의해 이바지된다는 주장. 이는 단일 뇌 영역일 수도 있으나, 서로 연결된 계에 의한 것일 가능성이 더 크다. 특정한 기초 신경학적 기능(예: 시각이나 운동 실행의 초기 단계)의 위치는 정해져 있다는 명백한 증거가 존재한다. 하지만 고위의 심리학적 기능들의 위치가 얼마만큼 국재화되어 있느냐에 대해서는 이견이 더 크다. 위치특정주의자의 입장은 흔히 등위주의의 입장과 비교된다.

임상-해부학적 짝짓기법clinico-anatomical correlation: 내과에서 기원한 조사법으로, 환자에게 나타나는 증상 및 징후를 질병이 있는 신체 부위와 짝지으려 시도한다. 즉, 환자가 우하복부의 급성 통증을 호소하는데(임상적 관찰), 수술상 충수돌기에 염증이 보일 경우(해부학적 관찰) 이를 짝짓는다. 이러한 유형의 관련성은 신뢰도가 높았기에 임상 의학 내 중심적인 접근법이 되었다.

작화증적 기억상실confabulatory amnesia: 기억상실, 작화증적을 참조하라.

전뇌forebrain: 뇌간과 소뇌를 제외한 고위의 뇌. 이는 두 개의 대뇌 반구로 이루어져 있으며, 미상핵, 피각, 담창구, 해마, 편도와 같은 수많은 큰 핵이

들어 있다.

전반적 실어증global aphasia: 실어증, 전반적을 참조하라.

지남력 상실disorientation: 세상 속 자신의 '위치'를 아는 능력의 장애. 자신이 어디에 있는지 모르거나 둘러싼 환경 속을 탐색해 나아가는 데 어려움('시각-공간적' 참조)을 보이는 환자들에 대해 장소 지식에 대한 혼란(장소 지남력 상실)이라는 의미로 가장 흔히 쓰인다. 연도나 달, 일 혹은 시간에 관한 지식의 상실에도 적용될 수 있으며(시간 지남력 상실), 극심한 경우 자신이 누구인지를 모르는 환자들에게도 쓰일 수 있다(사람 지남력 상실).

지형학적 기억상실topographical amnesia: 출발점을 기준으로 자신의 위치를 추적 관찰하고 갱신하는 데 실패함으로 인해 방향을 읽고 파악하는 능력의 장애. 흔히 좀 더 전반적인 시각-공간적 결손의 일부를 이룬다. '기억상실'이라는 용어를 쓰기는 하지만, 기억상실 환자에게서 보이는 경로 기억 장애를 지칭하는 것은 아니다.

지형학적 실인증topographical agnosia: 경로를 횡단하는 가운데 보이는 지형지표를 인식하거나 사용하지 못하는 데서 기인하는, 방향을 읽고 파악하는 능력의 장애

질병무반응증anosodiaphoria: 질병에 대해 무관심하거나 염려가 없는 상태. 이는 질병인식불능증에서 회복 중인 환자에게서 흔히 관찰된다.

질병인식불능증anosognosia: 질병을 부정하는 상태의 통칭. 급성기 신경 질환에서 가장 흔히 보인다. 이 장애의 고전적인 형태는 편마비(흔히 우반구 병변이 생긴 후의 좌측 편마비)를 부정하는 것이다. 여타의 신경심리적 질환(예: 피질맹, 베르니케 실어증)들에서도 부정은 일어난다. 좀 더 만성적인 경우 경한 상태인 질병무반응증으로 종종 완화된다.

집행기능executive function: 인간은 기초적인 인지 능력들(산술, 대상 인식, 시각적 집중력 등)로 구성된 핵심적 집합체를 공유하는 것으로 추정된다. 이 능력들은 (대략적으로 이야기할 때) 뒤쪽 대뇌 반구들 및 다양한 피질하 구조물이 이바지한다. 집행 체계는 이러한 기초 체계들을 '통제', 즉 조절, 관

리 및 감독하기 위해 고안되었다. 집행기능들(최소한 많은 부분)은 전두엽, 특히나 가장 앞쪽의(전전두) 영역이 이바지하는 것으로 보인다(집행기능이상 장애들 참조).

집행기능이상 장애들dysexecutive disorders: 집행기능, 즉 좀 더 기초적인 인지 능력들을 조절하고 관리하며 감독하는 능력의 장애에서 기인. 이 장애들은 (절대적이지는 않지만) 전형적으로 전두엽 병변 이후, 특히 병변이 양측성일 때 관찰된다.

착각성 실어증jargonaphasia: 의도하는 단어와는 명확한 관련성이 담겨 있지 않는 비단어를 많은 비중으로 만들어 내는 언어 장애. 이는 흔히 언어 이해의 장애와 연관되어 있고, 회복 시 베르니케 실어증으로 변할 수 있다.

착어증paraphasia: 의도된 발화와 일부 유사한 언어 생산의 오류. 음소 수준에서의 오류('hospital' 대신 'hobspital')일 수도 있고, 의미 수준의 오류('포크' 대신 '칼')일 수도 있다.

착의 실행증dressing apraxia: 실행증, 착의를 참조하라.

청각-기억 실어증acoustico-mnestic aphasia: 실어증, 청각-기억을 참조하라.

탈억제disinhibition: 행동 및 정동 조절의 장애. 이 환자들은 충동적으로 행동하고, 지속적으로 주의를 유지하지 못하며, 사회적으로 부적절하다. 이 장애는 전형적으로 전두엽 하측 또는 복측 표면의 (양측성) 병변과 연관된다.

편도체amygdala: 전측 측두엽 속에 파묻힌 조그마한 뇌 속 구조(아몬드 모양처럼 생겨 amygdala라는 이름이 붙었다). 분노와 공포 감정을 지각하고 표현하는 데 중요한 역할을 하는 것으로 알려져 있다.

편마비hemiplegia: 신체 일측편의 근 마비. 전형적으로 병변의 반대쪽이 마비된다.

편측 공간 무시hemi-spatial neglect: '무시'를 참조하라.

편측 무동증hemiakinesia: 신체 일측면을 자발적 · 수의적으로 움직이지 못하는 장애. 진단 기준을 충족하기 위해서는 환자에게 사지를 움직이는 능력은 있지만 일반적으로 움직이는 데 실패해야 한다. 이 장애는 우반구 병변

이후 좌측 편에 생기는 경우가 대부분이며, 전형적으로 좀 더 광의의 무시 증후군에 속한다.

편측 무시hemi-neglect: '무시'를 참조하라.

편측 부전마비hemiparesis: 신체 일측편의 근력 저하. 전형적으로 병변의 반대쪽이 저하된다.

표층 난독증surgace dyslexia: 난독증, 표층을 참조하라.

피질 상태cortical tone: 피질하 구조물들, 특히나 상부 뇌간 망상체reticular formation에 의해 대뇌 피질이 활성화되는 정도. 피질 상태의 장애는 저각성 및 기면 상태를 유발한다.

피질경유 실어증transcortical aphasia: 실어증, 피질경유를 참조하라.

해마hippocampus: 측두엽의 복내측 부위에 놓인 구조물. 삽화적(의식적이며 개인적인) 기억을 형성하는 데 필수적인 것으로 알려져 있다. 단면상 해마의 해부학적 구조는 바다의 해마를 닮아 그런 이름이 붙었다.

더 읽을거리

● 신경심리학 문헌

Banich, M. T. (1997). *Neuropsychology: The Neural Basis of Mental Functioning*. Boston: Houghton Mifflin.

Bradshaw, J. L., & Mattingley, J. B. (1995). *Clinical Neuropsychology: Behavioural and Brain Science*. San Diego, CA: Academic Press.

Feinberg, T. E., & Farah, M. J. (1997). *Behavioral Neurology and Neuropsychology*. New York: McGraw Hill.

Heilman, K. M., & Valenstein, E. (1985). *Clinical Neuropsychology*. Oxford:

Oxford University Press.

Kolb, B., & Wishaw, I. P. (1990). *Fundamentals of Human Neuropsychology.* New York: Freeman.

Luria, A. R. (1973). *The Working Brain.* New York: Basic Books.

McCarthy, R. A., & Warrington, E. K. (1990). *Cognitive Neuropsychology: A Clinical Introduction.* San Diego, CA: Academic Press.

Martin, G. N. (1998). *Human Neuropsychology.* London: Prentice Hall.

Solms, M., & Turnbull, O. (in press). *The Brain and the Inner World: An Introduction to the Neuroscience of Subjective Experience.* New York: Other Press.

Walsh, K. W. (1985). *Neuropsychology: A Clinical Approach.* New York: Churchill Livingstone.

● 신경해부학 문헌

Pinel, J. P. J., & Edwards, M. (1998). *A Colorful Introduction to the Anatomy of the Human Brain.* Boston: Allyn & Bacon. [초심자에게 적당한 입문서이다.]

Afifi, A. K., & Bergman, R. A. (1998). *Functional Neuroanatomy.* New York: McGraw Hill.

참고문헌

Accardo, P. (1982). Freud on diplegia: Commentary and translation. *Am. J. Dis. Child., 136*: 452.

Amacher, P. (1954). Freud's neurological education and its influence on psychoanalytic theory. *Psychological Issues, 4* (Monograph 16).

Angelini, A. (1988). *La psicoanalisi in Russia: Dai precursori agli anni Trenta.* Rome: Liguori Editore.

Anton, G. (1899). Über die Selbstwahrnehmung der Herderkrankungen des Gehirns durch den Kranken bein Rindenblindheit und Rindentaubheit. *Archiv für Psychiatrie, 32*: 86–127.

Babinski, J. (1914). Contribution à l'étude des troubles mantaux dans l'hemiplégie organique cénébrale (anosognosie). *Revue Neurologique, 27*: 845–848.

Bernfeld, S. (1951). Sigmund Freud, MD. 1882–1885. *International Journal of*

Psycho-Analysis, 32: 204.

Bisiach, E., Rusconi, M., & Vallar, G. (1991). Remission of somatoparaphrenic delusion through vestibular stimulation. *Neuropsychologia, 29*: 1029-1031.

Braun, A., et al. (1997). Regional cerebral blood flow throughout the sleep-wake cycle. *Brain, 120*: 1173-1197.

Brown, J. W. (1988). *The Life of the Mind*. Mahwah, NJ: Lawrence Erlbaum Associates.

Charcot, J.-M. (1889). *Lectures on the Diseases of the Nervous System*, Vol. 1. London: New Sydenham Society.

Cole, M. (1979). "Introduction: The Historical Context" and "Epilogue: A Portrait of Luria". In: A. R. Luria, *The Making of Mind: A Personal Account of Soviet Psychology*. Cambridge, MA: Harvard University Press.

Creuzfeldt, O. (1995). *Cortex Cerebri: Performance, Structural and Functional Organization of the Cortex*. New York & Oxford: Oxford University Press.

Damasio, A. (1994). *Descartes' Error: Emotion, Reason, and the Human Brain*. New York: Grosset/Putnam.

Damasio, A. (1999). *The Feeling of What Happens*. New York: Harcourt Brace.

Du Bois-Reymond, E. (1842). *Zwei grosse Naturforscher des 19. Jahrhunderts: Ein Briefwechsel zwischen Emil Du Bois-Reymond und Karl Ludwig*. Leipzig: J. A. Barth, 1927.

Edelheit, H. (1969). Speech and psychic structure: The vocal-auditory organization of the ego. *Journal of the American Psychoanalytic Association, 17*: 381-412.

Fechner, G. (1860). *Elemente der Psychophysik.* Leipzig: J. A. Barth.

Freud, S. (1887a). Review of Averbeck's "Die akute Neurasthenie". *S.E., 1*: 35.

Freud, S. (1888-1889). Preface to the translation of Bernheim's Suggestion. *S.E., 1*: 73.

Freud, S. (1888b). Hysteria. *S.E., 1*: 41.

Freud, S. (1891b). *On Aphasia: A Critical Study,* trans. E. Stengel. London: Imago, 1953.

Freud, S. (1892-1894). Preface and footnotes to the translation of Charcot's *Tuesday Lectures. S.E., 1*: 133.

Freud, S. (1893c). Some points for a comparative study of organic and hysterical motor paralyses. *S.E., 1*: 157.

Freud, S. (1893f). Charcot. *S.E., 3*: 9.

Freud, S. (1893-1894). Aphasie. In: A. Bum & M. Schnirer (Eds.), *Diagnostisches Lexikon für praktische Ärzte.* Vienna.

Freud, S. (1895b). On the grounds for detaching a particular syndrome from neurasthenia under the the description "anxiety neurosis". *S.E.,3*: 87.

Freud, S. (1900a). *The Interpretation of Dreams. S.E., 4 & 5.*

Freud, S. (1904a). Freud's psycho-analytic procedure. *S.E., 7*: 249.

Freud, S. (1905c). *Jokes and Their Relation to the Unconscious. S.E., 8.*

Freud, S. (1905e). Fragment of an analysis of a case of hysteria. *S.E., 7*: 3.

Freud, S. (1910a). Five lectures on psycho-analysis. *S.E., 11*: 3.

Freud, S. (1911c [1910]). Psycho-analytic notes on an autobiographical account of a case of paranoia (Dementia paranoides). *S.E., 12*: 3.

Freud, S. (1912e). Recommendations to physicians practising psychoanalysis. *S.E., 12*: 111.

Freud, S. (1913m). On psycho-analysis. *S.E., 12*: 207.

Freud, S. (1914c). On narcissism: an introduction. *S.E., 14*: 69.

Freud, S. (1914d). On the history of the psycho-analytic movement. *S.E., 14*: 3.

Freud, S. (1915e). The unconscious. *S.E., 14*: 161.

Freud, S. (1916-1917). *Introductory Lectures on Psycho-Analyis. S.E., 15 & 16.*

Freud, S. (1917e [1915]). Mourning and melancholia. *S.E., 14*: 243.

Freud, S. (1920g). *Beyond the Pleasure Principle. S.E., 18*: 7.

Freud, S. (1923a). Two encyclopaedia articles. *S.E., 18*: 235.

Freud, S. (1923b). *The Ego and the Id. S.E., 19*: 3.

Freud, S. (1924b). Neurosis and psychosis. *S.E., 19*: 149.

Freud, S. (1924f). A short account of psycho-analysis. *S.E., 19*: 191.

Freud, S. (1925d). *An Autobiographical Study. S.E., 20*: 3.

Freud, S. (1926d [1925]). *Inhibitions, Symptoms and Anxiety. S.E., 20*: 87.

Freud, S. (1926e). *The Question of Lay Analysis. S.E., 20*: 179.

Freud, S. (1927d). Humour. *S.E., 21*: 161.

Freud, S. (1937d). Constructions in analysis. *S.E., 23*: 257.

Freud, S. (1939a [1937-1939]). *Moses and Monotheism. S.E., 23*: 3.

Freud, S. (1940a [1938]). *An Outline of Psycho-Analysis. S.E., 23*: 141.

Freud, S. (1950 [1895]). A project for a scientific psychology. *S.E., 1*: 281.

Freud, S. (1950a [1887-1902]). *The Origins of Psycho-Analysis.* New York: Basic Books.

Freud, S. (1956a [1886]). Report on my studies in Paris and Berlin. *S.E., 1*: 3.

Freud, S. (1990/1888). Aphasia. In: M. Solms & M. Saling (Eds.), *A Moment of Transition: Two Neuroscientific Articles by Sigmund Freud*. London: Karnac Books.

Goetz, C., Bonduelle, M., & Gelfand, T. (1995). *Charcot: Constructing Neurology*. New York & Oxford: Oxford University Press.

Grinstein, A. (1956-1975). *Index of Psychoanalytic Writings*. New York: International Universities Press.

Groddeck, G. (1977). *The Meaning of Illness*. London: Hogarth Press.

Grubrich-Simitis, I. (1993). *Zuruck zu Freuds Texten: Stumme Dokumente sprechen machen*. Frankfurt: Fischer Verlag.

Harlow, J. (1868). Recovery from passage of an iron bar through the head. *Massachusetts Medical Society Publ., 2*: 327-347.

Heilman, K., & van den Abell, T. (1980). Right hemisphere dominance for attention: the mechanisms underlying hemispheric asymmetries of attention (neglect). *Neurology, 30*: 327-330.

Heilman, K., & Satz, P. (1983). *Neuropsychology of Human Emotion*. New York: Guilford Press.

Isakower, O. (1939). On the exceptional position of the auditory sphere. *International Journal of Psycho-Analysis, 20*: 340-348.

Jaroshevsky, M. (1989). *Lev Vygotsky*. Moscow: Progress Publishers.

Jelliffe, S. E. (1937). Sigmund Freud as a neurologist: some notes on his earlier neurobiological and clinical studies. *Journal of Nervous and Mental Disease,*

85: 696.

Jones, E. (1916). The theory of symbolism. In: *Papers on Psycho-Analysis*. London Ballière, Tindall & Cox.

Joravsky, D. (1974). A great Soviet psychologist. *New York Revierw of Books* (16 May), *21*: 22-25.

Kandel, E. (1979). Psychotherapy and the single synapse. *New England Journal of Medicine, 301*: 1028-1037.

Kandel, E. (1983). From metapsychology to molecular biology: explorations into the nature of anxiety. *American Journal of Psychiatry, 140*: 1277-1293.

Kaplan-Solms, K., & Solms, M. (1996). Psychoanalytic observations on a case of frontal-limbic disease. *Journal of Clinical Psychoanalysis, 5*: 405-438.

Kaplan-Solms, K., & Solms, M. (in press). Proceedings of the Neuro-Psychoanalysis Center of the New York Psychoanalytic Institute. *Neuro-Psychoanalytic Dialogues, 2*.

Kosslyn, S. (1994). *Image and Brain*. Cambridge, MA: MIT.

Kozulin, A. (1984). *Psychology in Utopia: Toward a Social History of Soviet Psychology*. Cambridge, MA: MIT.

LeDoux, J. (1996). *The Emotional Brain*. London: Weidenfeld & Nicolson.

Leon, R. (1982). Luria y el psicoanalisis en Rusia. *Rev. de Psic. Gral. y Apl., 37*: 105-128.

Levin, K. (1978). *Freud's Early Psychology of the Neuroses: A Historical Perspective*. Pittsburgh, PA: University of Pittsburgh Press.

Lohner, H., & Levitin, V. (1978). A short account of Freudism: notes on the history of psychoanalysis in the USSR. *Sigmund Freud Haus Bulletin, 2*: 5–30.

Luria, A. R. (1922a). Kasan. *Internationale Zeitschrift für Psychoanalyse, 8*: 390.

Luria, A. R. (1922b). Kasaner psychoananlytische Vereinigung (Sitzungsbericht). *Internationale Zeitschrift für Psychoanalyse, 8*: 523–525.

Luria, A. R. (1923a). Review of K. Sotonin, *Die Temperamente. Internationale Zeitsclzrift für Psychoanalyse, 9*: 102–103.

Luria, A. R. (1923b). Review of K. Sotonin, *Die Idee der philosophischen Klinik. Internationale Zeitschrift für Psychoanalyse, 9*: 103–105.

Luria, A. R. (1923c). Kasaner psychoanalytischer Vereinigung (Sitzungsbericht). *Internationale Zeitschrift für Psychoanalyse, 9*: 114–117.

Luria, A. R. (1923d). Kasaner psychoanalytischer Vereinigung (Sitzungsbericht). *Internationale Zeitschrift für Psychoanalyse, 9*: 238–239.

Luria, A. R. (1923e). *Psikhoanaliz v svete osnovnykh tendencij sovremennoj psikhologii*. Kazan.

Luria, A. R. (1923f). Russland. *Internationale Zeitschrift für Psychoanalyse, 9*: 113–114.

Luria, A. R. (1924a). Russische psychoanalytischer Gesellschaft (Sitzungsbericht). *Internationale Zeitschrift für Psychoanalyse, 10*: 113–115.

Luria, A. R. (1924b). Russische psychoanalytischer Gesellschaft (Mitgliedverzeichnis). *Internationale Zeitschrift für Psychoanalyse, 10*: 243.

Luria, A. R. (1925a). Psikhoanaliz, kak sistema monistischeskoj psikhologii. In: K. N. Kornilov (Ed.), *Psykhologija i marksizm* (pp. 47–80). Leningrad: Gosudarstvennoe Izdatel'stvo.

Luria, A. R. (1925b). Russische psychoanalytischer Vereinigung (Sitzungsbericht). *Internationale Zeitschrift für Psychoanalyse, 11*: 136-137.

Luria, A. R. (1925c). Die Psychoanalyse in Russland. *Internationale Zeitschrift für Psychoanalyse, 11*: 395-398.

Luria, A. R. (1925d). Russische psychoanalytischer Vereinigung (Mitgliedverzeichnis). *Internationale Zeitschrift für Psychoanalyse, 11*: 142.

Luria, A. R. (1926a). Die moderne russische Physiologie und die Psychoanalyse. *Internationale Zeitschrift für Psychoanalyse, 12*: 40-53.

Luria, A. R. (1926b). Russische psychoanalytischer Vereinigung (Sitzungsbericht). *Internationale Zeitschrift für Psychoanalyse, 12*: 125-126.

Luria, A. R. (1926c). Russische psychoanalytischer Vereinigung (Sitzungsbericht). *Internationale Zeitschrift für Psychoanalyse, 12*: 227-229.

Luria, A. R. (1926d). Russland. *Internationale Zeitschrift für Psychoanalyse, 12*: 578.

Luria, A. R. (1926e). Psikhoanaliz1 kak sistema monistischeskoj psikhologii. In: K. N. Kornilov (Ed.), *Problemy sovremennoj psykhologii* (pp. 244-252). Leningrad: Gosizdat.

Luria, A. R. (1926f). Principial'nye voproszy sovremennoj psykhologii. *Pod Znamenem Marksizma, 4-5*: 129-139.

Luria, A. R. (1926g). Moskovskij gosudarstvennyj institut eksperimental'noj psikhologii v 1924 godu. In: K. N. Kornilov (Ed.), *Problemy sovremennoj psykhologii* (pp. 244-252). Leningrad: Gosizdat.

Luria, A. R. (1927a). Russische psychoanalytischer Vereinigung (Mitgliedverzeichnis).

Internationale Zeitschrift für Psychoanalyse, 13: 137.

Luria, A. R. (1927b). Russland. *Internationale Zeitschrifl für Psychoanalyse, 13*: 248-249.

Luria, A. R. (1927c). Russische psychoanalytischer Vereinigung (Sitzungsbericht). *Internationale Zeitschrift für Psychoanalyse, 13*: 266-267.

Luria, A. R. (1928). Die moderne Psychologie und der dialektische Materialismus. *Unter dem Banner des Marxismus, 4*: 506-524.

Luria, A. R. (1929). Die Methode der abbildenden Motorik bei Kommunikation der Systeme und ihre Anwendung auf die Affektpsychologie. *Psychologische Forschung, 12*: 2-3.

Luria, A. R. (1932a). *The Nature of Human Conflicts: An Objective Study of Disorganisation and Control of Human Behaviour*. New York: Liveright.

Luria, A. R. (1932b). Krizis burzhuaznoj psykhologii. *Psikhologija, 1-2*: 63-88.

Luria, A. R. (1932c). Psychological expedition to Central Asia. *Journal of Genetic Psychology, 40*: 241-242.

Luria, A. R. (1936). K voprosu o geneticheskom analize psikhologichekikh funkcij v svjazi s ikh razvitiem. In: *Problemy nervnoj fiziologii i povedenija. Sbornik posvjashchennyi professoru I.S. Beritashvili* (pp. 361-367). Tblisi: lzdatel'svo Gruzinskogo Filiala Akademii Nauk SSSR.

Luria, A. R. (1940). Psikhoanaliz. *Bolzhaja Sovetskaja Enziklopedija, 47*: 507-510.

Luria, A. R. (1947). *Traumatic Aphasia: Its Syndromes, Psychology and Treatment*. The Hague: Mouton, 1970.

Luria, A. R. (1961). An objective approach to the study of the abnormal child. *American Journal of Orthopsychiatry, 31*.

Luria, A. R. (1966). *Human Brain and Psychological Processes*. New York: Harper & Row.

Luria, A. R. (1968a). The directive function of speech in development and dissolution. I: Development of the directive function of speech in childhood. II: Dissolution of the regulative function of speech in pathology of the brain. In: E. Miller (Ed.), *Foundations of Child Psychiatry* (pp. 273-282, 282-284). Oxford & New York: Pergamon Press.

Luria, A. R. (1968b). *The Mind of a Mnemonist: A Little Book about a Vast Memory*. New York: Basic Books.

Luria, A. R. (1972). *The Man with a Shattered World: A History of a Brain Wound*. New York: Basic Books.

Luria, A. R. (1973). *The Working Brain: An Introduction to Neuropsychology*. New York: Basic Books.

Luria, A. R. (1976a). *Basic Problems of Neurolinguistics*. The Hague: Mouton.

Luria, A. R. (1976b). *The Neuropsychology of Memory*. Washington, DC: Winston.

Luria, A. R. (1979). *The Making of Mind: A Personal Account of Soviet Psychology*. Cambridge, MA: Harvard University Press.

Luria, A. R. (1980). *Higher Cortical Functions in Man* (2nd edition). New York: Basic Books.

Luria, A. R. (1987). Mind and brain: Luria's philosophy. In: R. L. Gregory (Ed.), *The Oxford Companion to the Mind*. Oxford & New York: Oxford University

Press.

Luria, A. R., & Majovski, L. (1977). *American Psychologist* (November): 959-968.

Luria, A. R., & Vygotsky, L. (1930). *Ape, Primitive Man and Child: Essays in the History of Behavior.* New York: Harvester, 1992.

Marshall, J. (1974). Freud's psychology of language. In: R. Wollheim (Ed.), *Freud: A Collection of Critical Essays.* New York: Anchor.

McCarley, R., & Hobson, J. A. (1977). The neurobiological origins of Freud's dream theory. *American Journal of Psychiatry,* 134: 1211-1221.

Mecacci, L. (1988). Review of A. R. Luria, *The Mind of a Mnemonist and The Man with a Shattered World. Journal of the History of the Behavioral Sciences, 24*: 268-270.

Mesulam, M.-M. (1981). A cortical network for directed attention and neglect. *Annals of Neurology, 10*: 309-325.

Mesulam, M.-M. (1985). Patterns in behavioral neuroanatomy: association areas, the limbic system, and hemispheric specialization. In: M.-M. Mesulam (Ed.), *Principles of Behavioral Neurology* (pp. 1-70). Philadelphia, PA: F. A. Davis.

Mesulam, M.-M. (1994). Neurocognitive networks and selectively distributed processing. *Revue Neurologique, 150*: 564-569.

Mesulam, M.-M. (1998). From sensation to cognition. *Brain, 121*: 1013-1052.

Meynert, T. (1884). *Psychiatry: Clinical Treatise on the Diseases of the ForeBrain*, trans., B. Sachs. New York & London: G. P. Putnam, 1885.

Panksepp, J. (1985). Mood disorders. In: P. Vinken, G. Bruyn, H. Klawans, & J.

Frederiks (Eds.), *Handbook of Clinical Neurology,* Vol. 45 (pp. 271-285). Amsterdam: Elsevier.

Panksepp, J. (1998). *Affective Neuroscience: The Foundations of Human and Animal Emotions.* New York: Oxford University Press.

Panksepp, J. (1999). Emotions as viewed by psychoanalysis and neuroscience: an exercise in consilience. *Neuro-Psychoanalysis, 1*: 15-38.

Pappenheim, E. (1990). Psychoanalysis in the Soviet Union. *American Psychoanalyst, 24*: 4-5.

Passingham, H. (1993). *The Frontal Lobes and Voluntary Action.* Oxford: Oxford University Press.

Ramachandran, V. S. (1994). Phantom limbs,, neglect syndromes, repressed memories, and Freudian psychology. *International Review of Neurobiology, 37*: 291-333.

Riese, W. (1959). *A History of Neurology.* New York: M.D.

Rodman, F. R. (1987). *The Spontaneous Gesture: Selected Letters of D. W. Winnicott.* Cambridge, MA: Harvard University Press.

Sacks, O. (1984). *A Leg to Stand On.* London: Duckworth.

Sacks, O. (1990). Luria and "Romantic Science". In: E. Goldberg (Ed.), *Contemporary Neuropsychology and the Legacy of Luria* (pp. 181-194). Hillsdale, NJ: Lawrence Erlbaum Associates.

Schore, A. (1994). *Affect Regulation and the Origin of the Self The Neurobiology of Emotional Development.* Hillsdale, NJ: Lawrence Erlbaum Associates.

Schott, H. (1981). "Traumdeutung" und "Infantile Cerebrallähmung": Überlegungen zu Freuds Theoriebildung. *Psyche, 35*: 97.

Solms, M. (1994). "The Limbic System and the Internal World." Unpublished lecture delivered at the New York Psychoanalytic Institute, 2 April 1994.

Solms, M. (1995a). New findings on the neurological organization of dreaming: implications for psychoanalysis. *Psychoanalytic Quarterly, 64*: 43-67.

Solms, M. (1995b). Is the brain more real than the mind? *Psychoanalytic Psychotherapy, 9*: 107-120.

Solms, M. (1996a). Was sind Affekte? *Psyche, 50*: 485-522.

Solms, M. (1996b). Towards an anatomy of the unconscious. *Journal of Clinical Psychoanalysis, 5*: 331-367.

Solms, M. (1997a). *The Neuropsychology of Dreams: A Clinico-Anatomical Study*. Mahwah, NJ: Lawrence Erlbaum Associates.

Solms, M. (1997b). What is consciousness? *Journal of the American Psychoanalyticn Association, 45*: 681-778.

Solms, M. (1998a). Preliminaries for an integration of psychoanalysis and neuroscience. *Bulletin of the British Psycho-Analytic Society, 34*(9): 23-38.

Solms, M. (1998b). Psychoanalytische Beobachtungen an vier Patienten mit ventromesialen Frontalhirnlasionen. *Psyche, 52*: 919-962.

Solms, M. (1998c). Auf dem Weg zu einer Anatomie des Unbewussten. In: M. Koukkou, M. Leuzinger-Bohleber, & W. Mertens (Eds.), *Erinnerung von Wirklichkeiten: Psychoanalyse und Neurowissenschaften im Dialog*, Vol. 1 (pp. 416-461). Stuttgart: Verlag Intemationale Psychoanalyse.

Solms, M. (1999a). Discussion of Hobson's "new neuropsychology of sleep".

Neuro-Psychoanalysis, 1: 183-195.

Solms, M. (1999b). The deep psychological functions of the right cerebral hemisphere. *Bulletin of the British Psycho-Analytic Society, 35*(1): 9-29.

Solms, M. (2000). Freud, Luria and the clinical method. *Psychoanalytic History, 2*: 76-109.

Solms, M. (in press [a]). Dreaming and REM sleep are controlled by different brain mechanisms. *Behav. Brain Sci.*

Solms, M. (in press [b]). Proceedings of the Neuro-Psychoanalysis Center of the New York Psychoanalytic Institute. *Neuro-Psychoanalytic Dialogues, 1.*

Solms, M. (in press [c]). Do unconscious phantasies really exist? In: J. Schacter et al. (Eds.). [New Library of Psychoanalysis.] London: Routledge.

Solms, M., & Nersessian, E. (1999a). Freud's theory of affect: questions for neuroscience. *Neuro-Psychoanalysis, 1*: 5-14.

Solms, M., & Nersessian, E. (1999b). Concluding remarks. *Neuro-Psychoanalysis, 1*: 91-96.

Solms, M., & Saling, M. (1986). On psychoanalysis and neuroscience: Freud's attitude to the localizationist method. *International Journal of Psycho-Analysis, 67*: 397.

Solms, M., & Saling, M. (1990). *A Moment of Tmnsition: Two Neuroscientific Articles by Sigmund Freud*. London: Karnac Books & The Institute of Psycho-Analysis.

Stewart, W. (1969). *Psychoanalysis: The First 10 Years*. London: Allen & Unwin.

Van der Veer, R., & Valisiner, J. (1991). *Understanding Vygotsky: A Quest for*

Synthesis. Oxford: Blackwell.

Vygotsky, L., & Luria, A. R. (1925). Foreword to S. Freud, *Po to storonu principa udovol'stvija* (pp. 3-16). Moscow: Sovremennye Problemy.

Weitzner, L. (1987). Psychoanalytic reflections on the diagnosis of aphasia in a young boy. *Bulletin of the Anna Freud Centre, 10*: 145-161.

Winnicott, D. W. (1960). The theory of the parent-infant relationship. *The Maturational Process and the Facilitating Environment* (pp. 37-55). London: Hogarth Press & The Institute of Psycho-Analysis.

찾아보기

인명

내용

저자 소개

캐런 캐플런-솜즈Karen Kaplan-Solms

언어병리학자이자 신경심리학자이다. 이 연구를 진행할 당시 그녀는 런던 병원 의과대학 신경외과의 명예 교수였다. 영국 정신분석학회British Psycho-Analytical Society의 준회원이고, 신경심리학 및 정신분석 관련 저널에 광범위하게 글을 실었다.

마크 솜즈Mark Solms

영국 정신분석학회의 준회원이며, 뉴욕 정신분석학회New York Psychoanalytic Society의 명예 회원이다. 그는 성 바르톨로뮤 및 왕립 런던 의과대학 신경외과의 명예 교수이고, 런던 대학교 심리학과 교수이다. 저서로는 마크 샐링Mark Saling과 공동 편집한 『전환의 순간A Moment of Transition』(1990), 『꿈의 신경심리학The Neuropsychology of Dreams』(1997)이 있으며, 에드워드 너세시언Edward Nersessian과 더불어 공동편집장을 맡고 있는 새로운 통섭 저널인 『신경정신분석Neuro-Psychoanalysis』이 있다. 현재 편집 및 번역 중인 『지그문트 프로이트의 신경과학 저작 전집Complete Neuroscientific Works of Sigmund Freud』(4권) 및 『지그문트 프로이트의 심리학 저작 개정 표준판 전집Revised Standard Edition of the Complete Psychological Works of Sigmund Freud』(24권) 그리고 올리버 턴불Oliver Turnbull과의 공저인 『뇌와 내적 세계: 주관적 경험에 대한 신경과학 입문The Brain and the Inner World: An Introduction to the Neuroscience of Subjective Experience』은 출간 예정이다(역주: 『뇌와 내적 세계』는 현재 출간되었다).

역자 소개

려원기Won Gi Yeo

정신건강의학과 전문의로, 한국정신분석학회 정회원이다. 경북대학교 의과대학을 졸업하고 국립서울병원(현 국립정신건강센터)에서 수련하였다. 정신의학신문에 육아만화 〈아빠로 자라나기〉를 연재하였고, 〈본격 정신의학 역사 만화〉를 연재 중이다. 번역한 책으로는『파이: 뇌로부터 영혼까지의 여행』(쌤앤파커스, 2017) 등이 있다.

신경정신분석으로의 초대

Clinical Studies in Neuro-Psychoanalysis (2nd ed.)
-Introduction to a Depth Neuropsychology-

2020년 1월 10일 1판 1쇄 인쇄
2020년 1월 20일 1판 1쇄 발행

지은이 • Karen Kaplan-Solms · Mark Solms
옮긴이 • 려원기
펴낸이 • 김진환
펴낸곳 • (주) 학지사
04031 서울특별시 마포구 양화로 15길 20 마인드월드빌딩
대표전화 • 02)330-5114 팩스 • 02)324-2345
등록번호 • 제313-2006-000265호

홈페이지 • http://www.hakjisa.co.kr
페이스북 • https://www.facebook.com/hakjisa

ISBN 978-89-997-1986-8 93510

정가 21,000원

역자와의 협약으로 인지는 생략합니다.
파본은 구입처에서 교환해 드립니다.

이 도서의 국립중앙도서관 출판시도서목록(CIP)은 서지정보유통지원시스템 홈페이지(http://seoji.nl.go.kr)와 국가자료공동목록시스템(http://www.nl.go.kr/kolisnet)에서 이용하실 수 있습니다.
(CIP 제어번호: CIP2019047846)